Enlightenment of Evolutionary Medicine

Past and Future of Human Diseases

演化医学启示录

——人类疾病的过去与未来

[美]薛人望 冯 异 编著

王怡聪 参编

復旦大學出版社

若无演化之启发，生物学将毫无意义。

——狄奥多西·杜布赞斯基（1900—1975）

目　录

序 言

19世纪生物学最大的突破是达尔文的演化论(又称进化论),20世纪生物学最大的突破是人类基因组测序。在21世纪开始的时候,我们把演化论与基因组学结合起来,可以更进一步了解生物学及医学。本书就是尝试用演化论来理解现代医学。

1898年严复翻译的《天演论》出版之后,100余年来中国经历了天翻地覆的变化。在近30年,中国的生物学及医学也逐渐赶上了世界水平。一些欧美国家,因为受基督教的影响而对演化论有一定的抵触情绪,因而医学院没有开设"演化论与医学"的正规课程。我很高兴能从2019年暑期开始,每年在复旦大学上海医学院基础医学院开设一门"达尔文演化论和现代医学"课程。本书就是从这30小时的讲课内容精简、整理而成的。

只有从演化论的观点,才能真正地了解生物学及医学。本书会先介绍演化的化石证据,接着谈到自然选择、性选择和人为选择,人为选择在演化过程中起的作用,人为选择动、植物和对人类文明发展的影响,主动与被动人为选择所造成的后果,以及为什么反对转基因食品没有科学依据;再谈到物种起源、物种的协同演化和生命的起源。在讨论孟德尔遗传学说及各种生物基因组测序后,会谈到演化论的遗传基础,包括基因池、基因漂移的概念,以及染色体同线性和同种同源与异种同源基因在不同生物之间的演化;更进一步谈到表观遗传学与演化的可能关系。在讨论演化发育生物学时,也会谈到从动物胚胎到成体的形成过程,发育的可塑性,以及为什么同卵双胞胎的指纹是不一样的,为什么一组同源的基因可以调控果蝇的眼和人的眼这两种差异极大的眼睛发育,再谈到为什么人在胚胎发育过程中有3对不同的肾脏。

用达尔文演化观念来看医学,会谈到人类特征的演化与对环境的不适应:人类为什么会背痛、难产、焦虑、发热、疼痛、呕吐等。妇女为什么会有月经,以及现代医学可以如何使其避免每个月的大量流血;也谈到人类基因如何演变以适应高海拔、高纬度、高乳糖、高砷的生活环境;还会谈到人类时差与生物钟对疾病及治疗的影响,以及人类同情心与催产素的关系。会介绍人类疾病的演化:演化论与急性传染病的关系,如天花病毒传播和现代艾滋病病毒与人体抵抗力的关系,镰状细胞贫血与疟疾感染之间的关系,以及2019新型冠状病毒为什么不可能是人造的和针对该病毒的各种不同疫苗的功效差别。接着也会讨论演化与慢性疾病的关系,包括为什么现代人趋向肥胖,为什么糖尿病的发病率如此高,为什么现代女性罹患乳腺癌、子宫内膜癌及卵巢癌的比例增加。利用演化论观点来理解癌细胞的生成、自然选择及转移,以及人为选择和治疗。再谈到演化观念在医学研究上的应用,以及如何发现新的激素与受体及由演化观念衍生出的仿生学。

最后我们还会谈到超越生物学的演化观点,包括人类文化演化时,模因(meme)及语言文字的改变,以及人类未来的演化——从人工智能到大数据算法如何演算、预测并引导我们所谓的"自由意志"和"人类会把地球带到哪里去"的展望。

对于一个已经50年没有用中文写作的人来说,我要感谢王怡聪同学,她对本书的编写及图片的整理做了大量的工作,裴真乐和卢文涵两位同学也对部分章节做出了贡献,还有谢安安和冯吟洲同学画了一些插图。我要特别感谢冯异教授,没有她的鼓励、推动及大力协助,就没有这门课程的诞生及本书的出版。她所提供的极具价值的建议丰富了本书的内容。同时我也要特别感谢复旦大学上海医学院基础医学院程训佳副院长,她对这门课程的开设及本书的出版给予了大力支持。感谢责任编辑肖芬仔细修改、提供建议,感谢西北师范大学李建真教授和四川大学朱江教授对本书提出了宝贵的意见。我要感谢我的终身伴侣李黎,她在本书的书名、目录、各个章节的内容及文字表达上,都做出了很大的贡献。最后,本书引用了大量文献和图片,在附录中列出来源,在此对作者们一并表示感谢。

本书从唯物史观来看待人类和疾病的演化及历史。如果您是医学或生物学学科读者,我希望本书对于您在医学研究及理解医学问题、诊断和治疗患者等方面,都能有所启发;如果您是普通读者,我希望本书能让您从演化的角度看待人类问题,给您的人生哲学带来新的领悟。

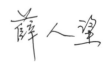

Aaron J. W. Hsueh, Ph. D.

第一章

曙光：达尔文演化论和物种起源

19世纪生物学领域最大的突破就是达尔文演化论。查尔斯·罗伯特·达尔文(Charles Robert Darwin, 1809—1882)(图1-1)撰写的《物种起源》(*The Origin of Species*)(图1-2)出版于1859年11月24日。这本书强调自然选择在生物演化中的作用，是19世纪最重要及最具争议的著作。达尔文后来又出版了《人类起源和性选择》《人类和动物情感的表达》等书籍。

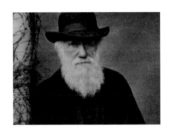

图1-1 达尔文

英国著名博物学家、生物学家、教育家托马斯·亨利·赫胥黎(Thomas Henry Huxley, 1825—1895)，是达尔文的坚定追随者。在达尔文出版《物种起源》一书后，赫胥黎竭力传播演化学说，是第一个提出人类起源问题的学者。他著有《人在自然界中的地位》《演化论与伦理学》等著作，对达尔文演化论及人类的伦理做了详细阐述。

清末的资产阶级启蒙思想家、翻译家和教育家严复(1854—1921)于1877—1879年被公派到英国留学。留学期间，严复对英国的社会政治产生兴趣，涉猎了大量资产阶级政治学术理论，尤为赞赏达尔文。回国后，严复积极倡导西学的启蒙教育，摘译赫胥黎的《演

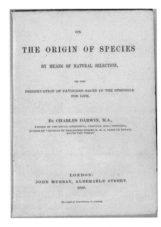

图1-2 《物种起源》原版封面

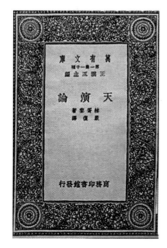

图 1-3 严复译《天演论》封面

化论与伦理学》和赫胥黎 1893 年在牛津大学有关演化的讲演,结合自己的理解和评论,于 1896 年完成了著名的《天演论》。

《天演论》在 1897 年首刊于《国闻报》,1898 年正式出版(图 1-3)。除了宣扬生物演化论的理论之外,该书还用"演化"的观念说明演化对社会和民族命运的影响。《天演论》出版时,正是中国近代甲午海战惨败、民族危机空前深重、维新运动持续高涨的不平常时期。"物竞天择""适者生存""优胜劣败"等新兴思想,令当时处于"知识饥荒"的中国如获至宝,产生了振聋发聩的作用。

一、达尔文的"小猎犬号"之旅

1831 年,22 岁的达尔文跟随罗伯特·菲茨罗伊(Robert Fitzroy,1805—1865)船长登上了"小猎犬号",并担任随船生物学者。他从英国出发,经过 5 年的时间,4 次横渡大西洋,走遍南美大陆及其周边地区,深入南太平洋,远赴印度洋(图 1-4)。在广经纬度的移动中,他亲历了丰富多变的自然现象与人文环境:火山、地震、热带雨林、化石、海啸,以及陌生的民

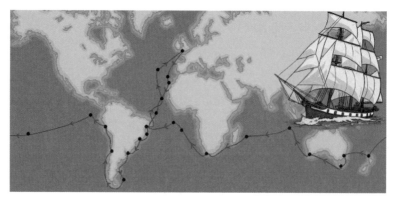

图 1-4 达尔文的"小猎犬号"之旅

族、迥异的社会制度。此外，在考察据点的采集与狩猎之外，以及船上的生活中，他将他那近乎哲学的生物学思考——物种发生与递变的轨迹，都一一记录在日记中。这些大量的文字资料和精致的绘图，既是知识性的，又是文学性和艺术性的。之后，他又用近 30 年时间对笔记进行了梳理和总结，才将生物演化的理论阐述出来。

达尔文在 1859 年发表《物种起源》时，用了这段著名的开场白："在'小猎犬号'担任随船自然学者时，我真是被一些现象惊到了。"（When on board H. M. S. "Beagle", as naturalist, I was much struck with certain facts.）

在南美洲西边一些群岛上，他发现每个小岛上的燕雀可能是不同的物种，它们的喙都不太一样(图 1-5)。他看到这些现象时就在思考：为什么这些岛上的鸟有相似之处，却又不完全一样？ 这些鸟的喙会不会是为适应它们居住的各个岛上的环境而形成的？ 这些火山爆发形成的小岛在地质上很年轻，岛上的鸟却很像南美洲大陆上的一种鸟。会不会是南美洲大陆上的鸟，被飓风吹到各个不同的小岛上去，它们为了适应小岛上新的环境，要吃不同的食物，才能够适应新环境而存活下来？ 于是它们就有了不同的喙，然后经过几代繁衍，就变成了一个新的物种。于是这些岛上鸟类后代的喙就有了差异。新物种是不是这样形成的呢？ 他经过思考，得出的结论是："生物可以适应环境并形成新的物种。"

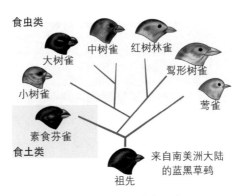

图 1-5 不同燕雀的喙

当时，西方所有人都相信上帝造物，所以世界上所有物种都应该是不变的。虽然达尔文被这些发现震惊了，但是当时他还不敢挑战宗教威权，也不敢发表他的理论，直到又花了将近 30 年时间搜集到更多的证据和数据后，才发表了《物种起源》。

二、物种起源理论

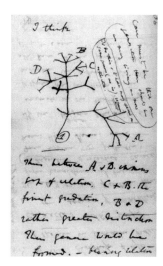

图1-6 达尔文绘制的树状图

达尔文在《物种起源》中画了一个树状图(图1-6)并写道:"我完全确定,物种不会是一成不变的;那些属于同一属的物种是其他一些通常已经灭绝的物种的直系后代……此外,我深信自然选择是主要但不是唯一的改变手段。"(I am fully convinced that species are not immutable; but that those belonging to what are called the same genera are lineal descendants of some other and generally extinct species ... Furthermore, I am convinced that Natural Selection has been the main but not exclusive means of modification.)

很多科学研究不是一个人发现的。达尔文在19世纪30年代后期开始梳理自己的自然选择理论。他在30多年的时间里默默地工作,一直没有发表研究成果。同时期,英国博物学家阿尔弗雷德·拉塞尔·华莱士(Alfred Russel Wallace, 1823—1913)到马来群岛收集标本,提出了"华莱士线"这一观点。华莱士指出:每个岛屿上的鸟类种群均存在差异,是因一条深海沟形成了分界线,将东南亚和澳大利亚的动物种群分隔开来。他在1858年提出了"自然选择"的观念,并将其写的与达尔文鸟的演化类似的一篇短文寄给达尔文。达尔文看到之后很惊讶:自己多年的研究成果,竟然和华莱士的结论一模一样!1859年7月1日,华莱士和达尔文的理论被一同递交伦敦林奈学会发表。同年,达尔文的《物种起源》出版。

(一) 优胜劣汰

自然选择有一个很重要的条件,就是生物个体数量与生物生存所需要的资源不匹配。托马斯·罗伯特·马尔萨斯（Thomas Robert Malthus，1766—1834）在1798年《人口论》中提出一个观念：自然资源是有限的，以线性级数增加，不可能增加太快。而生物的繁殖数量却是呈几何级数上升，两条线相交时就要开始发生自然选择（图1-7）。不是每个生物个体都能存活：当有太多的后代，而资源有限时，就会发生自然选择的现象。

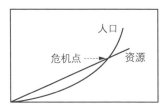

图1-7　马尔萨斯理论

达尔文以当时的现象举例：英国处于工业革命时期，到处都是烟囱，环境污染严重。他发现城市里的蛾都是黑色，但在乡村可以看到白色的蛾（图1-8）。原来蛾是鸟的食物，城市多是被污染的黑色，白蛾很容易暴露而被鸟吃掉，而黑蛾则因为具有保护色，可以生存下来；在污染较少的乡村，白蛾和黑蛾的生存概率几乎相同。这就是自然选择的好例子。

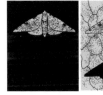

图1-8　黑蛾与白蛾

（二）物种起源与共同祖先

物种的旧定义是指属于同一繁殖群体的个体。这个定义有几个弊端：①即使在有性机体的族群中，不同的物种实际上不是都可以测试的；②在死亡的机体中无法应用；③在无性生殖的生物中不适用；④在地理隔离但基因匹配的物种中不适用。

共同祖先可以让人们从另一个角度理解"物种"这一概念。图1-9中的演化树说明，沿时间轴追溯历史，生命是一个连续体，每个生物都是相关的；现代生物都存在一个共同祖先。从这个角度来说，演化中人类因适应环境而改变的特征也体现在现代人身上。从相对近的时间来看，世界上的所有人类都是亲戚；从更长远的时间来看，世界上所有的生物都有相关性。

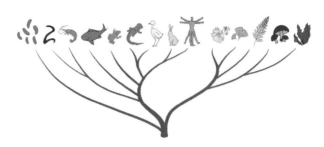

图1-9　不同物种的共同祖先

达尔文在《物种起源》中写道:"我们必须以自然主义者看待'属'的方式看待'物种'。一些人承认'属',只是为了方便而进行的人为组合,这可能不是一个令人振奋的消息,因为定义'物种'可能是徒劳的。"猴子不是我们的祖先,但我们和猴子有共同的祖先。我们和蔬菜、水果也有共同的祖先,只是要追溯更远而已。

(三) 生殖隔离和地理隔离产生的新物种

新物种是怎么产生的? 物种的狭隘定义是:一组动物或植物,在它们中间可以交配繁殖后代就算是一个物种。两个属于不同物种的动物不太可能交配,即使它们这样做,它们的后代也无生育能力,不会衍生后代。如图1-10,研究人员用果蝇做实验,同一物种的果蝇被随机分为2组,一组喂麦芽糖(黄色),另一组喂淀粉(红色)。过了很多代以后,发现吃淀粉的红色果蝇之间可以交配,吃麦芽糖的黄色果蝇之间可以交配,但红色果蝇和黄色果蝇之间却不能交配了。这样新的物种就产生了。原来的物种,经过生殖隔离很多代后,子代就形成了新物种。这种不亲和性,是由一个物种携带的特定基因与另一个物种的基因发生冲突造成的。

同样,如图1-11,北美花斑猫头鹰和墨西哥花

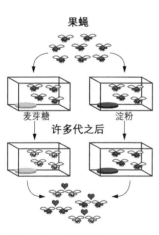

图1-10　果蝇实验——生殖隔离

斑猫头鹰长得一模一样,但是因为地域的隔离,它们不能再交配。这就是因为地理上的隔离,产生了新物种。

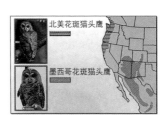

图 1-11　北美花斑猫头鹰和墨西哥花斑猫头鹰的分布——地理隔离

最有趣的新物种起源的证据是"环形物种"。图1-12显示的是,从中国到西伯利亚、俄罗斯分别有A~H 种鸟,它们的外表看起来一模一样,但研究发现这些鸟迁徙的路线,有的是从 A 到 B 再到 C 一路向西北而上,有的是从 A 向 F、G 再向东北迁徙。迁徙之初它们之间还可以互相交配,可是最后到达蒙古(E)和西伯利亚(H)后,H 和 E 这两种鸟却不能交配了。研究人员发现它们不能交配的主要原因是它们的鸣叫声变得不同了——因为求偶时鸟要靠鸣叫寻找它们的配偶。E 和 H 鸣叫的声调和频率相差甚远,所以它们已经变成了两个新物种,不再能交配了。

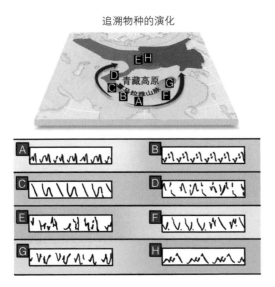

图 1-12　鸟迁徙演化路线及其鸣叫声变化

因为地理隔离,骆驼到南美洲变成了美洲驼,但这两种驼的染色体数目仍然是一样的,骆驼与美洲驼

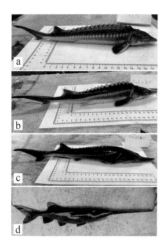

图 1-13 俄罗斯鲟和美国匙
　　　吻鲟及其杂交后代

a. 俄罗斯鲟；b. 美国匙吻鲟；c. 典
型五倍体杂种后代；d. 典型三倍体
杂种后代。

问题

是先有鸡还是先有蛋？

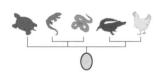

图 1-14 卵生动物

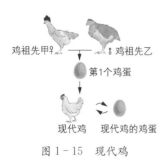

图 1-15 现代鸡

交配仍能产生后代。人类经常人为培育新物种，如狮跟虎交配的后代叫狮虎兽，驴和马交配后生出骡。一般来讲，这些人为创造的新物种不能继续交配传代下去。

2020 年，研究人员利用美国匙吻鲟（*Polyodon spathula*）的精子激活俄罗斯鲟（*Acipenser guelden-staedtii*）的卵子以进行孤雌生殖，这项技术也被称为雌核发育（gynogenesis），即精子只发挥激活卵子的作用，其细胞核并不参与胚胎的发育。这两种鱼早在 1.8 亿年前就已分化为两类：俄罗斯鲟属于鲟科，为功能性四倍体生物；美国匙吻鲟则属于匙吻鲟科，为功能性二倍体生物。然而研究结果却出人意料：卵子受精后成功发育，且产生两种在染色体数目上具有差异的后代（图 1-13）——三倍体杂种与五倍体杂种，它们同时具有美国匙吻鲟与俄罗斯鲟这两种鱼类基因。两个物种的杂交成功，可能是基因组复制和鲟鱼演化缓慢的共同结果。

（四）小突变累积后演化成新物种

现在提出一个有趣的演化问题：先有鸡还是先有蛋？

如图 1-14，从第一个角度，亿万年前世界上存在许多卵生生物，如恐龙等，它们以产卵的方式繁殖，所以存在许多生物的"蛋"。但是这时并不存在"鸡"这种生物，所以是先有"蛋"（属于其他生物而不是鸡）才有"鸡"。当然这是一个文字游戏。

如图 1-15，从另一个角度，也就是比较狭隘的定义来看这个演化问题，这里的"鸡"指的是现代家鸡，"蛋"指的是可以孵出前者的鸡蛋。必须明确指出的是：亲代和子代之间存在差异，这种现象称为变异，即动物和它的蛋,基因不完全一样。但一个蛋和其破壳后的生物,基因是相同的。在演化上,可能有两种不同的祖先鸡,交配后生出一个存在基因突变的蛋,从中孵出了现代的家养鸡。因而结论一样:还是先有蛋,再有鸡。

三、"演化"和"进化"

我们在演化上有一些观念是错误的。首先要辨明的是:是"演化",还是"进化"? 大家的想法一般是,大部分生物属于低等生物,而人类是最高等的,所以用"进化"。其实人类与其他生物不同,是因为我们适应了不同的环境条件。所有生物都是从一个共同祖先经过亿万年演变而来的。自然选择淘汰了不适应特定环境的个体;有许多生物(如真菌、鲨鱼等)则随着时间的推移几乎没有变化——它们并没有在进步的阶梯上前进;其他生物体则发生了巨大变化,但它们并没有变得"更好"。100万年前"更好"的东西,今天可能不再是"更好"。"适应"与环境有关,与进步无关。自然选择是变异、差异繁殖和遗传的简单结果——它是无意识和无目的的。它不是经由"努力"而产生的"进步"。自然选择并不是万能的,它不会产生完美。如果你的基因足够适应环境,你就能够传宗接代。

"进化"并不是最好的翻译。"evolution"这个词最早从英文翻译为日文"进化",随后被早期在日本的中国留学生带回中国。其实严复最初的中文翻译"演化"是更贴切的。

(一) 共同祖先

有些人误解了"演化",以为人类是从猴子"演化"(或"进化")而来的,因而不相信演化论。自然选择会消除在特定环境中不适合的个体。在我们今天这个特别的环境里,能够活下来的、现在还存在的,都是发生了微小改变的生物。如上所述,演化没有目的性,也没有目标,不是要变得越来越"好",更不是非常强烈地要往哪个方向变化。基因只要能够传宗接代,生物就能存活下去。在之后的章节中,我们将讨论许多现代人类的疾病,都是因为环境变得太快,但我们基因改变的速度跟不上,导致了人体的各种不适应。

有人会认为:从宏观角度来看,有智慧的人类一定是比细菌更"进化"一步的。但是从达尔文的理论来看,在未来地球极度暖化的世界,人类有可能绝种而细菌却可以存活。就像在白垩纪时代,发生彗星撞地球的巨大灾难,"进化"的恐龙灭绝了,而一些小型的低等哺乳动物(如啮齿类)却存活了下来,成为我们的祖先。

回到本书一开始达尔文的故事:达尔文看到各种不同的燕雀生活在不同的岛上,它们的喙都不一样。罗斯玛丽·格兰特(Rosemary Grant,1936—　)和彼得·格兰特(Peter Grant,1936—　)夫妇专门去了达尔文去过的群岛,把每只燕雀都标记下来,追踪它们的演化过程。两位科学家连续观察了20年。乔纳生·威诺(Jonathan Weiner,1953—　)写了《鸟喙》一书,这本书记录了格兰特夫妇的研究过程。书中写道:这些燕雀的喙都不一样,有些很硬,可以去啄另一只鸟;有些燕雀可以啄开小的种子果实;但有些燕雀却只能吃花。研究发现它们基因的变化,只有骨形态生成蛋白4(bone morphogenetic protein 4,BMP4)和钙调蛋白(calmodulin,CaM)两个基因的突变就可以解释所有燕雀的喙的表型变化。因为演化时间有限,不可能是基因编码蛋白质序列上的变化,而是基因启动子区域的突变。启动子区域很容易发生突变,也不会影响生存,但是可以调控基因在胚胎发育的表达时间和表达强度。BMP4和CaM参与的模型解释了衍生燕雀物种的细长和深/宽喙的发育。很大一部分演化创新发生在非编码序列中,它可以微调特定基因的表达。

(二) 拉马克的用进废退学说

法国自然学家让-巴蒂斯特·拉马克(Jean-Baptiste Lamarck,1744—1829)以长颈鹿为例来说明演化。他认为长颈鹿经常拉伸脖子所获得的额外颈长度可能会遗传给后代。拉马克的长颈鹿学说受到后来生物学家们的嘲讽,成为错误科学的教科书样板。达尔文提出:尽管高大体型的成本相当高(比如需要较高的血压将血液输送到大脑),但地面食物短缺和与其他食草动物的竞争优势,可能有利于那些能够到树木较高分支的长颈鹿的存活。此外,长颈可能涉及公鹿的支配等级仪式"以颈互撞"(necking)——拥有长而强壮的脖颈是一种性选择优势。

2021年,丹麦和中国的研究人员发表了长颈鹿基因组序列,并确定了该属独有的突变。他们不仅发现了包括在成纤维细胞生长因子受体样蛋白1(fibroblast growth factor receptor like 1,FGFRL1)中的7种长颈鹿特异性突变,而且还验证了这些突变在小鼠中的功能意义。他们发现,在使用血管紧张素Ⅱ升高血压的实验中,具有长颈鹿版本的FGFRL1基因小鼠可免受心血管损伤。在演化过程中,长颈鹿的嗅觉变得不那么有用了(嗅觉系统失去了大约50个功能受体),但作为交换,它可以看得更远,可更早地发现食物和捕食者。有趣的是,基因组分析还发现了许多与视力有关的基因突变。

四、生命的 3 类形式及古细菌

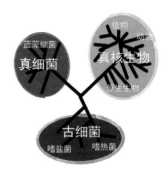

图 1-16　3 类生命形式

所有生物都是由共同祖先演化而来,然后分为 3 类生命形式,这 3 类再继续演化成今天的各种各样的物种。通过 DNA 的测序,这 3 类生命形式是:真细菌(eubacteria)、真核生物(eukaryotes)和古细菌(archaea)(图 1-16)。

古细菌是一种存活在地球最极端环境(极高温或极寒冷)的物种(图 1-17)。在这些极限条件下,细菌和真核生物都不能生存。有些古细菌生活在深海的裂缝通风口附近,温度高于 100℃;有些生活在温泉里;有些则生活在极碱或极酸性水域。它们也可存在于人类和海洋生物的消化道内,这种古细菌可产生甲烷。它们甚至能在地下深处的石油沉积物中存活。天然气就来自海洋微生物的分解作用。

与细菌不同,古细菌的细胞壁中缺乏肽聚糖,并且在细胞膜中具有不寻常的脂质。我们不禁要问:所有的物种,甚至最古老的和最原始的细菌是从何而来呢? 关于这个问题有学者提出了"RNA 复制假说"(图 1-18),即所有生物都是从一个含 RNA 的细菌演化而来。某些 RNA 具有酶的作用,又能够携带信息,因此它也就成为一个很重要的遗传物质。

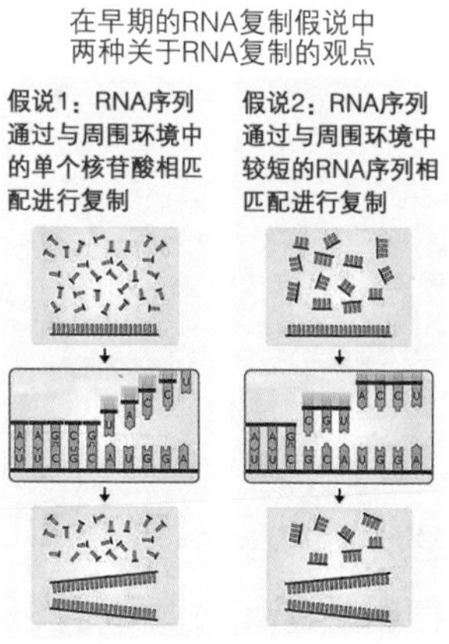

所有的生物都以复制其遗传物质的形式将遗传信息传递给它们的后代。这种能力可能首先以 RNA 自我复制的形式产生。这种 RNA 自身复制体可以用自身的酶活性复制并携带遗传信息。复制的分子被封闭在细胞膜内,一些细胞可以演化出现代的代谢过程,因此比那些仍以旧形式进行代谢的细胞更适应环境而能够存活下来。

图 1-17　古细菌显微形态

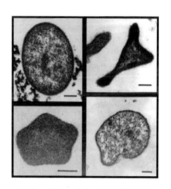

图 1-18　RNA 复制假说

既然我们推测最原始的生物是像细菌的生物,那么我们可不可以人工合成一个细菌?科学家先用核苷酸合成一段基因分子,然后通过聚合酶链反应(polymerase chain reaction, PCR)扩增后成为 1.4 kbp 片段,确认序列的准确性后,再次进行重复扩增。接着在体外组装 5 个片段加上载体进行克隆,再在酵母内组装成第 8 分子,进行滚环扩增(rolling-circle amplification, RCA),最后形成完整基因组的酵母组装,产生一个有 473 个基因的人造细菌。其基因组小于自然界中发现的任何自主复制细胞的基因组。这个细菌几乎保留了参与大分子合成和加工的所有基因。出乎意料的是,它还含有 149 个具有未知生物学功能的基因。这个细菌是一个用于研究生命体核心功能的多功能微生物(图 1 - 19)。

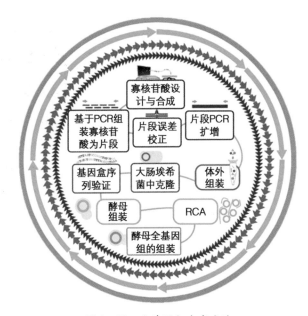

图 1 - 19　全基因组合成方法

现在科学家们可以在分子层面解释演化的机制。最早的单细胞是怎么变成多细胞的?科学家们证明从单细胞变成多细胞的生物是可以在实验室重复出来的。把单细胞藻类放到有很多草履虫的困难环境中,有些藻类就开始演变,经过 750 代后变成多细胞生物。从研究结果可以推论:"天敌"可能在单细胞生物演化为多细胞生物的过程中发挥了重要作用。

从这些实验结果来看,生物是可以用人工的方法制造出来的,生物的独特性在于从简入繁的演化,而不是所谓"神奇"的现象。

第二章

抉择：自然选择、性选择和人为选择

俄裔美籍演化遗传学家狄奥多西·杜布赞斯基(Theodosius Dobzhansky, 1900—1975)有一句经典名言："若无演化之启发，生物学将毫无意义。"(Nothing in biology makes sense except in the light of evolution.)我们看生物界所有的事情，都受演化启发，与演化有关。我们也可以推断："医学若不依据演化，也将毫无意义。"

演化最基本的观念是自然选择。有很多化石证实了生物是怎样适应环境而演化的。除了自然选择之外，还有一个很重要的选择是性选择。从这两个角度我们可以看到物种是怎样起源的，世界上多姿多彩的物种到底是怎么演化出来的。灵长类祖先演化成人类后，由于人类的快速进步和参与，导致动、植物的演化加速，而出现第3种选择——人为选择。

一、自然选择和化石证据

达尔文认为：在生活条件不断变化下，生物几乎都表现出个体差异，并有过度繁殖的倾向；在生存斗争过程中，具有有利变异的个体能生存下来并繁殖后代，而具有不利变异的个体则因为不适应环境逐渐被淘汰。此种优胜劣汰或适者生存的原理，被称为自然选择。其主要内容有4点：遗传和变异、过度繁殖、生存竞争、适者生存。应用自然选择原理可以说明生物界的适应性、多样性和物种的起源。

自然界留存的大量化石为自然选择提供了有力的证据。如图2-1中列举了一些生物演化的重要时间点。

宙	代	纪	世		主要生物演化标志
显生宙	新生代	第四纪	全新世		
			更新世		
		新第三纪	上新世		
			中新世		哺乳动物大量出现
		古第三纪	渐新世		
			始新世		马出现
			古新世		
	中生代	白垩纪			
		侏罗纪			始祖鸟出现
		三叠纪			恐龙出现
	古生代	二叠纪			
		石炭纪			爬虫类出现
		泥盆纪			
		志留纪			陆生动、植物出现
		奥陶纪			鱼出现
		寒武纪			清江生物群出现
元古宙					化石非常稀少
太古宙					

图 2-1 生物演化重要时间点

(一) 化石

化石是保存于地层中的古生物遗体、遗物或遗迹,埋藏在地下,经过自然界的作用变化而形成的保留原物体遗迹形状、结构或印模的钙化或碳化的石头。

很多地质是一层一层的,每层之间的形成时间可以相距几千年或几万年。所以通过逐层观察,化石在哪一层,就可以大概知道它的形成年代。还有一种判断时间的方法——利用生物的碳-14(^{14}C)测定。它最早用于树木年代学研究(图 2-2)。^{14}C 的半衰期是 5 730 年,每 5 000 年左右就有一半的 ^{14}C 变成氮-14(^{14}N),通过在化石内部 ^{14}C/^{12}C(放射性碳元素/稳定性碳元素)的比例来测定年份(图 2-3)。植物的

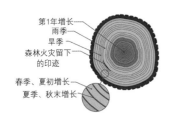

第1年增长
雨季
旱季
森林火灾留下的印迹
春季、夏初增长
夏季、秋末增长

图 2-2 树木年代学

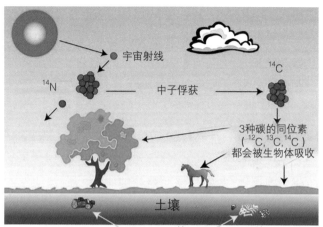

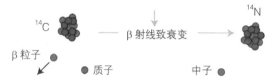

图 2-3 放射性碳年代测定法

年轮因为每年的气候和雨水都不一样而不同，用$^{14}C/^{12}C$的比例，就能用化石树的年轮与$^{14}C/^{12}C$的比例算出一个公式。

上述利用树木校准放射性碳的方法，已经可以将推算年份提升至 13 910 年前。而更为古老的石笋（图 2-4）同样可以校准放射性碳。石笋是洞穴中水滴至洞穴地面，水中碳酸钙过饱和而析出形成的沉积物。2018 年，研究人员利用中国南京葫芦洞的 2 支石笋，首次将推算年份的记录上溯至 5.4 万年前。现今还可以用其他放射性元素测定年代，比如铀会变成铅，钾可以变成氩；根据元素的半衰期，从母元素变成子元素可以计算时间。

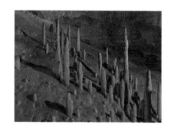

图 2-4 石笋

化石是生物体经过钙化或碳化而形成的。生物软组织在沉积物中腐烂后，硬的部分（如骨头、牙齿）留存了下来。水分渗入残余物中，溶解在水中的矿物质渗入到沉积物空间中形成晶体,导致残余物硬化。沉积物中的热量和压力有时会导致植物叶片、鱼类、爬行动物和海洋无脊椎动物的软体部分降解后释放氢和氧,残留下碳,在沉积岩中产生死亡有机体的印迹。

事实上,化石燃料(fossil fuel)是由死亡植物的化石残骸形成的。本书第十章会谈到人类使用煤及天然气作为燃料,释放出大量二氧化碳(CO_2),而造成全球暖化的灾难。数百万年来,这些植物暴露在地壳中的热量和压力变成石油(来自水生浮游植物和浮游动物)、煤(来自陆生植物)和天然气(来自海洋微生物)。

（二）演化论的化石及相关事件

化石证据可以还原历史。发现更古老的化石,有助于我们追溯很多演化的历史。这里将列举从最年轻到最古老的多种化石。

1. 马蹄的化石

研究人员通过化石找到了马蹄演化的证据。马的祖先是生活在大约 5 000 万年前的始祖马(eohippus)。从北美和欧洲发现的始祖马化石显示,这种动物站立时高 42.7～50.8 厘米,与现代马相比体型较小,背部呈弓形,后腿隆起。

很特别的是,始祖马的前足有 4 趾,后足有 3 趾(图 2-5)。经过漫长的演化,马的体型逐渐变大,从 4 趾足变为 3 趾足,再到今天的单趾足,其他的脚趾都退化变小。这种演化也顺应了其生存环境由森林逐渐变为草原栖息地的趋势。始祖马生活在热带森林,而现代马已经适应了干旱地区的生活。体型变小的单趾马奔跑速度明显加快,更易于逃避敌害,有利于生存繁衍,也利于人类对其驯化及放牧等。

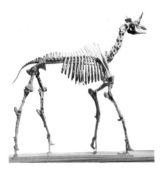

图 2-5　甘肃和政县发现的 3 趾马化石

2. 狼鳍鱼

在辽宁古生物博物馆中存放着距今1.5亿年前中生代晚期的狼鳍鱼化石(图2-6)。在一整块凹凸不平的石面上，依然能从其或静止或灵动游弋的姿态中，感受到亿万年前生命的存在。唐代书法家颜真卿(709—784)曾言"高石中犹有螺蚌壳，或以为桑田所变"，即从高岩中的螺蚌壳可知曾有着沧海桑田的变化，也解释了海陆的变迁。

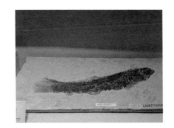

图2-6 狼鳍鱼化石

3. 四足鱼

所有动物的祖先都生活在海里，现代脊椎动物都是从其与鱼的共同祖先演化而来。四足动物支系包括传统定义的四足动物(陆生脊椎动物)和与其亲缘关系最近的四足化石鱼类(如骨鳞鱼类、三列鳍鱼类和希望螈类等)(图2-7)。

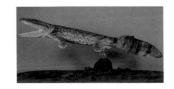

图2-7 四足鱼复原模型

3.7亿年前的泥盆纪晚期，四足鱼中的一支登上陆地，衍生出最早的陆生脊椎动物，并最终演化为人类。此为探讨鱼类登陆最关键的类群。

4. 始祖鸟与恐龙

1860年，也就是达尔文发表《物种起源》的次年，在德国巴伐利亚索伦霍芬(Solnhofen)附近的印板石灰岩中，工人采集到疑似鸟类的化石。德国古生物学家赫尔曼·冯迈耶(Hermann von Meyer, 1801—1869)称之为"*Archaeopteryx lithographica*"，拉丁文的原意是"印板石古翼鸟"，中文翻译为"始祖鸟"。它的外形很像有翼的爬行动物，具有羽毛、飞翼、"开放式"骨盆和三前一后的四足趾等鸟类特征；但肋骨无钩状突，而有牙齿、分离的掌骨和尾椎骨等爬行动物特征。这个始祖鸟化石(图2-8)生物呈现出爬行类与鸟类之间的过渡形态，因而它一直被当作世界上最古老、最重要的鸟类化石。

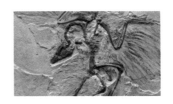

图2-8 始祖鸟化石

根据演化论的观点,鸟类是从中生代侏罗纪的一种古爬行动物演化而来。由于鸟类适应飞翔生活,骨骼脆弱,形成化石的机会很少。始祖鸟化石的出土,为传统的动物演化理论提供了有力的证据。

恐龙的演化和鸟类有很大的关系。其实鸟类是慢慢演化而来的。图2-9中可以看到有不同的恐龙,解释了恐龙与现代鸟类的关系。有翼的恐龙与鸟的形态相似,开始是用滑翔的方法从一棵树"飞"到另外

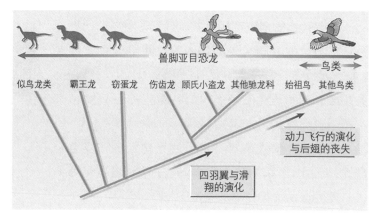

图2-9 鸟类的演化

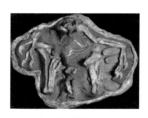

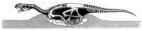

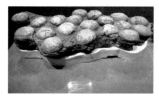

图2-10 恐龙及其蛋化石

一棵树,后来慢慢演化——身体变得更轻,拥有中空骨骼。这种鸟就可以飞很远。现代鸟可以飞越海洋,迁徙到很远的地方;用来滑翔的有肉膜的前足后来演化成羽毛,这在演化上称为扩展适应(exaptation)。本来是呈现某种功能的结构,后来被用作另外一种功能。

5. 恐龙

曾经称霸地球的恐龙是怎么灭绝的?研究者发现白垩纪晚期到古近纪早期有恐龙化石(图2-10),在这个时间之后就没有了。在中国四川的自贡恐龙博物馆,我们不仅可以从化石推测恐龙骨骼的变化趋

势，还可以揣测恐龙的行为。恐龙也像鸟一样将蛋孵在巢中。

1980年路易斯·沃尔特·阿尔瓦雷茨（Luis Walter Alvarez，1911—1988）和沃尔特·阿尔瓦雷茨（Walter Alvarez，1940—　）父子提出了"小行星撞击说"的恐龙灭绝假说〔又名阿尔瓦雷茨假说（Alvarez hypothesis）〕。他们认为，因为一个巨大的彗星从外太空突然掉到地球上，导致了恐龙的灭绝。这对父子发现位于墨西哥尤卡坦半岛上平均直径约有180千米的撞击陨石坑——希克苏鲁伯陨石坑（Chicxulub crater），陨石坑中含有元素铱。铱原本只存在于外太空，在地球上不存在，却在这个地方含量很高。根据地层测量，坑形成时间是6 500万年前。所以，阿尔瓦雷茨父子提出一个假说：这个陨石坑是当时行星撞击地球遗留下来的痕迹，而这次撞击导致了绝大多数物种的灭绝。

2019年，新化石的发现进一步证实了小行星撞击假说。在美国北达科他州的山上发现了许多鱼化石（图2-11）。通常情况下鱼应是游动的，而在这里的化石非常奇怪，淡水鱼与海鱼等挤作一团，其中还混杂着树枝和树叶，如同从天上掉下来的碎片一样散布。此处似乎发生过一场巨大的海啸——巨浪袭来，瞬间将海中的生物翻卷至陆地上，而陆地上的植物与动物也因这场灾难被推挤、摧毁，定格于此。更为奇特的是，X线下可以看到这些化石鱼的腮里有着许多含铱元素的小颗粒。而且在这里也存在许多玻陨石，它们是陨石坠落地面后，地表矿物经高温融化再冷却后的产物。以上种种都表明，这些可能与小行星撞击地球有关。

可以推测，小行星的撞击造成巨大能量爆发，这

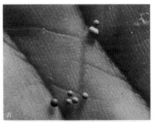
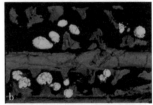
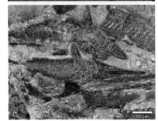

图2-11 美国北达科他州的鱼化石

a. 含铱元素颗粒；b. 镜下放大图；c. 鱼化石。

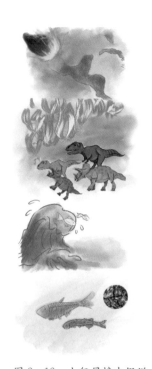

图 2-12 小行星撞击假说

由上至下依次：彗星撞击地球；大火致部分动物灭绝；引发海啸；含铱元素颗粒的鱼化石。

不仅引发了猛烈燃烧的森林山火，撞击导致强烈的地震波也引发了假潮（seiche），致使海啸发生（图 2-12）。一瞬间，海底巨浪涌立于陆地之上，海洋与陆地生物被席卷、挤压，撞击的地表矿物融化、飞溅，形成玻陨石重重坠落，与这场剧变的所有物种一同沉积、变迁。而大火燃烧过后烟雾弥漫，导致很长一段时间太阳无法照射至地面，植物无法生长，许多动物随之死亡，也没有新生物产生。巨大的生物如恐龙都死了，而很小的哺乳动物却存活了下来，这才有了后来人类的诞生。这场剧变是在 6 500 万年前的一天或几天里发生的事情，而我们今天又可以通过化石证据还原当时发生的惊天动地的景象。

6. 寒武纪大爆发

大约 5 亿年前即寒武纪时期，突然产生很多新生物，这个特别的现象被称为"寒武纪大爆发"。当时的地球板块如图 2-13 所示。后来因为地球板块移动，伯吉斯页岩现在是加拿大的不列颠哥伦比亚省，也是

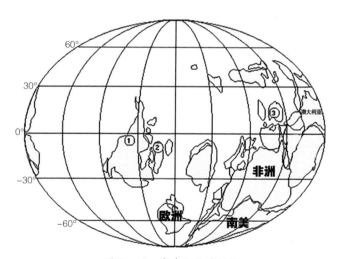

图 2-13 寒武纪地球板块

①伯吉斯页岩；②格陵兰岛；③中国。

北美洲的最高点。有人在此发现了许多寒武纪时期的化石。这个地方有足球场大，整个山坡全是动物化石，大大小小，成千上万，无数深灰色的薄石块上全是动、植物的形象，这些都是记载着几亿年前生命的历史石碑！5亿年前这里原是热带珊瑚海礁，那时候在海中的生物还没有登陆。通过化石可以还原出它们本来的样子。那时三叶虫、迷幻虫(图2-14)这些动物正在温暖的海水中漂流，忽然间，火山爆发、天崩地裂，这些小生物一下子被掩埋，还来不及解体的死亡就被凝固在生命的最后一刻，一刹那的状态变成了永恒。生命之终，却是永恒之始！

2019年，古生物学家在中国湖北找到比寒武纪还要早的前寒武纪时期的化石——"清江生物群"(图2-15)，是比伯吉斯页岩还要早的一个化石库。在这条湖北土家族人的母亲河——清江里发现的生物群，打开了全新的寒武纪生物群宝库。5亿年前，这些生物生活在较深的水域中，它们在厌氧环境中被快速埋藏，所以保存得非常完好而清晰。

(三) 演化的适应

除了化石以外，当代的生物也可以使我们看到很多演化适应的例子。生物族群经过演化后，在生理或行为等层面得到适合在特定环境生存的特征，生存下来并将这些特征遗传下去，这就是演化的适应。下面列举几个例子。

1. 步行鱼

夏威夷有一种步行鱼(图2-16)，会到陆地上生活。这种鱼有4只脚，为了适应生存，利用胸鳍和腹鳍的摆动，就变成好像在行走一样。在澳大利亚发现一种体内有肺组织的鱼，这种肺鱼生活在浅水、缺氧的

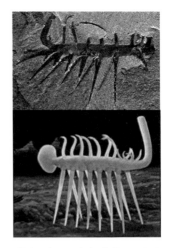

图2-14　迷幻虫化石及还原图

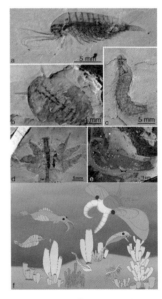

图2-15　清江生物群化石(a～e)及还原图(f)

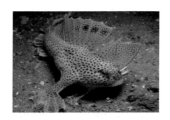

图 2-16 步行鱼

环境中,能呼吸空气。肺鱼可能是水生鱼类和四足鱼之间的"过渡形式",说明了鱼类生活在水中时,如何演化出肺和具有呼吸空气的能力。

2. 飞鱼

中国古籍《汇苑》里曾记载过飞鱼,又名"鹅毛鱼",擅长飞翔。渔人捕鱼时,将一艘小艇周身刷上白色且能反光的牡蛎粉,艇上竖着一盏灯,趁着入夜行驶在海面上。鹅毛鱼因有趋光的特性而纷纷飞向小艇中。这种鱼身体窄长,有细细的鱼鳞,两个巨大的胸鳍就像翅膀一样,还有细长的尾鳍帮助它飞行。它们演化出滑翔飞行是为了躲避海洋掠食者的攻击。

3. 生活在海中的哺乳动物

从基因序列上,生活在深海的鲸鱼与偶蹄目哺乳动物,如河马、长颈鹿的亲缘关系较接近。但是由于发现的古鲸鱼化石很少,确切的演化过程还是个未解之谜。1997 年美国的古生物学家菲利普·D. 金格里奇(Philip D. Gingerich, 1946—　)在巴基斯坦 5 000 万年前的始新世地层中发现了一件陆生鲸化石

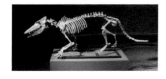

图 2-17 阿塔克巴基鲸骨架

(图 2-17)。不像现代鲸鱼已退化的四肢,这个化石鲸仍有四足,可走路和游泳,证实了鲸类是从陆地哺乳动物演化而来。

4. 不会飞的企鹅

2019 年在新西兰南岛发现了一截腿骨化石,鉴定此腿骨属于一只体长约 1.6 米、体重约 80 千克的巨型企鹅,比目前现存体型最大的帝企鹅还要大。从现代企鹅的身体结构上还能找到它们会飞翔的烙印。后来为了适应环境的变化,它们的翅膀开始慢慢演化,成了现在能够下水游泳,也可走路,但无法飞行的企鹅。

5. 会爬树的山羊

山羊上树是摩洛哥小镇达鲁丹附近独有的奇特

现象(图2-18)。当地气候炎热、缺少水分，为了能吃到高达8~10米的阿甘树上的果子，会爬树的山羊存活了下来。

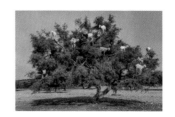

图2-18 会爬树的山羊

6. 华盖摄食

黑鹭是一种主要分布于非洲的鸟类，它们通常栖息于池塘、湖泊的岸边，也喜欢在沼泽、滩涂等地出没，以其独特的捕食方式闻名：在捕食时，它们的两翼张开并围拢成伞形，形成一个密闭的"华盖"，而头与喙则藏在其中(图2-19)。这样一来可以吸引喜欢寻找阴凉的小鱼游到"华盖"之下，再将其吃掉；二来"华盖"所形成的阴凉也可以消除水面的反射光，为捕猎提供一个更为清晰的环境。如此看来，"华盖摄食"确实是一种巧妙的捕食演化适应。

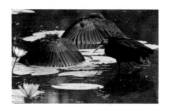

图2-19 华盖摄食

(四) 同源和非同源演化

在演化过程中，我们也可以看到一些为了适应环境而演化出现的同源和非同源解剖学证据。

1. 四足动物同源前肢的演化

演化的过程中，不同动物的骨骼演化出拥有不同功能的四肢，如鸟、蜥蜴或兔子，甚至人，它们前肢骨骼看起来很不一样，有长有短。如图2-20所示，动物同色腿骨代表同源，其在演化上有共同祖先，骨骼部位和数目都是一样的。为了适应环境，这些骨骼只是在尺寸上变长或变短而已。

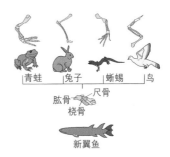

图2-20 四足动物同源前肢的演化

2. 非同源翅膀是从同源前肢演化而来

一些会飞的爬行动物、哺乳动物和鸟类，都有四足类共同祖先同源的前肢骨骼模式，但它们的翅膀是独立演化的。为了适应环境，翼龙、蝙蝠和普通的鸟(图2-21)虽然都有翅膀，但用的是不同的演化方式，如翼龙是用前肢最后一根骨头演化而成，蝙蝠是几根

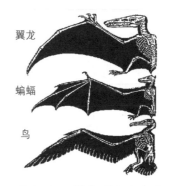

图2-21 翼龙、蝙蝠和鸟的翅膀

骨头一起演化,普通的鸟是用 3 个指节造翼。所以有时缓慢演化后功能虽然相同,都是用来飞翔,但实际上演化的基本骨骼结构是不同的。

(五)"军备竞赛"

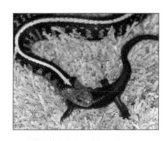

图 2 - 22　蝾螈与蛇

蝾螈可以产生河鲀毒素(tetrodotoxin, TTX)。TTX 毒性很强,一只蝾螈产生的 TTX 能毒死 100 多人。为什么它要浪费如此多的精力去制造远超过它自身所需要的毒素呢? 这是因为,蝾螈的天敌是蛇(图 2 - 22)。蝾螈和蛇的毒性和抗毒性就形成了"军备竞赛"关系。图 2 - 23 中红色的图标表示某些地区蝾螈的毒性强弱,与此对应的黄色记号则表示该地区蛇的抗毒性。

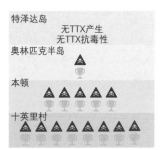

图 2 - 23　蝾螈和蛇的毒性及
　　　　抗毒性

研究人员发现在加拿大不列颠哥伦比亚省的蝾螈与蛇全部无毒,而在美国华盛顿州的蝾螈的毒性与蛇的抗毒性都不高,但在美国俄勒冈州蝾螈的毒性和乌梢蛇的抗毒性都非常高。假如蝾螈非常毒,蛇捕食蝾螈就会发生中毒死亡,只有耐蝾螈毒的蛇能存活下来,演化成抗毒性更强的蛇。所以这两个物种是保持平衡的。在演化上一方变得更毒,另外一方的抗毒性就一定要提高,所谓"道高一尺,魔高一丈";双方是在同时演化着。

(六)基因突变和演化的"死胡同"

著名的演化生物学家理查德·道金斯(Richard Dawkins, 1941—　)说:"每种生物都有祖先,但只有一小部分有后代。所有后代都继承了一套完整存活的祖先基因,它们都成功生育并繁衍后代。如果一个基因不影响胚胎发育而能成功繁衍后代,便会在基因库中保留。这是在基因层面上的自然选择,而我们注意到它在生物体层面上的后果:必须有一个新的遗传变异的来源,即基因突变。新突变基因的复制通过有性生殖在基因库中进行重组,而自然选择以一种非随机的方式将它们从基因库中移除。"

DNA 突变随机且缓慢,来源于环境、化学、电离辐射或 DNA 复制错误(75%来自父系)。基因片段插入或者缺失比基因点突变多很多倍,同时也有基因复制的变化;大部分突变都是有害的,或不影响表型,偶尔会有一些有益的突变被自然选择而保留下来。

从广泛和长远的角度来看,我们可以说演化的结果是造成超过 99%的物种发生了灭绝。

符合演化规律的另一现象是事件一旦发生,就无法逆转。就像走进一条绝路小巷,不能回头。所有生物中,蛋白质合成使用的氨基酸均为 L -氨基酸,而非 D -氨基酸(除了一些细菌的细胞壁肽聚糖外)。虽然 D -氨基酸与 L -氨基酸的功能是一样的,但因为演化不走回头路,当单细胞共同祖先体内使用的是 L -氨基酸后,所有后代就将一直延续着使用 L -氨基酸。

(七) 演化只是为了要适应吗

1. 拟态——生物形态的变化

演化并不是生物试着去适应。像总督蝶与帝王蝶(图 2 - 24)之间,有一种称为"拟态"的现象。有一个物种与另一个物种很像,这个事件是怎么发生的呢? 帝王蝶有毒,鸟类吃了帝王蝶会发生呕吐,致使鸟类不再捕食帝王蝶。总督蝶没有毒,可是它们长得很像帝王蝶,因而就存活了下来。这不是生物故意去适应,而是总督蝶通过相似性获得了生存保护。

蝴蝶的蛹很容易被捕食。因此有的蛹长得像树的一部分,这样就可以存活下来。这些蛹并不是为

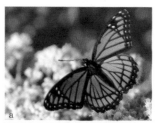
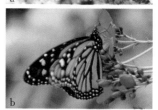

图 2 - 24　总督蝶(a)和帝王蝶(b)

了要变成像树的一部分才演化成这样,而是正好它的遗传突变,使它成为这样子。在它的同类被吃掉时,它存活了下来,然后它的这个基因就保存了下来,因而会有更多像树一部分的蛹。这是一种另类的演化。

2. 器官退化

很多人认为"器官退化"就是"用进废退",即不用这个器官,它就退化了,这是对演化论的误解。比如鲸鱼,原来是陆地上的哺乳动物,它的祖先有四足。后来为了适应环境,可以在海洋中找到食物,就生活在海洋中了。在海洋中它的后足没有什么特别用处,就越来越小(图2-25)。并不是因为它不用而造成后肢退化,只是因为后肢退化不影响自然选择,可以生存下来。

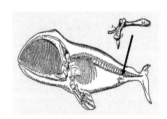

图2-25 鲸鱼的残留后肢

有些蝾螈生活在黑暗的洞中,没有眼睛。这些盲洞蝾螈(图2-26)并不是因为活在黑暗的地方不需要眼睛而失去视觉,而是因为即使缺失这一器官也可以在黑暗环境下存活,且不生成眼睛还可以节约能量。后来这个物种就慢慢演化成没有眼睛的蝾螈了。

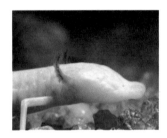

图2-26 盲洞蝾螈

人类没有了尾巴,但保留了尾骨。人的阑尾——一段肠管,在我们祖先体内可能用来消化食物,但现在不是必需的。人类耳朵本来有肌肉,可以灵巧地活动,可是耳朵不会动也不影响生存,不动的耳朵就慢慢遗传下来。

(八) 看得到的演化

有人认为演化论不是科学,因为不能验证。主要原因是以前大家都是看化石,而且需要很长时间才能看到物种的变化。但我们可以用一些实验在短时间内看到一些演化过程。

1. 虹鳟鱼的斑点实验

这是一组非常有趣的演化实验。这个实验显示的演化是可以看到的。把虹鳟鱼分为 2 组，分别养在 2 个很大的水缸里，一组有会吃它们的大鱼，另一组没有大鱼。实验做了 4 年，结果发现：雄性虹鳟鱼在没有捕食大鱼的水缸里，体型较大、性成熟较晚、后代少、寿命长。这和人类在没有生存压力情况下的社会表现非常类似。

之后一位英国演化生物学家约翰·恩德勒（John Endler）在此基础上进行人为干预，来观察虹鳟鱼的外表变化。如图 2 - 27，在 2 个大水缸中，一个放着粗糙的黑色砾石，另一个放着细小的白色砾石。在有捕食大鱼的情况下（图 2 - 27a），经过了15 代繁衍，有粗黑砾石水缸里的虹鳟鱼多数是黑色斑点鱼；而在有细白砾石的水缸里则多为白色鱼。但是如果水缸里没有大鱼（图 2 - 27b），同样经过 15 代繁衍，有粗黑砾石的水缸里白色鱼比较多；而有细白砾石的水缸里则正好相反，黑色斑点鱼明显增多。

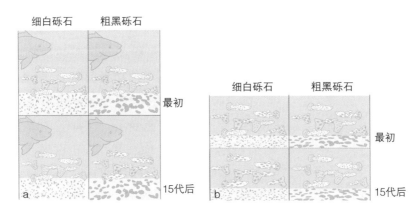

图 2 - 27　虹鳟鱼的斑点实验

a. 有大鱼的水缸；b. 无大鱼的水缸。

这个实验阐明了演化过程中的两个重要原则：在有天敌大鱼的条件下，虹鳟鱼与周围环境融为一体的斑点颜色可以保护它们免受捕食；经过多代后，自然选择就保存了这些和环境一致的鱼。但在没有大鱼的条件下，无生存之忧，性选择成为首要，与环境颜色对比强烈的鱼，比较容易被异性发现而交配成功。

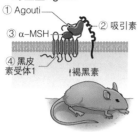

野生型Agouti
① Agouti
② 吸引素
③ α-MSH
④ 黑皮素受体1
↑褐黑素

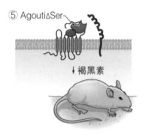

丝氨酸突变型Agouti
⑤ AgoutiΔSer
↓褐黑素

图 2 - 28　小鼠毛色实验

2. 小鼠毛色实验

2019 年科学家报道了一个关于小鼠毛色的实验研究:把 2 块靠得很近的地方围起来,一块是淡色的沙地,一块是深色的草地。把野生型毛色深的小鼠放进 2 片区域,3 个月后,大部分活动在深色草地上的都是野生型深毛色小鼠,而大部分活动在浅色沙地上的都是有基因点突变的小鼠——毛色变淡(图 2 - 28)。这种现象也提示与环境不匹配小鼠的死亡率要高于具有与环境相匹配毛色的小鼠。

研究人员发现原因是小鼠的一个基因编码的一个氨基酸突变了。α-促黑素细胞激素(α-melanocyte-stimulating hormone, α-MSH)(图 2 - 28③)与它在细胞膜上的受体作用而改变颜色。在野生型中,Agouti(图 2 - 28①)可与吸引素(图 2 - 28②)接合而共同促进黑色素对受体的激活,使小鼠毛色偏黑。当 α-MSH 的编码基因 Agouti 在关键位点突变而使其表达的蛋白质少了 1 个丝氨酸后(图 2 - 28⑤),就不能与吸引素接合,因而不能促进黑色素对受体的作用,使得小鼠毛色变淡。这种毛色改变造成猫头鹰较难捕捉到毛色较浅并在浅色区域活动的突变鼠,也不能捕捉到毛色较深并在深色区域活动的野生型鼠。

这个实验证明了可以在很短的时间内观察到自然选择的结果,并从基因层面明确地解释了为什么小鼠的毛色会随着环境改变而发生变化。

二、性选择

达尔文认为性选择是自然选择的一种特殊形式。两性中某一性别(通常是雄性,雄性生殖细胞相对过剩)的个体，为交配而与种群中同性别的其他个体展开竞争。得到交配的个体就能繁殖后代，使有利于竞争的性状逐渐巩固和发展。

(一) 性选择的优势

生物演化出各式各样的方法，从而使自己具有生存优势。与细菌不同，大部分动、植物演化出有性生殖。假如人类是无性生殖克隆，每个人的基因组全都一模一样，正好一种疾病对此基因组有致命威胁，人类就很容易灭亡。还有几个重要原因：一是储备中的基因(隐性等位基因)。人类的基因有两套，一套来自父亲，一套来自母亲，如果其中一套出现问题，另外一套还可以发挥功能。因为隐性基因与显性基因的不同组合，使得自然选择时会出现更多变化。二是多态性的重组。在减数分裂中(图 2 - 29)，携带不同遗传基因的雄性/雌性配子随机交换，使得遗传物质重组，导致自然选择时个体的多样化，进一步增加了遗传多样性。三是基因重组和修复的演化，是更特别的原因。在有性生殖中，进行减数分裂的细胞可以将完整的染色体作为模板，来修复配对染色体中损坏或错误的 DNA。这种利用有性生殖所带来的基因重组和修复的演化过程，既精妙，又神奇(图 2 - 30)。

但是，也有一种特殊情况值得讨论。与大多数染色体不同，Y 染色体没有配对染色体来修复减数分裂期间受损的序列。这是人类 Y 染色体在演化过程中收缩

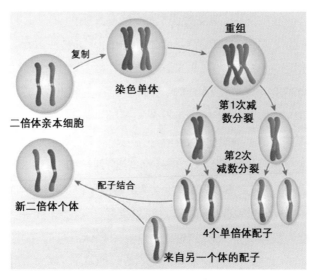

图 2 - 29　减数分裂

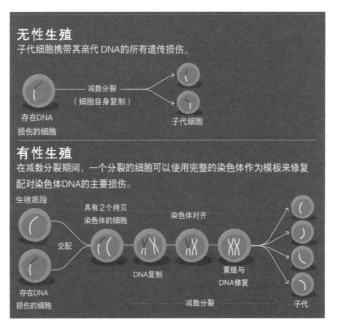

图 2-30　性别、减数分裂和 DNA 修复

减数分裂的有性过程给予细胞一个机会来修复有害的遗传损伤。

变短的原因之一。本书将在第五章中进一步讨论。

　　生物演化出两种性别,在自然选择上是有很大优势的。以线虫为例,大部分线虫是雌雄同体的,在性成熟时,睾丸产生精子,然后又由卵巢产生卵子,精子与卵子在同体内受精,产生 2 对相同(单亲)基因的下一代。可是在高温及其他比较困难的环境下,线虫也可以长成只有精子的雄性个体,经过与另一个雌雄同体的线虫受精后,产生有 2 对不完全相同(双亲)基因的后代。这种现象被称为"外包异交"(outsourcing),可以使得下一代有 2 套不同的基因。

　　在实验室中培养线虫,在没有致病细菌的条件下,大部分线虫都是自我受精(单亲后代,无外敌)使得异体有性生殖率(异交率)保持很低(图 2-31)。在固定时间点加入细菌外敌的情况之下,异体有性生殖的外包异交现象开始增加(演化),随后因为已适应细菌外敌的环境,外包异交现象又随之减少。而在线虫与细菌共培养的情况下,实验人员持续加入新的细菌,线虫的异体有性生殖持续增加,使得基因型不断改变,才可以适应细菌的不断改变(共同演化)。这其实也符合上述提到的协同演化与"道高一尺,魔高一丈"的"军备竞赛"。

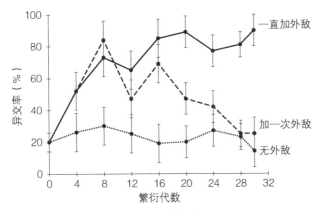

图 2-31 线虫实验

植物有自花授粉（self-pollination）与异花授粉（cross-pollination）的功能。一般植物都是依靠昆虫、风等传粉媒介帮助异花授粉，使它们的基因复杂度与多样性增加，从而更好地适应环境。在没有昆虫帮助异花授粉的情况下，植物也可以自花授粉，以保证产生种子来繁殖后代，这种方式被称为繁殖保障（reproduction assurance）。另一种情况是：如果一种植物的自花授粉比异花授粉更易使胚珠受精，那么前者显然更具有自动选择优势（automatic selection advantage）。在自然界中也存在许多同异花授粉植物，它们既可以自花授粉，也可以异花授粉，这种特殊性使得这种植物对自然的适应度更高。

(二) 性选择的例子

1. 孔雀的尾巴

性选择最典型的例子是孔雀。雄孔雀拥有一个沉重、巨大但绚烂夺目的尾巴（图 2-32），就是为了取悦雌孔雀，因为只有求偶成功，它才可以传宗接代。这与自然选择不同。一个物种为了能够传代，需要吸引更多的伴侣，这就是性选择。雄孔雀的尾巴很漂

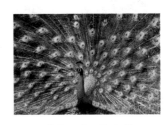

图 2-32 雄孔雀

亮,但其实对雄孔雀的存活来说并不是好事,因为它要耗费太多能量去负担一个这么沉重、巨大的尾巴。但假如被选择成功,它的基因就传下去了。拥有漂亮尾巴的雄孔雀,因尾巴的负担而减少的存活率,由它们增加的繁殖优势来补偿。也就是说,能够把基因传下去才重要,如果过了两三代后基因没有传下去,它们的存活在演化上也就没有意义了。从传宗接代的角度看,性选择很重要。性选择并不只是为了生存,而是给予了雄性在竞争配偶方面的优势。

2. 极乐鸟的求偶舞

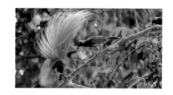

图 2-33 极乐鸟

极乐鸟,又称天堂鸟(图 2-33)。1522 年,西班牙船长胡安·塞巴斯蒂安·埃尔卡诺(Juan Sebastián Elcano, 1476—1526)把这种原产于新几内亚的鸟献给了西班牙国王。当时人们惊叹于它的美丽,称其为"来自天堂的鸟"(birds of paradise)。它们拥有色彩艳丽且类型繁多的羽毛,大部分雄鸟有着浓密的颈部翎毛和极长的尾羽。雄鸟不仅具有绝伦的美貌,它们的才艺也令人拍手叫绝:繁殖期间,求爱的雄鸟会为心仪的雌鸟展示它华丽的羽翼、灵动的鸣叫,还会在树枝高处一展其或是浮夸,或是精致的舞姿,以此取悦雌鸟。

3. 军舰鸟的喉囊

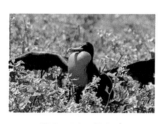

图 2-34 军舰鸟

军舰鸟(*Fregata*)(图 2-34)是鹈形目军舰鸟科 5 种大型海鸟的通称。这种鸟有一个裸露的喉囊;在繁殖期间,雄性军舰鸟的喉囊特别发达,为了吸引雌鸟,它们会极力膨胀呈鲜红色的喉囊,摇摆身躯,拍打双翅,向雌鸟炫耀。喉囊不利于生存,但会增加交配机会。

4. 山魈的"京剧脸"

山魈(*Mandrillus sphinx*)(图 2-35)是世界上最

大的猴科灵长类动物。雄性山魈体长最高可达 1 米，体重最高可达 50 千克。它最奇特的便是"京剧脸"，鲜红色鼻梁及两侧深深的蓝白色纵纹，颔下还有一撮山羊胡子。它的臀部因辐集了大量血管而呈紫色，在情绪激动，特别是求偶时，颜色会更为明显，其中一部分原因就是为了取悦雌性山魈以增加交配机会。

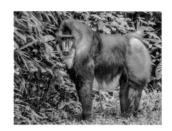

图 2-35　山魈

5. 爱尔兰麋鹿的鹿角

爱尔兰麋鹿（*Megaloceros giganteus*）（图 2-36），又名大角鹿，为古哺乳动物中的一种，是已发现的体型最大的鹿。它们生存于更新世中期及全新世中期的亚欧大陆，大约于 7 700 年前灭绝。关于其灭绝的原因，有一种说法是持续且强烈的性选择的结果。因为雄鹿需要打斗才能得到雌鹿，为了竞争，它们的鹿角越来越大，大到跟它们整个身体的比例失衡，以致不堪承受而无法生存，终致灭绝。

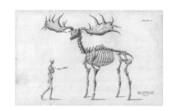

图 2-36　爱尔兰麋鹿

6. 萤火虫的"灯笼"

萤火虫（图 2-37）用尾部发荧光，以进行性选择。这个"灯笼"闪光的频率和亮度会影响交配成功率。雌性萤火虫会根据雄性求爱闪光的特点，来决定是否进行交配。

7. 河鲀的爱巢

有一个性选择最极端的例子，来自自然界最疯狂的行为艺术家——白斑河鲀。雄性白斑河鲀在求偶时像一名建筑师，在海底花 1 周时间不眠不休地建成一个"家"（图 2-38）。跟它的体型相比，这是一项很庞大的工程。开始时它好像只是在忙碌地用嘴和尾鳍清理搬运沙石，其实在它的脑中已经有了构想，最后做成繁复如多重花瓣的圆形图案，还会放一些小石头把"家"装饰得更漂亮。受到这个图案的吸引，雌性

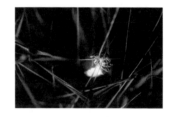

图 2-37　萤火虫

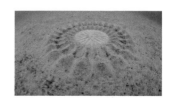

图 2-38　白斑河鲀的"家"

河鲀会沿着海床找到图案的"创作者",并且在图案的正中心交配产卵。后来的研究发现,这项工程不仅用来求偶,还能保证产下的卵不被水流冲走。虽然雄性河鲀构造的图形基本一致,但它们所构造的沟槽、纹理和装饰并不相同。沟槽和图案越复杂,吸引雌性的概率就越大。

8. 果蝇的性肽

雄性果蝇的精液里有一种多肽称为性肽(sex peptide),它会使雌性果蝇排出更多的卵。性肽的受体在雌性生殖道和参与性行为的神经元中都有表达,其配体与受体结合后对它的性行为会有影响。

这些就是演化上各式各样且非常复杂的性选择方法。在啮齿类动物中,雌性会通过雄性分泌的信息素(pheromone)分辨其社会地位,从而对占主导地位的雄性和从属雄性产生不同的性偏好。

三、人为选择

前面介绍了演化论的两个重要法则:自然选择和性选择。今天的人类已经可以对自然界的动、植物及微生物进行人为选择了。相比于几万年、几百万年的自然选择,人为选择快了很多。人为选择分为两种:一种是主动选择,即根据人类自己的某种目的进行选择;另一种是被动选择,即由于主动选择出现了原来未曾料想的结果。

(一) 主动选择

1. 狗的人为选择

在1.5万年前,人类开始选择一种可以共同生活的动物,最早的豢养动物是狼。当下一代有特定的性状时,主人就有目的地让它一直交配下去。人为选择的演化时间短、速度快。之后,人为选择了其他特性,狼就演变成现在这么五花八门的狗。2016年的一项有关狼和狗基因对比的研究发现,至少有11个基因是被人为选择出来的。这11个基因里有一些跟脑的功能有关,此外大部分与应激反应有关。狼与人开始相见时,双方关系非常紧张;但经过人为选择而演化成狗之后,使得双方可以互相喜欢并能互动,比如狗喜欢被人抚摸、对人类的应激反应减弱、不会感到惧怕等。另外，狗的面部肌肉也有所变化。如图 2-39，一眼便知哪只是狼，哪只是狗。

因为人为选择而形成了各种各样的狗。牧羊犬和吉娃娃，从外表看起来像两个物种（图 2-40）。同样都是狗，但它们因为体型差异而不能交配。但是如果研究人员把这两种看似不是同一物种的狗各取精子和卵子在体外受精后培养，依然可以形成胚胎，证明它们仍是同一物种。有意思的是，研究者发现这两种身体大小迥异的狗是因为一种胰岛素样生长因子Ⅰ（insulin-like growth factor Ⅰ，IGFⅠ）在组织以及血液中表达量不同所造成的。

20 世纪 50 年代后期，俄罗斯遗传学家德米特里·别利雅也夫（Dmitry Belyayev，1917—1985）开始了一项长期实验，试图人工从具有攻击性的银狐培育出温顺的后代（图 2-41）。经历了 20 代（25 年后），他培育出一些从一出生就温驯得可以当宠物饲养的银狐。它们也有较短的脸、较小的牙齿、柔软下垂的耳朵、卷曲的尾巴和不同颜色的皮毛。比较野生型和新品种之间的基因组发现，驯服行为与 *SorCS1* 基因有关，该基因是一种参与脑细胞信号转导的受体基因。

2. 鱼的人为选择

在古代中国也做了很多人为选择的事情。《世说新语》里就记载了南北朝时期湖中有赤鳞（黄色鲫鱼）。唐代时，佛教传入，人们将金黄色鲫鱼作为放生对象，并开始饲养这些鲫鱼。这就是野生的金黄色鲫鱼被驯化为家养金鱼的开端。到了宋代，以观金鱼为乐，所选育的金鱼体型从原来快速游泳的纺锤形，变成游速较慢、便于观赏的金鱼。原本平直的尾形也演变成长阔叉尾形，有的尾鳍变多叶，有

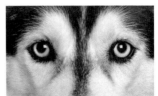
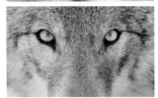

图 2-39 狼和狗的面部

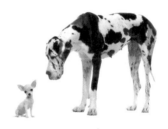

图 2-40 狗的体型差异

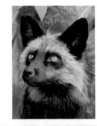

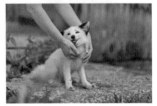

图 2-41 野生型银狐与驯化后的银狐

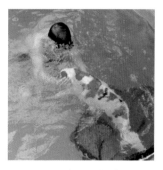

图 2-42　日本锦鲤

的背鳍退化,有的头变成瘤状。这些人为选择的金鱼,被保留下来。

深受人们喜爱的日本锦鲤(图 2-42)是一种名贵的大型观赏鱼,体长可达 1～1.5 米,也被称为"观赏鱼之王"。它是由鲤鱼经长期选育而产生的突变种,其血统、骨架、色泽、花纹、泳姿等都有严格标准。

3. 蚕的人为选择

在中国很早就人为选择了蚕。蚕会变成蛹,吐出细丝。我们的祖先把丝抽出来,制成丝绸,还经由丝绸之路传到世界上许多地方。在明代《天工开物》里就已经讲到新蚕种的配育、人工杂交育种等,提到将黄茧蚕蛾和白茧蚕蛾杂交后育出的下一代是褐茧蚕。其实这就是与孟德尔实验相似的生产实践,遗憾的是当时没有人去寻找其中的生物机制。

4. 农业社会中的人为选择

人类从采集、狩猎到定居、种植农作物和驯养家畜,以此过程进入了农业文明。人类最早驯养的动物是狗,然后是山羊、牛、猫,它们都经过了人为选择。人为选择可以分成 3 种:①人畜共生,如狗、猫、猪,和人类生活在一起;②前来觅食的动物,如羊、水牛,开始是为着觅食而和人类一起生活;③人类特意寻找的一些动物,用来做人力不能及的事情,如骆驼和马。各种不同的动物被人为选择和人类生活在一起,有些被当作食物,有些另有他用,如人类驯养马、驴、骆驼,用以代步及背负重物。再比如,在古埃及,猫曾被当作神来崇拜,古埃及人把猫做成木乃伊;印度教视牛为神圣的动物,牛可以在街上随便漫步觅食,有时人们还把它们装扮得非常漂亮。

除动物之外，很多植物也是人为选择的。比如玉米，就是被人"驯化"才成为今天如此众多饱满果实的形态。高粱、西葫芦、小米、大米、大麦、小麦，都是经过人为选择，才变成如今我们常吃的食物。有人对小麦的演化用基因组方法进行了研究，结果发现，麦子起源于西亚新月沃地（Fertile Crescent，今伊拉克附近）。向西方经陆路和海路两条线路传播，向东北方经第 3 条线传播到亚洲，也传播到了美洲、非洲和大洋洲。2 000 年前栽培的小麦称为二粒小麦，二粒小麦偶然与一种山羊草属植物杂交，变为六倍体，更加耐寒，成为人类广泛栽培、最为熟悉的小麦。在中国，小麦自出现在新疆等地之后，便由西向东、由北向南扩张。考古证据证明，龙山文化开始，在河西走廊、关中平原、黄海海滨出现了小麦。甲骨文中已经用象形字"𥝌"表示小麦，上半部象征成熟的麦穗，下半部象征麦根。

再来看蔬菜。如图 2 - 43，我们现在吃的各式各样的花菜[青花菜（西兰花），broccoli；结球甘蓝（卷心菜），common head cabbage；羽衣甘蓝，kale；球茎甘蓝，kohlrabi；野生芥菜，wild mustard；花菜（菜花），cauliflower]都是从一种野生芥菜经人为选择演变而来的。再如黄金大米（又名"金色大米"，一种转基因大米），是在大米里增加了胡萝卜素相关基因，使大米富含胡萝卜素和维生素 A。

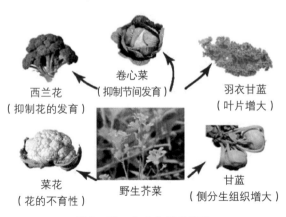

卷心菜
（抑制节间发育）

西兰花
（抑制花的发育）

羽衣甘蓝
（叶片增大）

菜花
（花的不育性）

野生芥菜

甘蓝
（侧分生组织增大）

图 2-43　各式各样的花菜

"非转基因"一词频频出现在互联网讯息中、食品的包装上。其中多数是"讲解"转基因的种种危害，有些食品包装袋上还标注"不使用转基因食材"来表明自己产品的原材料。久而久之，给大家的感觉就是"转基因"食品有违健康。其实从演化的观点来看，只要经过人为选择的，都可称为转基因食品。比如西瓜，经

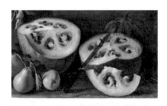

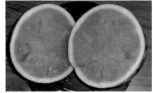

图 2-44 野生西瓜与无籽
西瓜

过人为选择后有一些品种的基因发生了改变,从而又甜又大,甚至出现无籽的西瓜(图2-44)。实际上,现在所有我们能够接触到的作物都是人们世代培育出来的成功品种。

在农耕时代甚至更早些时候,农作物的"选优"就已悄然开始了。为了能够有充足的食物来源,人们肯定是倾向于产量高、易存活、果实又大又好的作物,并且把这些高质量作物的种子收集起来,来年再次播种,这种方法被称为"优选"。随着年年有意地挑选,带有优良基因的作物被保留下来,使得收成增长和质量更好。和初期相比,这些经过几代挑选的作物必然在基因层面产生了一定变化。当然这个程度的增产还远远不能满足人类永无止境的需求。随着基因的发现,物种的杂种优势被逐渐发掘出来,开始了农作物选择的新纪元。

水稻可以吸收土壤中的镉和砷这些有害元素,于是中国杂交水稻育种专家袁隆平开发了一种去镉稻,使水稻无法吸取镉,从而更加优质、健康。袁隆平的杂交水稻是利用了杂种优势,使得水稻能够有更好的抗逆性,可以在不同的环境下坚强存活;此外,还能使稻穗结的籽更多,稻粒更大,增加单次收割的产量和质量。

5. 中草药的人为选择

现存最早的中医药学古籍《神农本草经》(图2-45)记载的药物包括动物、植物、矿物3类,共365种,每个药项下记载有性味、功能与主治。公元659年成书的《新修本草》(又名《唐本草》)是世界上最早的一部由政府颁布的、具有法律效力的药学古籍,被认为是世界上最早出现的药典。其中就有很多人为选择的植物。

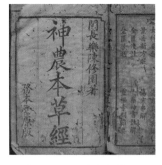

图 2-45 《神农本草经》

（二）被动选择

人为选择中既有主动选择，也有被动选择。主动选择是指人有意识地改变基因以适应环境变化；被动选择是指非目的性，甚至出乎意料的人为选择。人为的环境改变，产生有利生物生存的基因变异，促进了生物的演化。举例来说：人用抗生素、除草剂就涉及人为的被动选择。

哈佛大学的一间实验室对细菌和抗生素的浓度变化做了一个很有趣的实验（图2-46）：把细菌养在一大块半固体的培养基中，将培养基分区。再在培养基上添加抗生素，浓度为1、10、100、1 000依次增大。然后在两侧添加细菌。在一段时间内，可以看到细菌在浓度1的抗生素分区中繁殖了；当达到浓度10的抗生素分区的边缘时，大部分细菌被杀死了，但有一小部分存活了下来并越区繁殖，因为基因突变演化出抗菌性，在浓度10的抗生素中繁殖起来，并在后期加速繁殖。再过一段时间后发现：在浓度100，甚至1 000的抗生素分区中，仍有一些细菌可以耐受和存活，并继续繁殖下去。这一现象非常完整地呈现出个体突变以适应高剂量抗生素的演化过程。

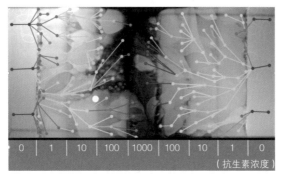

图2-46　细菌与抗生素的演化

细菌繁殖情况（上）；培养基抗生素浓度分区（下）。

1928年，青霉素被发现，人类在抗菌的历程中取得了阶段性胜利。在此之前许多细菌感染无法治疗，导致无数人死亡。后来研究出来的不同抗生素作用在细菌细胞的不同地方：有些抗生素作用于细菌细胞壁的合成，比如青霉素；有些作用于细菌DNA分裂，比如喹诺酮；有些作用于RNA和蛋白质合成，比如利福霉素；

还有一些抗生素作用于细菌的新陈代谢。但人与细菌有共同的祖先,使用很多抗生素时,人体也有可能在高剂量条件下受到伤害,这是选择抗生素时需要考虑的先决条件。值得注意的是,随着抗生素的发现和进步,细菌的耐药性(又称抗药性)也随之增加。一种抗生素被发明,马上就会产生相应有耐药性的细菌。1950年四环素被研制出来,1953年就已经出现抗四环素药性的细菌了。现在世界上新的抗生素并不多,怎样避免新的抗药菌产生呢?医院中使用的方法称为周期性使用抗生素(antibiotic cycling):同一个医院里同一时间段只用一种抗生素,过一段时间再用另一种。第1种药开始有耐药性时,用第2种药接替。也可以给一个患者同时用多种药,细菌存活的机会就减少了。这是从演化的角度来应用抗生素以达到更有效的杀菌作用。

细菌对抗生素的耐药性机制是:①分解抗生素;②细菌细胞膜突变使抗生素无法进入;③细菌外排泵突变以更有效地排出抗生素;④细菌在抗生素作用靶点的蛋白质发生突变。现在临床上有滥用抗生素的现象,未来可能会演化出更多耐抗生素的细菌。为了生存,耐药的细菌就会不断演化,一旦出现超级耐药菌就会无药可用了。所以绝对不是给患者越多抗生素就越好。

全球对动物蛋白质的需求增加是我们这个时代最显著的饮食趋势。自2000年以来,高收入国家的肉类产量趋于稳定,但中、低收入国家的肉类产量增长了很多。集约化动物生产系统的全球扩张促进了高蛋白质的饮食;在这些生产系统中,抗生素被常规使用以维持动物健康和生产力。在全球范围内销售的所有抗微生物药物中有73%用于饲养作为食物的动物。越来越多的证据将这种做法与抗生素耐药性感染的增加联系起来。不仅在动物中,而且在人类中也是如此。除了对公共健康造成潜在的严重后果外,依赖抗生素来满足人类对动物蛋白质的需求还可能威胁到畜牧业的可持续发展,从而威胁到世界各地农民的生计。

艾滋病是一种由人类免疫缺陷病毒(human immunodeficiency virus, HIV)感染引起的严重疾病。如图2-47所示,红色的是无耐药性的HIV,突变后用蓝色表示。因为HIV分裂很快,新的变种便快速出现,所以现在使用鸡尾酒治疗法。该法是同时用3种不同作用机制的药,使得病毒不能分裂、不能释放或者失去酶活性,令HIV产生耐药性的机会变小。或者改变剂量,这也是从演化的角度来解决问题:当患者已经吃了A药,体内产生耐A药的病毒后,停止吃A药,让突变的病毒继续繁殖，继而加一个强剂量的 A 药把耐药的病毒杀掉。再或者，交替使用几种特异性较强的药。

植物与细菌、动物不同。在遭受虫害时，如果对所有植物都使用杀虫剂，一旦昆虫产生耐药性，所有植物都会受害。有人从演化的角度想出一个聪明的方法：一块地用杀虫剂，耐药的害虫活下来；留一块地不使用杀虫剂，让不耐药的害虫活下来。因为耐药的和不耐药的害虫可以在两块区域自由出入，相互交配，产生的后代就会将耐药害虫的总体数量维持在一个较低的水平。

(三) 人为选择的弊端

人为选择应用不当，也会造成严重的影响。例如在 1800 年，爱尔兰有一种马铃薯叫作 lumper；马铃薯本身可以无性繁殖，所以所有的 lumper 都是克隆出来的，基因组一模一样。当一种真菌导致马铃薯遭受枯萎病(图 2-48)侵害时，普通有基因多样性的马铃薯不会全部受到伤害，但对于 lumper 来说，却是灭顶之灾，甚至造成产量锐减。当时，以马铃薯为主食的爱尔兰人，每 8 个人中就有 1 个人因为没有食物而饿死。这就是因为人为选择导致物种丧失了多样性。所以生物种群的多样性是有利的。20 世纪 80 年代，在美国也发生过类似的现象：一种菌类导致美国同质性极高的玉米大面积受害。1980 年时的加利福尼亚州，所有酒庄都种植同一个品种的葡萄，这种葡萄长得好，又甜，结果遭受虫害，使得 200 万英亩(1 英亩约为 4 047 平方米)葡萄受损。

还有一个令人痛心的人为选择的例子，是非洲莫桑比克的"没有牙的大象"。由于人类大量杀害大象

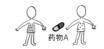

● 对药物A没有耐药性的病毒
● 对药物A有耐药性的突变型病毒

a

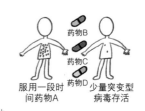

b

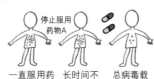

c

图 2-47 艾滋病耐药性及不同疗法示意图

a. 耐药性；b. 鸡尾酒疗法；c. 复发并使用强力疗法。

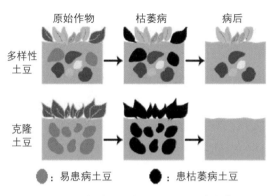

图 2-48　多样性与克隆土豆的枯萎病表现

来取得它们昂贵的象牙,以致在几十年内出现了奇特的现象:能够存活的大象大部分都没有了象牙,因而它们从原本可以吃比较硬的植物根部被迫改为吃草了。

四、协同演化及其衍生观念

演化其实不只是物种自身在演化,还有不同的物种协同演化。协同演化有些是对两个物种都有利(互利共生),有些只对一方有利,而对另一方无害或无影响(偏利共生),或者对另一方有害(寄生)。协同演化在分子层面上也有互动。

(一) 互利共生

互利共生(mutualism)是指两种不同生物之间所形成的紧密互利关系。一方为另一方提供有利于生存的帮助,同时也从对方获利,例如小丑鱼(*Amphiprioninae*)和海葵(*Actiniaria*)。

小丑鱼是对雀鲷科海葵鱼亚科鱼类的俗称,因为这种热带咸水鱼脸上都有1条或2条白色条纹,好似京剧中的丑角脸谱而得名。而海葵是一种生长在海洋的食肉动物,属于刺胞动物类,触手上有一种特殊的刺细胞,其中的囊状细胞器称为刺丝囊。当海葵受到外界刺激时,刺丝囊会收缩刺入入侵者或猎物的身体,释放各种多肽毒素，从而麻痹或杀死对方，达到捕食猎物和抵御敌害的目的（图2-49）。

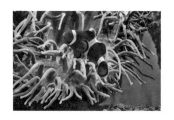

图2-49　小丑鱼与海葵

这两种看似毫不相关的动物却可以和谐共生，其中缘由就在小丑鱼体表的黏液里。这种黏液有双重功效：一是可以中和海葵刺丝囊中的毒素；二是可以抑制刺细胞的收缩。海葵为小丑鱼提供了一个安全的"港湾"，使其免受其他捕食者的攻击；而对海葵而言，小丑鱼可以为其吸引其他鱼类靠近，增加捕食的机会。此外，小丑鱼还会吃掉海葵身上的寄生虫。两者极好地诠释了这种互利互惠的共生关系。

还有一个例子是达尔文的兰花（图2-50）。兰花是所有植物科中拥有最多样化的传粉者。达尔文发现，来自马达加斯加的兰花物种只能由一种长着喙的飞蛾授粉，兰花为飞蛾提供养分，飞蛾则帮助它授粉。他看到一种花距长达30厘米的兰花，可是却没找到与之对应的、拥有如此长口器的飞蛾。达尔文在1862年预言了这种蛾的存在。达尔文去世后20年，科学家果真找到了这种长喙飞蛾。

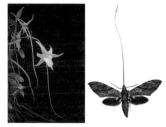

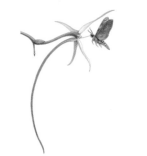

图2-50　兰花（左上）和长喙飞蛾（右上）及飞蛾吮蜜（下）

在日本餐厅很受欢迎的河鲀，有人认为它是人间美味。因为河鲀有毒，微量毒素可以刺激人的味觉，使人觉得食物特别好吃，可是食用过量就会中毒。河鲀毒素（TTX）是一种强效的神经毒素，它与肌肉和神经细胞中的电压门控钠通道的关键区域结合，可以导致中毒者瘫痪和死亡。河鲀和软壳蛤类通道基因的突变使它们能够以携带TTX的微生物为食。产生TTX的细菌和这些有机体之间的联系对彼此都有好处：细菌得到了一个安全的生存和繁殖的地方；宿主使用毒素用于捕食和（或）防御。笨拙的河鲀如果没有防御性的毒药保护，就会很容易被捕食。

1. 人体与细菌的互利共生

人体的内部组织器官，如血液、大脑、肌肉等，通常没有微生物寄生。但与外界接触的组织,如皮肤、口腔和肠道等,却被微生物所占据。人类菌群包括超过 200 种细菌、少数真菌和原生动物,以及肠道下部可产生甲烷的古细菌。这些微生物利用人体的养分而存活,很多也是对身体有益处的。它们可以合成及分泌维生素 K、维生素 B_{12} 等,帮助消化纤维类食物、消除食物中的毒素、防止病原菌定植和产生对抗性,还可以刺激身体产生一些对抗有害细菌的抗体。虽然以重量来说,寄生于人体的细菌只占人体重的 1%～3%,但以数量来论,人体细菌数量是人体全身细胞数的 10 倍。

知道人类肠道中菌群的共生关系,医生就利用肠微生态移植疗法来治疗梭菌感染所引起的反复腹泻。对于长期腹泻的患者,采用正常人的粪便提取菌群,导入腹泻患者的大肠中,就可以治病。所以我们身体里的微生物并非都是有害的,很多微生物对身体是有益的。如果把所有微生物都杀死,反而会使身体出问题。

2. 分子层面的互利共生

除了生物个体间有协同演化的现象,人体内有些分子也可协同演化,比如说转录因子与启动子、配体与受体。

转录因子使一个基因的启动子开始激活或抑制,以开启或停止转录新的 mRNA 及相关蛋白质的翻译及生成。这其中有协同演化的关系,即双方都可以发生变化,一方变的时候另一方也要随之改变,这样才能顺利进行调控。另一个例子是,激素类配体作用在受体上,成对的配体-受体两组基因一起共同演化才会有相应的功能。比如卵巢黄体生成素(luteinizing hormone, LH)和 LH 受体结合促使排卵,这两种蛋白质是共同演化的。

在演化中,配体和受体必然是共同演化的,不可能出现一个演化而另一个不演化的情况。另外一个衍生的问题是:先有受体,还是先有配体?

现在有关配体及其受体的起源有两种假说。第 1 种假说有 3 个过程(图 2-51):①在研究受体时,发现有些受体本身具有活性,它不需要配体激活就可进行信号传递。如果演化时碰到一个前配体,就可使该受体的活性更高。这就诱导配体-受体的共同演化。提出该假说的基础是因为我们知道,下游的反应是一定需要有受体存在的,如果只有配体,则无法激活下游反应。②这种有活性的前受体"采用"能够增强受体信号的配体,因而两者可以配对。在演化过程中,这种受体的"基础"活性功能是会被自然选择而降低的——自然选择会使配体激活受体和下游反应的功能越来越强,而"基础"活性的功能越来越弱。这也就是所谓的信噪比

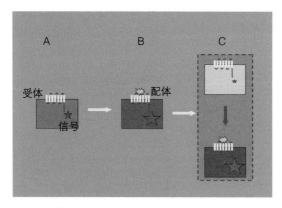

图 2 - 51 配体及其受体的起源假说

(signal-to-noise ratio)更高——配体引起的信号与受体的"杂音"之间的差异很大，未结合受体的"基础"信号进一步减少，导致信号系统的信噪比增加。③如此，配体-受体协同演化以提高配体结合亲和力和受体信号传递效率。

还有另外一种起源假说，即前受体演化成为受体和配体(图 2 - 52)。比如，有两类配体/受体称为 Ephrine/Eph、Semaphorin/Plexin，它们原来是细胞间的黏附分子。研究它们的序列时发现配体与受体序列很相近，祖先是同一个基因，很可能在很早时它就是同一个跨膜分子。同一个分子在 2 个不同细胞表达，可以互相刺激，使得 2 个表达这种分子的细胞都被激活(图 2 - 52 A)。后来在演化的过程中，假如这个同种同源的基因复制后，其中一个基因发生突变，丧失跨膜功能，那就只有一边的跨膜分子基因可以起信号传递作用，也就变成"单向"的"配体"和"受体"了(图 2 - 52 B 和 C)。第 3 类，比如，表皮生长因子(epidermal growth factor, EGF)一开始是跨膜配体与一个受体作用，配体分子位于膜上，后来被酶切后便游

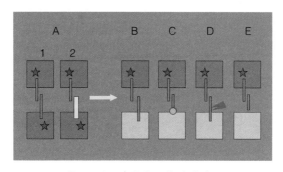

图 2 - 52 受体和配体的共演化

离了出来,变成了一个新的被细胞分泌出来的配体与膜上的受体,所以最早的这种分子是细胞和细胞之间结合的一种结构分子,后来变成了可溶性激素信号分子(图2-52 D和E)。

研究受体和配体及其共演化,有助于我们理解生物发育演化过程中的一些有趣的现象,也为我们学习生理学提供了特别的思路。

3. 真核细胞与细菌的共生(内共生体)

在演化过程中,有两种细菌分别进入人类祖先细胞共生(图2-53)。最早的共生菌例子,是远古时代细菌进入动、植物的共同祖先——真核细胞。人体细胞中的线粒体其实是由一种原核生物——立克次体(Rickettsia)与远古真核细胞融合而成的。这是基因组融合(genome fusion)横向基因转移的现象。人体内线粒体DNA复制和细胞核DNA复制是不一样的。线粒体这种原核生物进入原始真核生物体内,原核生物的基因组得以延续下去,该基因组在真核生物也有着重要的功能。线粒体是人体细胞的"发电场",可以提供腺苷三磷酸(adenosine triphosphate, ATP)作为能量来源。线粒体也为真核细胞产生自由基,并可介导细胞凋亡。真核细胞则提供给线粒体蛋白质、氧气(O_2)、碳水化合物及脂质等营养物质。

动、植物都有线粒体,但植物的祖先在演化过程中又有另一种原核生物参与了基因组融合。这种名叫蓝细菌的原核生物将质体(plastid)融合进入原始植物,因此植物才会有蓝细菌的光合作用。对于植物而言,共生的蓝细菌利用光合色素叶绿素从阳光中捕获能量,并将其储存在ATP和还原型烟酰胺腺嘌呤二核苷酸磷酸(reduced nicotinamide adenine dinucleotide phosphate, NADPH)中,同时释放出 O_2。

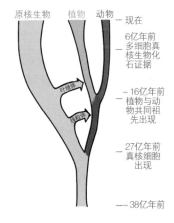

图2-53　原核生物、植物与动物演化以及同线粒体、叶绿体的关系

（二）偏利共生

偏利共生(commensalism)亦称共栖，指物种间相互作用，对一方没有影响，而对另一方有益。

鮣鱼(*Echeneis naucrates*)头部扁平，顶端有一个由第一背鳍演化而成的椭圆状吸盘(图2-54)。它的游泳能力较差，但头部演化的上述类似吸盘的构造，方便附着在其他生物身上，包括鲨鱼、鲸鱼和海龟等，以及潜水者和船只。这种"搭便车"的行为对被附着的动物完全无害。当到达饵料丰富的海域，鮣鱼便脱离吸附对象，摄取食物；然后再吸附于新的对象，继续向另外的海域进发。

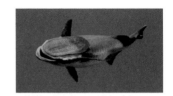

图2-54　鮣鱼

（三）寄生

寄生(parasitism)即两种生物在一起生活，一方为受益者，称为寄生物；另一方为受害者，称为宿主。后者给前者提供营养物质和居住场所。

比如人体中的绦虫(*Tapeworm*)，只对自身有好处，对宿主则有害。在我国，人体寄生的绦虫主要以猪带绦虫(*Taeniasis suis*)、牛带绦虫(*Taeniasis bovis*)最为常见。猪带绦虫病是由猪带绦虫成虫寄生在人体小肠所引起的一种肠绦虫病。绦虫可以从人体肠道中摄取大量的营养物质，吸附于肠壁的头节和小钩导致肠黏膜损伤，代谢产物被人体吸收，可使人体致病。其幼虫的寄生常会引起严重后果。若猪囊尾蚴和棘球蚴寄生于眼、脑、肝等重要器官，则会引起严重损害及相应的临床症状。

血吸虫病俗称"大肚子病"，是人和牛、羊、猪等哺乳动物感染血吸虫后所引起的一种寄生虫病。湖南长沙马王堆汉墓出土的西汉古尸的肝脏、肠道均查出血吸虫虫卵,这一发现证实至少在 2 100 年前的汉代中国就出现了血吸虫病。1956—1957 年,中国大陆对血吸虫病进行全面普查和防治,由此在血吸虫流行区血吸虫病得到了有效控制。

但也有通过人为作用而让生物寄生行为成为"双赢"的例子。生长在中国西北沙漠地带的一味名贵中药材肉苁蓉(图 2 - 55),寄生于苋科藜亚科梭梭属植物梭梭的根部;成年肉苁蓉依靠一条寄生根汲取寄主梭梭的水分与养分。梭梭有防风固沙、遏制土地沙化等优点。当地居民利用两者寄生关系,广植梭梭树,然后将肉苁蓉"种植"在梭梭树根部,如此不仅可以创造财富,也由于大量植树而有助于环保,维护生态平衡。

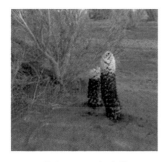

图 2 - 55　肉苁蓉

第三章

寻根：演化的遗传基础及基因组学革命

马克斯·德尔布吕克（Max Delbruck，1906—1981）说过："任何活的细胞都携带着10亿年的演化记忆，都可以在基因中找到。"达尔文及当时的学者主要依赖化石研究演化论，而如今现代生物医学可以从基因的角度来看问题，根据物种的基因测序可以更精准地了解演化的进程。从演化角度看基因，不只是看其中一个基因序列的变化，而是看各种不同物种的基因序列中的变化。例如，观察一个基因的一串核酸及相应的氨基酸序列，然后将这个基因在小鼠和在人或猴进行测序，就知道基因中哪些氨基酸对于蛋白质的功能是重要的了。演化中，有些重要功能的蛋白质序列是不能改变的；如果变了，相应的功能就会改变。

基因组学的革命使得我们对演化论的研究从参照化石"类比式"证据进阶为"数码化"的DNA证据。就像世界上没有两片完全相同的树叶，假如一个蛋白质由25个氨基酸构成，而每个氨基酸位点都有20种氨基酸的可能，那么这个蛋白质与其他蛋白质重复的概率是极其低的，就像如今常常使用的二维码。

由25个氨基酸构成的蛋白质的排列组合＝20^{25}种。

基因的发现也是一个漫长的过程。格雷戈尔·约翰·孟德尔（Gregor Johann Mendel，1822—1884）

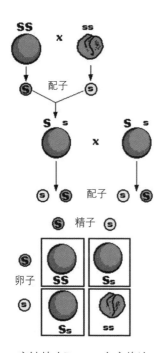

庞纳特（Punnett）方格法

图 3-1　孟德尔的豌豆学说

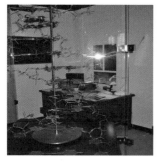

图 3-2　沃森和克里克当年的办公室

是一位奥地利的神父。他在花园里把豌豆互相配种观察变化，通过观察豌豆种子的颜色和形态，发现豌豆有两套遗传单位。SS 和 ss 配种的后代表现型都为显性 S，Ss 和 Ss 交配的后代才有隐性 ss，隐性显现的概率是 1/4，显性显现的概率是 3/4，最后发现了遗传最基本的法则(图 3-1)。1866 年孟德尔发表了这项研究成果。可是当时信息交流不便，达尔文并不知道这项研究。孟德尔的理论和研究都没有受到关注，一直到 1900 年，他的成果才被世人重新发现，成为遗传学史乃至生物科学史上划时代的发现。

20 世纪初，托马斯·亨特·摩根(Thomas Hunt Morgan，1866—1945)对果蝇(*Drosophila*)进行了实验研究，由此他建立了遗传的染色体理论。他对蝇眼突变的研究扩展了孟德尔对豌豆的最初发现。他还发现了染色体中的基因连锁和减数分裂期的基因交叉。这些研究为达尔文的自然选择提供了进一步的证据。

1951—1953 年，美国科学家詹姆斯·杜威·沃森(James Dewey Watson，1928—　)和英国生物学家弗朗西斯·哈利·康普顿·克里克(Francis Harry Compton Crick，1916—2004)合作，提出了 DNA 的双螺旋结构学说。这个学说不但阐明了 DNA 的基本结构，并且为一个 DNA 分子如何复制成 2 个结构相同的 DNA 分子，以及 DNA 怎样传递生物体的遗传信息提供了合理的阐释，这是 20 世纪最重要的科学成就之一。图 3-2 为沃森和克里克当年的办公室，以及他们所制作的 DNA 模型。这两位科学家通过思考他人发表 DNA 结晶体的分子结构成果而发现 DNA 的双螺旋结构，是整个领域的大突破。

简单如细菌的生物是如何演化为如今纷繁复杂

的生物的呢？从基因水平出发，研究者发现：同种生物的许多基因被重复复制，且它们的功能相近，因此若将视角从物种形态切换至基因水平，从基因组的变异、结构、功能、定位和编辑等方面来研究演化这个问题，将不同生物体的基因组进行定性或定量分析、交叉比较，我们就会进入一个全新的世界。

一、演化论的遗传基础

(一) 基因变异

导致生物基因发生变异的原因很多。孟德尔提出：以基因为遗传基础和随机组合是出现生物性状多样性的重要原因。此外，染色体在复制过程中发生重组也是基因变异的原因之一。而基因组也可以发生自我复制，如调控体节的 Hox 基因在文昌鱼中为 13 个基因，在四足动物中变成 4×13 个基因。这是因为在早期脊索动物中整个基因组复制了 2 次，也使得四足动物演化出更复杂的体节，以及很多其他的基因。

这些遗传物质的突变是如何形成的？突变可能由细胞分裂过程中的 DNA 复制错误，或者生物暴露于电离辐射、诱变剂或病毒感染而引起。基因突变可分为点突变、移码突变、缺失突变和插入突变(图 3 - 3)。大部分的突变只造成 1 个氨基酸的变化。

人的大部分基因都有 2 个以上的等位基因，这些等位基因的序列大致相同。但等位基因之间存在某些小变化，这是因为我们的祖先有一些小的突变，这种突变造成的多态性称为单核苷酸多态性(single nucleotide polymorphism, SNP)。SNP 主要是指在基因组水平上由单个核苷酸的变异所引起的 DNA 序

现代演化综论：

一个解释演化如何在基因、表型与群体层面作用的理论。

➤ 这项理论认为特征由基因作为离散实体而遗传。群体内的变异是由于一个基因存在多个等位基因。

➤ 除自然选择之外的一些演化机制，例如随机遗传漂变，可能与自然选择同等重要。

➤ 它假设物种形成(通常)是由于较小的遗传改变逐渐累积所致。这说明宏观演化只是大量的微观演化累积形成的。

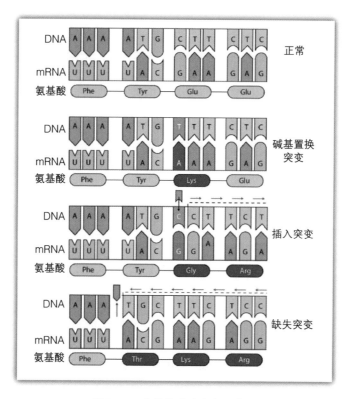

图 3-3　遗传物质的突变示意图

列多态性。它是人类可遗传的变异中最常见的一种,占所有已知多态性的 90% 以上。SNP 在人类基因组中广泛存在,平均每 500～1 000 个碱基对中就有 1 个,估计其总数可达 300 万个,甚至更多。

每个人都有相配对的染色体,所以在每个染色体上也有相对应的 2 套等位基因。每个基因的 2 个等位基因也有一些微小的 SNP 的差别,而在整个族群中的特定基因,可以有很多个等位基因。这些 SNP 大部分不在编码区,有些在编码区也不一定造成生物表型的改变。

由于基因编码遗传密码子的简并性(20 个氨基酸中的大部分由 64 个可能的密码子中的 1 个以上编码,密码子的第 3 个位置往往不重要),或者由于突变密码子指定的氨基酸在功能上与原密码子指定的氨基酸相同,因此一个编码区 DNA 突变,如果不改变某个蛋白质序列,那么就不改变该蛋白质的功能。因此,这种突变称为同义突变。所以,许多基因序列的突变是中性的,使蛋白质的功能保持不变。非同义突变是指遗传密码子改变的同时也改变了编码的氨基酸，这样的改变会影响蛋白质的结构和功能。

（二）基因在染色体排序的演化

染色体结构突变(图 3 - 4)包括：缺失(染色体缺失片段，染色体基因数目减少)、易位(非同源染色体间相互交换片段)、倒位(染色体片段上的基因顺序与原基因顺序相反)、重复(染色体增加相同片段，染色体基因数目增加)产生突变。另外，也可以发生染色体数目改变。

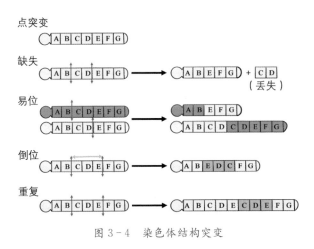

图 3 - 4 染色体结构突变

基因复制是减数分裂时染色体不稳定造成的，由于演化时间不够长，这些复制的基因往往仍保持在同一个染色体上。在单个基因的演化及复制上，我们也可以看到一些例子：多次基因复制使女性调控排卵的 *LH - beta* 基因拷贝数增加，演化出 6 个旁系同源基因 *CG - beta*，这 7 个基因位于同一条染色体上，彼此相邻。随后因为基因序列和启动子发生变化，使得 *CG - beta* 在胎盘表达而变成维持人类妊娠的重要激素。

基因重复可以产生功能略有不同的新基因。一些复制的基因，甚至一些原始基因失去了编码功能性蛋白质的能力，因为它们的功能对生存不是必需的。这些假基因源自基因的衰变，包括基因的点突变、插入、缺失、错位的终止密码子或移码。这些假基因被称为"基因组化石"。尽管如此，研究者已经认识到一些"假基因"在其亲本基因的基因调控中发挥着重要作用，许多假基因被转录成 RNA 来调控亲本基因的翻译。假基因转录物也可能形成小干扰 RNA 或降低细胞 miRNA 浓度。有假基因在肿瘤发生过程中调节肿瘤抑制基因和致癌基因的例子。此外,*Oct4* 假基因转录产物还能抑制细胞分化。敲低来自 *Oct4* 假基因的 Oct4 反义 RNA,增加了 Oct4 蛋白质的水平。人类 20 000 个编码蛋白质的基因中,也有数千个假基因。

除了利用基因的序列来找出演化的轨迹外,在更大的染色体层面也可以发现演化导致的变化。在研究物种染色体排列顺序时,科学家提出一种称为同线性(synteny)的观念。在染色体同线性块中,基因顺序被保留。我们通常可以在一个物种和另外一个物种中同时找到类似图 3-5 中 2a-2b、3a-3b、4a-4b 的同线性块。在这 2 个物种中,同线性块的基因序列保持一致,但同线性块周围的基因序列却有所不同。在演化进程中,同线性块往往保持不变,而发生变化的是同线性块之间的序列。因此,如果生物从共同祖先分离的时间不长且两者之间存在比较近的亲缘关系,那么它们的染色体就会表现出同线性,即基因序列的部分或全部维持原状。

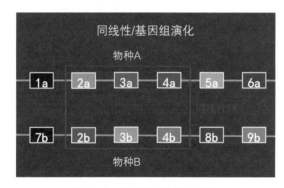

图 3-5　同线性/基因组演化

最贴切的例子莫过于人类与人类的近亲——类人猿。研究者们将人类的染色体与 4 种类人猿的染色体进行比对,发现不同物种的染色体数量和整体外观之间存在显著相似性。

黑猩猩(chimpanzee, C)、大猩猩(gorilla, G)和红毛猩猩(orangutan, O)的染色体都有 24 对,而人类(human, H)只有 23 对。这个证据支持人类祖先染色体演化的融合现象。共同祖先假设提出两个猜测:①由于染色体是端对端连接的,染色体的末端(称为端粒)与染色体的其余部分相比具有独特的结构。科学家可以在人类 2 号染色体的中间发现端粒样重复,证明我们与共同祖先的染色体显然发生了融合。②由于假设融合的 2 条染色体都具有 1 个着丝粒,因此科学家可以在人类 2 号染色体找到 2 个着丝粒残留物的证据(图 3 - 6)。

　　同理,人类和鼠都有 2 万多个基因,但人和鼠的共同祖先在 9 000 万年前就已分道扬镳。如图 3 - 7 所示,人和小鼠染色体具有多个同线性区域。将小鼠的染色体依次排列,研究人员发现小鼠的 1 号染色体是由人的 6、2、18 号等染色体片段组成。因此,虽然小鼠的每条染色体与对应于人的染色体不完全一样,但其组成部分却都可以在人染色体片段中找到。由此更证明了人类和鼠也有共同祖先。

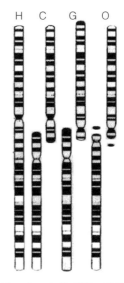

图 3 - 6　人类（H）、黑猩猩（C）、大猩猩（G）和红毛猩猩（O）的染色体比较

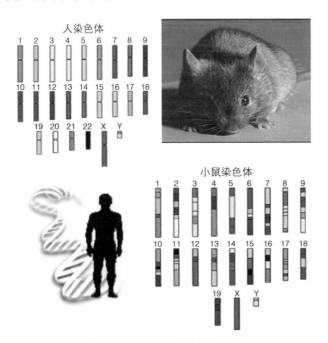

图 3 - 7　人和小鼠染色体比较

(三) 基因池

　　基因池的观念强调在一个特定的种群中,演化的作用针对种群中能够适应环境的等位基因的总和

(图3-8)。在基因池中,每个等位基因或基因变异都有特定的比例或频率。等位基因的频率是该等位基因在该群体中出现的次数。演化塑造和改变了这个基因池的组成,从而改变了种群的基因型,以及被选择的表型。在演化过程中,自然选择的力量不是作用于一个个体,而是作用于构成基因池的一群个体。

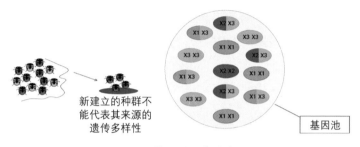

新建立的种群不能代表其来源的遗传多样性

基因池

图3-8 基因池

(四)基因漂移与中性演化

虽然自然选择可以影响基因遗传适应的方向,选择有利于某种适应环境的等位基因扩散,可以使这些等位基因在基因池中增加,也使不适应的等位基因出现的频率降低。但物种内部和物种间大多数核苷酸及氨基酸的序列只有很小差异。这可能是因为许多DNA不编码而没有被选择的效应,这种差异主要是通过随机突变产生的。所以基因漂移没有方向,而是随机产生的。

1983年木村资生(Kimura Motoo, 1924—1994)提出基因漂移的观点(图3-9),即种群基因池在代际发生随机改变的一种现象。木村强调DNA的变化,而达尔文强调物种的变化。他提出基因漂移没有方向,而是随机产生。漂移作用于组群中的基因频率,而与自然选择的表型无关,这就是分子演化中性理论。在没有选择的情况下,群体中性等位基因

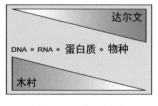

图3-9 基因漂移

的频率会在世代之间随机漂移(因为个体间的随机死亡率)，直到达到 0％(即从群体中消失)或 100％(即在群体中固定)。组群数目越少，消灭或固定所需的世代就越少。

基因漂移是群体内等位基因频率因随机因素发生的变化。这种现象在小型繁殖种群(如人类)中尤为明显。当随机因素导致某些等位基因增加传递给后代时，基因漂移就会发生。而另一些等位基因则会以较低的速度传播，甚至从群体中消失。就像有一个罐子里面放很多不同颜色的糖，随便倒出一些到一个杯子里，因为瓶颈效应(图 3 - 10)，杯子里的"组群"突然变小，而其中恰巧黑色糖较多；如果糖会繁殖，杯子里下一代黑色糖的比例就相应增加。这纯属随机，与选择无关。

北欧国家芬兰始于 2 000 年前的一个小种群，由 20～30 个家庭迁移构成。由于演化的瓶颈效应，该国高发一种先天性肾脏疾病，其特征是水肿和肾小球通透性增加，蛋白质从血浆中丢失到尿液中。这些人群同样高发天冬氨酰葡糖胺尿症(aspartyl-glucosaminuria)而出现智能迟钝。芬兰人的这两种罕见疾病都有相同的突变位点。然而，芬兰人的亨廷顿病、囊性纤维化和苯丙酮尿症的发病率较低。

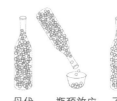

图 3 - 10　基因漂移——瓶颈
效应

a. 示意；b. 人类。

(五) 非编码 DNA

人类的基因组里只有 1％的 DNA 真正编码蛋白质，剩下的 99％基因组为什么会有所谓的"垃圾"序列呢？这是一个还没有完全弄明白的科学问题。其中有一部分"垃圾"序列可以转录为 RNA，但不能合成蛋白质，但它们可以调控蛋白质的生成；其他序列可能具有更重要的功能，有待未来的研究发现。

纯净的大种群,突变多、选择性强的,像细菌、酵母菌的蛋白质编码区,大部分都不是"垃圾"序列;但是人类的基因组,种群小、突变少,则大部分是"垃圾"序列,变化都由基因漂移主导(图 3 - 11)。

"纯洁"的基因组
大种群,突变多,
选择强

人类的基因组
种群小,突变少,
漂移主导

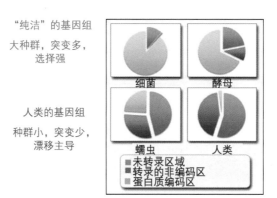

图 3 - 11　为什么会有"垃圾"序列

二、演化基因组学

通过利用现代科技,如今人类及很多生物的基因序列都已经被测定。那么,我们如何应用这个架构已经完成的基因池来探寻物种演化的秘密,从而获取物种生存的有效策略呢?

今天的人类生活在一个可以高通量测序的世界,DNA 序列可以很快地扩增、测定。我们可以将蛋白质切成片段,再通过质谱分析仪排列出整个氨基酸序列;甚至于我们的医学影像数据都可以用计算机进行分析计算,评估整理。这一切都离不开现代计算机的发明与进步。

以往观察物种演化通常从物种形态演变的进程着手,如今我们测定完成了许多物种的全基因组。所有的资料及数据可以数码化,在每个蛋白质的氨基酸位点都有 20 种可能性。如前所述,如果一个蛋白质有 50 个氨基酸,就可以有 20^{50}(20 的 50 次方)种可能性,所以这个蛋白质与其他蛋白质的序列相同的可能性极低。我们可将储存所有物种遗传物质信息的载体称为"生命图书馆",每个物种的遗传物质就像一本书,供我们翻阅、查找、比对。通过"生命图书馆",我们在研究一个基因的时间性变化、多个基因在演化中的关系时,能够享有前所未有的便捷。

(一) 演化的计时器——DNA

突变是造成生物演化的基础。突变是在 DNA 层面发生的,而生物演化的自然选择是在选择蛋白质的功能。蛋白质由一串氨基酸组成,而每个氨基酸是依照 DNA 的 3 个核苷酸一组的编码来进行。但是 3 个一组核苷酸的最后一个核苷酸对氨基酸编码往往没有意义。因此最后一个核苷酸的突变是随机的而不受自然选择。所以,我们可以将最后一个核苷酸的随机变化速度用来演算演化进程中 2 个不同物种一对同源基因的序列差异,从而估计出这 2 个同源基因从共同祖先分家的时间。这样的估算方式称为 DNA 时钟,该时钟以考古和地质时间为参考。

一些基因,如 *Hox* 基因,在不同物种之间存在相似性,也存在细微的差异性。它们被称为异种同源基因。我们可以通过寻找异种同源基因的 DNA 及其编码的氨基酸序列中的不同,来探究基因间的差异,并估计出不同的物种从它们共同祖先开始各自演化的时间(表 3-1)。

关于基因的同源性有一个非常有趣的例子。在水果中,有一个基因叫作 *histone 4*,和人体内的异种同源 histone 4 的氨基酸序列一致性达 98%,而且功能都是用于控制染色体的包装。假如 *histone 4* 突变破坏,失去原来的功能,则染色体的复制会发生故障,该生物便无法生存。所以水果与人的 histone 4 蛋白质序列变化不大。假如我们发现一个基因在人类中的序列与果蝇相近,即可判断这个基因对个体的生理功能应该非常重要。由于该基因功能太过重要,因此它在演化过程中不能发生太多改变。

表 3-1　不同物种基因相似度及共同祖先时间

物种类别	共同祖先时间 (×100 万年)	基因相似度(%)
植物	1 600	—
线虫	1 200	47
果蝇	1 000	50
鱼	550	—
蛙	350	—
爬行动物	250	—
鸟	200	—
啮齿动物	40(2 万个基因)	85
黑猩猩	5(2 万个基因)	98

(二) 基因的适应性演化

基因在演化过程中,根据其核苷酸与编码氨基酸是否变化,来分辨同义或非同义变化。对 DNA 而言,同义密码子是指那些编码相同氨基酸的密码子。密码子具有简并性(degeneracy),即分子生物学中,同一种氨基酸具有 2 个或更多个密码子的现象。对应于同一种氨基酸的不同密码子,称为同义密码子(synonymous codon)。只有色氨酸与甲硫氨酸仅有 1 个密码子,其他如亮氨酸,均对应多个密码子:TTG、TTA、CTA、CTT、CTC、CTG(DNA 中的"T"可转录 RNA 中的"U")(图 3 - 12)。

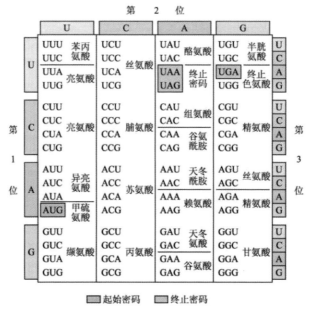

图 3 - 12　氨基酸密码子

核苷酸变化几乎是随机的,而氨基酸变化则是受到自然选择的。自然选择叠加在随机变化上产生的影响提示生物演化对基因产生的改变。由于基因编码遗传密码子的简并性,或者由于突变密码子指定的氨基酸在功能上与原密码子指定的氨基酸相同,因此一个编码区 DNA 突变,如果不改变某个蛋白质序列,那么就不会改变该蛋白质的功能,这种突变称为同义突变(Ks,基础中性变异),即核苷酸改变后构成蛋白质的氨基酸不发生变化。所以,许多基因序列的突变是中性的(不影响适应度,或"既无用,也无害"),使蛋白质的功能保持不变。另一方面,非同义突变(Ka)是指遗传密码子改变的同时也改变了编码的氨基酸,这样的改变会影响蛋白质的结构和功能。如本章开始时所述,"一对异种同源"基因的 Ka/Ks 比值的大小就表示演化对基因产生的影响:Ka/Ks 比值高,表示阳性选择(产生新功能);Ka/Ks 比值低,则表示保守的演化。

此外,蛋白质中特定的氨基酸残基在演化过程中可分为 3 种:

(1) 保守残基作为蛋白质的支架,其结构不可发生变化。

(2) 可变残基在演化过程中随机变化。同种直系同源基因的某些对应位点有不同之处,其随机变化会使基因功能发生一些微小变化。

(3) 关键残基仅在演化分支点处变化,以提供异种旁系同源基因的特异性。这些重要的氨基酸变化使得这两个同种同源的基因有不同的功能。

(三) 基因组复制与优良表型

种间杂交和多倍体是植物界的突出特征。例如,我们今天吃的小麦是六倍体(BBAADD),其基因组是由 3 个二倍体祖先组成的杂交组合(图 3 - 13)。而 BBAA 是四倍体小麦,通常用来做意大利面、通心粉。多倍体化可通过种间杂交,然后进行基因组加倍。它是产生新物种最有效、最快速的途径之一,也是植物基因组演化的重要动力之一。基因数量的扩大,等位基因或基因间新的杂种优势相互作用,以及基因复制引起的突变负荷缓冲,而演化成的同种同源基因有利于新基因的形成和新物种的建立。

根据地理位置,将不同种类的草莓放置在世界地图上,箭头表示它们的杂交以及多倍体形成而赋予了演化优势(图 3 - 14)。杂交活力的概念当然也适用于

> 基因的适应性演化
> (自然选择叠加在随机变异之上)
>
> ➤ Ka:核苷酸的非同义突变,受自然选择影响。
>
> ➤ Ks:同义突变(基础中性突变)。
>
> ➤ Ka/Ks 比值:
> -高值代表基因受正选择(产生新功能)。
> -低值表示演化上保守。
>
> 基因的适应性演化可以用 Ka/Ks 的比值来定量。

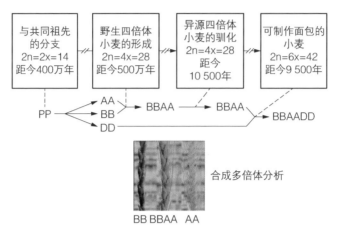

图 3-13 小麦的演化历程

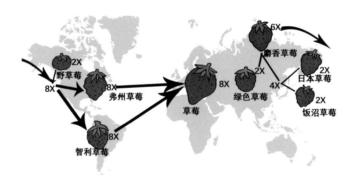

图 3-14 草莓的杂交

包括人类等不同的生物体。尽管很难确切定义人类不同的种族,但在 2010 年美国有 15% 的婚姻是"跨种族的"。

（四）基因、表型和种群上运作的演化

综上所述,我们可以看到基因演化的几个特点:
(1) 种群内的变异是由于一个基因存在多个等位基因所致。
(2) 除了自然选择、性选择及人工选择这些演化机制,随机基因漂移也可能很重要。
(3) 物种形成通常是由于微小的遗传变化的逐渐积累,而达到宏观演化。

（五）横向基因转移

除了基因自身的变化,生物之间早在几亿年前就有一些很重要的横向基因转移(lateral gene transfer)。因此,并非所有的基因都是纵向传递,即只从祖父到父亲到同代,再到下一代。有一些基因的变化是在物种之间横向转移,由于存在广泛的水平基因转移,生命之树在一些分支中的演化显得十分复杂(图3-15)。

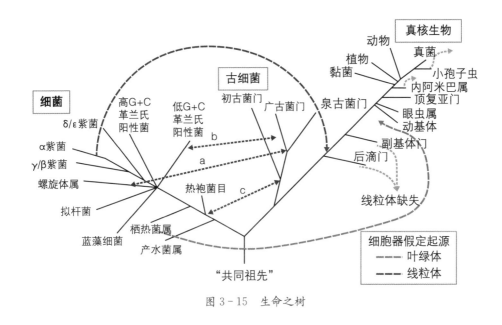

图3-15　生命之树

如前所述,真核细胞与细菌的共生是因为基因组横向转移。动、植物都有线粒体,但植物的祖先还有蓝细菌,后者将叶绿体融合进入原始植物。

再以人体基因组为例:有许多滤过性病毒(即病毒的最初称呼)生活在人体内的细菌里,而病毒癌基因与人类原癌基因($vSrc$ 和 $cSrc$,一种酪氨酸激酶)被发现存在很高的蛋白质序列相似性。研究显示,原癌基因可能是人类演化出的一个基因,却被进入人体的病毒融合入自身基因,接着病毒便可侵入人体的另一个细胞,刺激其分裂再分裂,从而产生癌症,由此途径病毒也存活了下来。

哺乳动物的胎盘是一个经历了重大演化创新的器官。人的 $Syncytin-1$ 基因源自反转录病毒的包膜基因。这是一个很好的横向基因转移的例子。在灵长类动物中,$Syncytin-1$ 被重新用于合体滋养层的多核组织层发育。这个蛋白质将胎盘中的母体和胎儿血流分开。此外,内源性反转录病毒嵌入到促肾上腺皮质激素释放激素(corticotropin releasing hormone, CRH)基因之前而变成了胎盘特异性增强子,使得 CRH 可以调控人类分娩的时间。

三、探寻古生物 DNA 及蛋白质

(一) 古生物遗传密码

古生物遗传密码可以从极限环境里保存下来的古生物 DNA 中找寻。科学家已在南极洲发现了保存完好的古代 DNA,这份 DNA 来自阿德利企鹅(Adélie penguin)6 000 年前的骨头,通过提取、扩增、测序,并将古代企鹅基因序列与现代企鹅进行比较,结果显示:企鹅的等位基因频率因为自然选择发生了变化,因而形成了完全不同的物种。

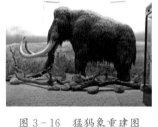

图 3-16　猛犸象重建图

在西伯利亚的冻原,人们也曾寻找远古时期的哺乳动物——猛犸(图 3-16 为猛犸象重建图)。猛犸是一种长毛象,在 4 000 年前就已经绝迹了,现在从冻土中找到的是 20 000 年前的冷冻猛犸标本 DNA。用这份 DNA 可以绘制出这种长毛象基因组的一部分。研究者分析了从猛犸标本提取的 DNA,并将其与亚洲象的 DNA 进行比较。接下来,他们制作了这些 DNA 序列的精确拷贝,然后使用基因技术在亚洲象基因组中精确插入猛犸基因。他们优先考虑与抗寒性相关的基因,包括毛发、耳朵大小、皮下脂肪相关基因,尤其是血红蛋白的编码基因。若这番对现代象"胚胎"基因改造获得成功,使用体外受精和胚胎移植到代孕大象体内,古老的猛犸基因将在一个转基因的新物种上得以延续。

(二) 古生物环境 DNA

科学家们研究古生物曾经生活过的环境里的DNA,称为环境 DNA(environmental DNA, eDNA),此方法可以探寻灭绝已久生物的遗传信息。动物在某个环境中生活,身上的各种痕迹会携带着自身 DNA

掉落到环境中，包括土壤、沉积物、排泄物、空气、水体等。作为无细胞残留物存在于土壤或其他环境中的 eDNA，既可以利用 PCR 扩增，又可以用来测序。它的优点之一是可以检测到未能成为化石的生物残留物，使科学家能够重建整个植物、藻类等生态系统。另外，即使没有骨头等生物残骸，科学家也可以依靠 eDNA 来寻找物种的遗传特性。这个领域虽然还存在很多困难，但值得我们探索和期待。

　　来自土壤和空气的样本也可用于研究演化。在西班牙的 Estatuas 洞穴，DNA 揭示了 80 000—113 000 年前生活在那里的人类的遗传特征和性别。此外，空气样本也已被用于研究昆虫的多样性。

（三）古生物蛋白质

　　除了古生物 DNA，古生物的蛋白质也可以用来寻找演化信息。2007 年，美国古生物学团队在一个暴龙骨化石上发现了 6 800 万年前遗留下来的蛋白质片段（多肽序列）。利用质谱分析法，研究人员用胰蛋白酶消化后分析了暴龙骨化石的 7 个胶原片段（图 3 - 17 为暴龙和乳齿象与现代生物骨胶原蛋白片段的质谱分析序列

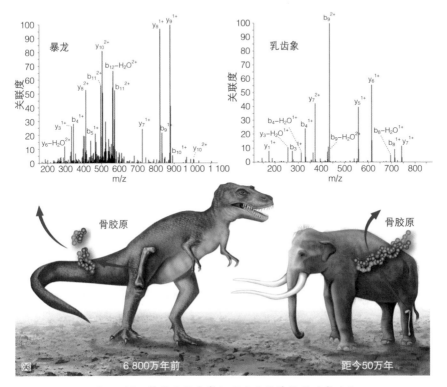

图 3 - 17　暴龙和乳齿象与现代生物骨胶原测序对比

对比),结果发现这些氨基酸序列与现今鸡的胶原蛋白中的氨基酸序列相匹配,而且每3个氨基酸的排列都遵循一定的规律。因此,这些实验结果支持了恐龙与鸟类在演化上相近的学说。

若要寻找并重建古生物遗传密码,一个途径是通过含有古老蚊子的琥珀。《侏罗纪公园》这部科幻小说描绘了科学家利用凝结在琥珀中的史前蚊子体内的恐龙血液,提取出恐龙的遗传基因,将已绝迹6 500万年的史前庞然大物复生。虽然现在并没有实验成功,但倘若真能找到古生物血液样本,找到 DNA,从而进行扩增、测序并构建远古生物 DNA 库,甚至"复活"远古生物,也未必是不可能的科幻了。

四、表观遗传学——环境对基因功能的修饰

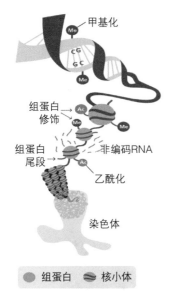

图 3 - 18 基因表达的表观遗传调控

表观遗传学(epigenetics),即研究基因"表面"的遗传学,是指除了 DNA 序列本身变化以外的所有基因修饰改变。表观遗传的含义包括向 DNA 骨架添加分子基团,最常见的如甲基。添加这些基团会改变 DNA 的外观和结构,改变基因与细胞核中转录机制的相互作用,从而使该基因的表达和表型发生变化(图 3 - 18)。

这些染色质和 DNA 修饰在细胞分裂的过程中是稳定的,不涉及生物体的基础 DNA 序列的变化。可是在物种传代的时候,身体中的生殖细胞的大部分甲基化被移除了。我们所有细胞中的 DNA 都是一样的,但因为不同程度 DNA 的甲基化,某些基因在特定组织中被抑制而未表达。所以心肌细胞不会分化为神经细胞,神经细胞也不会分化为肌肉或者其他非神经细胞。这些表观遗传变化在细胞分化过程中起了作用,尽

管含有相同的基因组材料,特定组织中的细胞仍然能够稳定地保持不同的特征。

另外,特定的表观遗传过程包括遗传印记(母系与父系基因表达不同)、基因沉默、X染色体失活、位置效应等。基因表达的表观遗传调节,可在遗传物质复制的各个维度中发生。

如图3-18所示,基因层面:CpG二核苷酸的DNA甲基化在启动子区域阻碍了转录因子的结合,从而阻碍基因表达。基因-染色体层面:组蛋白修饰影响染色质重塑和核小体结构,导致基因表达的变化。染色体层面:染色体的三维结构也会发生变化而影响基因表达。基因-蛋白质层面:有些非编码RNA在转录前和转录后的水平改变可调节特定的基因表达。

除了最简单的DNA甲基化之外,有些基因的表达具有发育可塑性。基因是构成人体的"菜单"而非"蓝图"。在发育过程中,许多基因仅提供"指导",多个基因的组合效应才决定器官的形成和细胞的功能。研究表明,有同样DNA序列的同卵双胞胎也有基因甲基化的差异。随着年龄的增长,同卵双胞胎体内表观遗传修饰的模式有所不同。通过使用全基因组和特定区域甲基化测序的方法,我们发现大约1/3的同卵双胞胎在DNA甲基化和组蛋白修饰中具有表观遗传学的差异。双胞胎之间的这些差异标记分布在整个基因组中,影响重复的DNA序列和单拷贝基因,并对基因表达产生重要影响。此外,这些表观遗传标记在年龄较大、生活方式不同或较少生活在一起的同卵双胞胎中更为明显,这凸显了环境的影响(图3-19)。

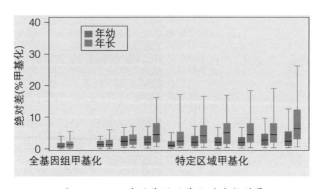

图3-19　双胞胎基因甲基化的生长差异

此外,即使同卵双胞胎的所有基因序列完全相同,也未受到甲基化的表观遗传影响,却可能因为第四章会讨论的"发育可塑性",而造成他们的表型不完全相同。

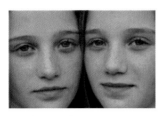

图 3 - 20　双胞胎的外貌与
　　　　　　指纹

遗传上相同的个体在表观遗传模式上的差异,可以通过外部和内部因素的影响来解释,例如吸烟、体力活动或饮食等习惯的不同;有同样 DNA 的同卵双胞胎,其身高和体重可能不同,这是因为身高和体重都是由饮食习惯等环境因素及 DNA 的修饰来共同控制的。以上都是表型的影响因素。如图 3 - 20 为双胞胎外貌与指纹对比,手指和手掌以及脚趾和脚掌上的脊状皮肤形成复杂的物理图案。每个人的指纹、掌纹和脚趾、脚印都是独有的,即使是同卵双胞胎也没有完全相同的表型。

同卵双胞胎如果生活的环境或生活方式不同,也会出现样貌和行为上的较大差异,并且罹患的疾病谱也不太相同。有些疾病与遗传关系密切,如妊娠糖尿病、1 型和 2 型糖尿病、银屑病(牛皮癣)等。同卵双胞胎患同类疾病的概率较大。但有些疾病如子宫癌、宫颈癌或白血病,则环境影响的因素更为显著。图 3 - 21 显示由遗传因素、相同环境因素和不同环境因素所导致某些疾病的发生率。

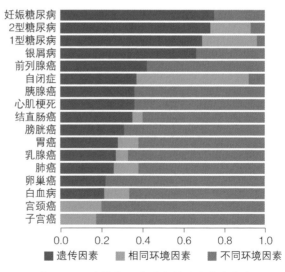

图 3 - 21　遗传和环境因素所致疾病发生率

有一项美国儿童标准生长曲线的研究,将生活在危地马拉农村的玛雅儿童,与父母移民生活在美国的玛雅儿童相比较,生活在美国的玛雅儿童比生活在危地马拉的玛雅儿童平均身高增加 10 厘米以上;而出生在美国的玛雅儿童的生长曲线,又比全美儿童标准生长曲线低(图 3 - 22)。因此,在演化过程中,除了基因型发生变化,环境带来的表观遗传变化和发育可塑性也是造成不同表型的原因。

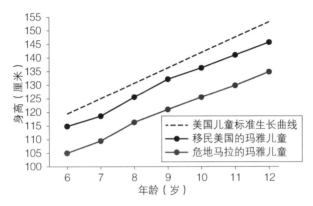

图 3 - 22 在不同地区成长的玛雅儿童生长曲线

第四章

缘起：演化发育生物学

演化发育生物学(evolutionary developmental biology)简称演化发生学,其起源是演化生物学与发育生物学的结合。通过比较不同生物的发育过程,来推断它们之间的祖先关系以及发育过程是如何演化的;并由此研究不同个体之间的亲缘关系,以及胚胎发育过程的演化,包括研究器官的发育形成过程,发育可塑性在演化中的角色,生态的冲击如何造成发育与演化的改变,以及同源相似构造与异源相似构造在脊椎动物发育中扮演的角色。

达尔文指出:拥有相似的胚胎意味着拥有共同的祖先。胚胎学自 19 世纪开始发展,但动物学家不知道胚胎发育在分子水平上是如何受控制的。直到 20 世纪 70 年代,重组 DNA 技术问世,才将胚胎学与分子遗传学结合在一起。其中一个重要发现就是调节多种真核生物发育的演化同源基因,使得演化发生学领域有了关键进展。演化发生学的神奇之处在于:我们身体的塑造是由一小组基因控制的。它们非常古老,且广泛存于多种动物中。长颈鹿演化出长脖子,大象演化成庞然大物,都是由于它们的身体具有一种相同的调控系统。该系统以复制或表达加强来控制胚胎发生时不同的表型特征。此外,胚胎发育的起始时间及持续时间不同,这个调控系统也会形成不同的表型特征。

演化发生学是研究因各种不同生物有着共同祖先而在发育过程中具有相近基因调控机制的一门学科。这门学科最好的例子是同源异形框(homeobox)家族基因在不同生物中都对体节结构的发育发挥着决定性影响。1978 年,爱德华·B. 刘易斯(Edward B. Lewis, 1918—2004)发现了调节无脊椎动物果蝇胚胎发育的 *homeobox* 基因。威廉·麦金尼斯(William McGinnis, 1952—   )很快在青蛙、鸟类和哺乳动物等脊椎动物中发现了 *Homeo* 基因,后来在酵母等真菌中也发现了相似的 *Homeo* 基因。

一、从演化看器官结构

人类器官可以分为两大类:一类是由有共同出口的功能单位重复构成;另一类是由复杂亚区域构成。前者最典型的器官是心脏和子宫,主要由肌肉组织构成,分别发挥循环血液和分娩等功能。稍复杂的如肾、肺、乳腺、睾丸或者卵巢,则是由小管、小叶、卵泡等功能单位重复复制而成。每个功能单位都由相同的基因调控,基因的表达变化形成不同的功能单位,基因在发育中的重复表达导致功能单位数目增多。器官内很多功能单位经由一个共同的出口将分泌物排出器官,如乳腺分泌乳液、肾脏生成尿液、肺呼出 CO_2。后者则是由复杂亚区域构成的典型器官,如脑、眼和耳。下面将具体阐述几种器官演化发育的例子。

(一) 眼睛的演化

眼睛可以感知光线并转换为神经中电化学的脉冲,通过视神经传递到大脑的视觉系统及其他部分,是大脑感知信息的主要来源。眼睛的许多特征还反映出环境所带来选择性压力的演化进程。

在达尔文的年代,有人认为眼睛是由上帝创造的,因为如此复杂精密的器官不可能一步步演化而来。1802 年,哲学家威廉·佩利(William Paley,1743—1805)在《自然神学》一书中称眼睛为“设计的奇迹”。达尔文在《物种起源》中写道:“眼睛的演化来自自然选择。”乍一看似乎是“最大程度的荒谬”,然而他坚信眼睛的演化是完全可能的:“如果可以显示从简单、不完美的眼睛到复杂而完美的无数阶段,那么每个阶段对拥有者都必然是有用的;进一步说,如果眼睛会发生变化并被遗传,且这种变化对任何在不断改变的生活条件下的动物都有用,那么,‘完美而复杂的眼睛可以经由自然选择而形成’这种说法,虽然超出了我们的想象力而难以接受,但不应被视为对该理论的颠覆。”

6 亿多年前的早期生物体就有了能够接收光信号的光感受器。直至寒武纪大爆发,大约 5.4 亿年前开始,动物的身体结构开始迅速变化,成像的眼睛和视觉系统应运而生。视力及快速移动等有利的属性可能是动物生存的关键,因而被保留并演化。

如图 4-1,最早的生物有一个神经和能感受光的感受器(a),然后光感受器向

71

内凹陷,开始允许有限的方向灵敏度(b);后来慢慢演化成"针孔"样,有更精细的定向灵敏度和局限成像(c);然后在封闭腔室里出现透明液体(d);此时已经可以感光,随后透镜形成(e);可以调节焦距,就变成现在的我们的眼睛,有角膜和晶状体,以及准确的视觉(f)。

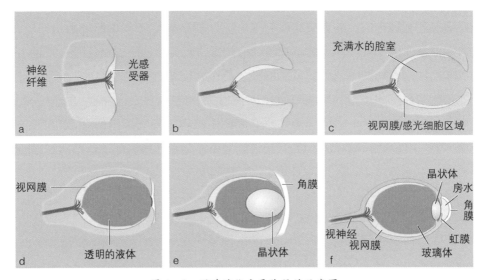

图 4-1 眼睛演化主要阶段的示意图

a. 感光细胞区;b. 凹陷/折叠区域允许有限的定向灵敏度;c. "针孔"样眼具有更好的定向灵敏度和局限成像;d. 封闭的腔室内形成透明的液体;e. 不同透镜形成;f. 虹膜和角膜分离。

成年七鳃鳗(一种无颌脊椎鱼类)的眼睛与有颌脊椎动物的眼睛非常相似,具有晶状体、虹膜和眼外肌,其视网膜还具有类似于其他脊椎动物的光感受器等。鉴于这些相似之处,可以得出有颌和无颌脊椎动物最后的共同祖先,已经拥有可与现存七鳃鳗和有颌脊椎动物相媲美的眼睛。

从基因的角度看眼睛的演化。有一个 *Pax-6* 的基因,编码合成一个关键性的转录因子,这个转录因子在不同动物中被发现。眼睛的发育很大程度上受 *Pax-6* 基因的调节。起初只要几个细胞就可以构成一个能够看到颜色和感受光的眼睛,然后在此基础上逐渐演化成节肢动物的复合眼、脊柱动物的眼睛等。Pax-6 蛋白质表达于复杂眼球各种组织中,包括视盘、视泡、晶状体、角膜上皮、虹膜、睫状体、神经视网膜各层以及视网膜色素上皮,说明它们之间存在某种关联性(图 4-2,红色为 *Pax-6* 基因表达的组织)。

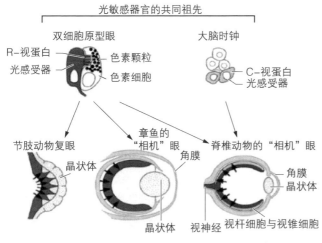

图 4-2　各种动物的眼睛

Pax-6 编码产物属于 DNA 结合蛋白质家族,其结构包含有配对盒结构域(paired domain, PD)和同源结构域(homeodomain)。Pax-6 蛋白质在功能上属于高度保守的转录因子,通过识别、结合特定 DNA 序列而调节其靶基因的表达。令人惊讶的是,人与鼠的 Pax-6 蛋白质序列有 95％的一致性,人与果蝇的 Pax-6 蛋白质序列具有 51％的一致性。在人类中,*Pax-6* 突变(杂合子)的异常导致无虹膜(图 4-3),纯合子的 *Pax-6* 突变对小鼠胚胎具有致命性:它们无眼睛和鼻子,大脑也存在损伤。更有趣的是,当研究人员将小鼠 *Pax-6* 基因在果蝇上过度表达,则会导致果蝇额外形成 1 个异位眼。

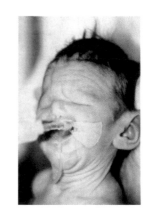

图 4-3　严重的颅面部和中枢神经系统缺陷,*Pax-6* 突变(杂合子)导致眼睛发育异常

　　我们不禁思考,毫无关系的生物为什么会有这样的关联呢?原因是它们有共同祖先,而共同祖先的*Pax-6* 已经是用来控制眼睛发育的基因。从图 4-4 所示,在人类与涡虫和秀丽隐杆线虫的共同祖先已经有 *Pax-6* 基因,可以引导各式各样的眼睛生成。因为研究 *Pax-6* 基因对眼睛发育的调控而衍生了"深度

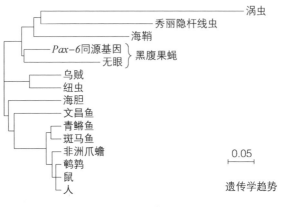

图 4-4 *Pax-6* 基因的系统树

同源性"(deep homology)的观念。虽然昆虫、甲壳类以及脊椎动物在演化上的同源关系已经很遥远,但是调控其发育出各式各样眼睛的决定性因素依旧是同样的 *Pax-6* 基因。

就像造房子一样,所有生物用相近的结构基因来生成肌肉或者骨骼。它们也利用一些类似 *Pax-6* 的调控基因来形成身体各个部位,只是这些基因同 *Pax-6* 在表达时间和功能上稍有改变,会产生不同的身体结构。在每个生物体里面有一组像 *Pax-6* 以及 *homeobox* 这一类的基因,被称为工具箱(toolbox)基因。它们一般是信号传导途径的一部分,包括转录因子、细胞黏附蛋白、细胞表面受体蛋白和信号配体。这些基因有助于在胚胎发育中决定未分化细胞的命运。它们在一起共同塑造胚胎的发育,并最终形成生物体的身体结构。例如,第一章提及达尔文观察到燕雀在不同小岛上会演化出不同类型的喙,就是由于 *BMP4* 这个工具箱基因在发育过程中所表达时间的不同,以及程度的强弱差异所造成的。

(二) 心脏的演化

心脏是人类和其他动物都有的肌性器官,在胚胎发生过程中第一个形成并发挥作用(人的心脏在受精后4周即发挥功能,当时胚胎直径只有5毫米),其功能是推动循环系统中的血液运行至身体各个部分。

心脏最基本的功能单元是心肌细胞。心肌细胞包括一系列收缩蛋白,例如肌动蛋白、肌球蛋白和肌钙蛋白等。追溯过去,原始肌肉细胞在不断演化中逐渐多样化,产生了骨骼肌、心肌和平滑肌细胞,并且心肌细胞的进一步特异化最终产生了心房和心室肌细胞,以及哺乳动物心脏传导系统的细胞。

从果蝇的心脏(也称背血管)结构(图4-5),我们可以窥得演化过程中初期的心脏结构:这种心脏发挥线性蠕动泵的作用,其腔室中包含一个分离后腔和前主动脉样结构的主动脉瓣。在演化过程中,心脏从仅具有蠕动收缩能力的单层管演变为更高效、功能更强大的泵,其中厚厚的肌肉腔室通过同步的收缩与舒张,专门用于接收和泵送血液;为适应从水生环境到陆生环境的转变,心脏结构不断发生改变,心脏从被膜动物(tunicate)的单层管的早期循环系统,演化到有颌鱼的由1个心房和1个心室组成的两腔心脏的脊椎动物循环系统,然后演化成具有3腔心脏的系统。在两栖四足动物中心脏由2个心房组成,2个心房可能部分分开或完全分开。随后的四足动物,包括爬行动物、鸟类和哺乳动物,演化出了4腔心脏(图4-6)。3腔青蛙心脏在心室中混合了含氧和脱氧的血液,因此体内不会有完全富含氧气的血液。在海龟心脏中,隔膜开始形成并将心室分开,身体接收到氧气略丰富的血液。在温血鸟类和哺乳动物中,动、静脉两个循环系统完全分开,从而将低压血液泵送至肺部,高压血液输送至身体其他部位(图4-7)。

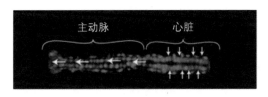

图4-5 果蝇的心脏

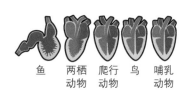

图4-6 不同动物心脏的解剖结构

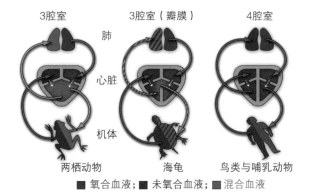

图4-7 不同动物心脏腔室分离及血液循环示意图

人的心脏结构进一步改变,使得右心接收不含氧的静脉血,而左心可以分离出含氧的动脉血。在人类胚胎发育时,心脏结构在一定程度上再现了其本身的演化过程。如图4-8所示:在胚胎期20天时,心脏结构类似原始的心脏管;在24天时,其形态类似鱼的心脏;到了28天时,形态更加接近两栖动物和早期爬行动物的3腔心脏。

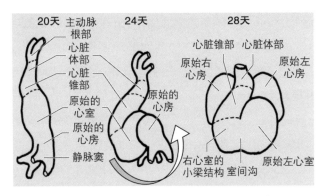

图4-8 人类胚胎发育过程中随时间变化的心脏解剖结构

从基因角度看,心脏发育受一组核心的演化上保守的转录因子(NK2、MEF2、GATA、Tbx和Hand)控制。这些转录因子引导着心脏的细胞向特定类型发育,引导编码收缩蛋白的基因表达,以及控制心脏结构的形态发生。在演化过程中这种基因重复增加了数量,产生了新的基因表达模式,在蛋白质编码区的变异也可能导致心脏结构和功能的变化。就像转录因子Pax-6控制从苍蝇到人类的眼睛发育一样,另一个转录因子Nkx2-5控制着不同物种心脏的发育。*Nkx2-5*基因是在果蝇中发现的*tinman*基因的同源基因。在不同的物种中,该基因是心脏形态发生的关键调节因子。

(三) 脑的演化

1. 大脑的演化

人的中枢神经系统大约有860亿个神经元,99.9%位于大脑。其中,神经胶质细胞在突触调节和人类认知中发挥重要作用。但人类的大脑占整个身体的比例,远远超过大多数哺乳动物。虽然脑的大小并不是影响认知水平最关键的因素,但是人脑的确拥有更高密度、更复杂的神经网络。大脑的结构复杂,它是由一些不同的亚区域与其间丰富的联结组成。图 4-9 所示为大脑海马区域丰富的神经元和神经纤维的组织透明化三维成像。

在数亿年演化间，大脑细胞类型不断多样化，出现新的且有更加特定功能的亚区域，才形成了今天如此复杂的脊椎动物大脑。如图 4-10 所示，人类拥有现存灵长类动物中最大的大脑，大约是黑猩猩（500万—600万年前与人类的共同祖先分道扬镳）大脑的 3倍，250 万年前智人大脑的 2 倍。而体积的差异，对于脑中体积最大、掌管多种高级认知功能的大脑皮层结构影响巨大。在啮齿类动物中，大脑皮层是平滑的，

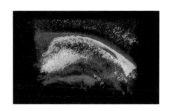

图 4-9 脑海马结构的组织透明化三维成像

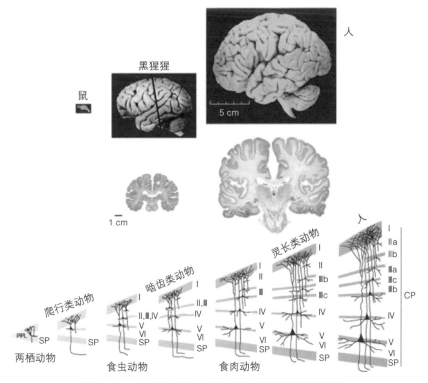

图 4-10 大脑皮层大小与其中神经通路的差异有关

SP：底板；CP：皮层板。

而人类则具有较多折叠状的沟回,这使得大脑皮层在有限的空间内拥有更大的表面积。大脑皮层的发育来源于两个细胞群:原始丛状层(primordial plexiform layer, PPL)和皮层板(cortical plate, CP)。前者可能与两栖、爬行类动物的简单皮层结构同源,后者将原始丛状层分为顶端的Ⅰ层与底端的底板层。来源皮层板的皮质层又依次形成内部的Ⅵ、Ⅴ与外部的Ⅳ、Ⅲ、Ⅱ层,这种更加精细的分化在大脑体积更大且更高级的动物中越加显著。在人类大脑皮层中,自内向外分布的神经元数量与投射范围也依次增多。

从基因角度看,小鸟苷酸三磷酸酶激活蛋白11(Rho GTPase activating protein 11, *ARHGAP11*)基因在大约500万年前被复制形成人类特异的ARHGAP11B。研究人员发现使用人类启动子在普通猕猴的胎儿新皮层中过表达人类ARHGAP11B可促进外脑室下区神经胶质干细胞的增殖,导致新皮层扩大和折叠增加。

此外,区别于其他灵长类动物,人类拥有非常复杂的语言系统。研究语言产生的神经基础能够给我们提供人类大脑演化进程的一个缩影:一个示例是弓形束(arcuate fasciculus),该束带连接沿周缘颞顶叶和额叶新皮层区域。弓形束的破坏会导致传导性失语,说明这些纤维对于人类语言具有重要性。在人类中,投射延伸到内侧和颞下回,而黑猩猩颞叶到颞下回的投射则不那么广泛,在恒河猴中完全没有投射,这些都表明某些结构网络的功能在人类演化过程中有所改进(图4-11)。

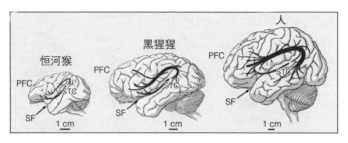

图4-11　人类和非人灵长类动物中弓状束投射的比较

PFC:前额叶皮层;SF:大脑外侧裂;STC:上颞叶皮层。

全基因组分析系统地强调了人类谱系中正向遗传选择的趋势,这也许可以解释人类大脑在形态结构的演化上,某些大脑关键基因受到正选择。例如,人类 *Foxp2* 基因的等位基因突变型会造成严重发音和语言障碍;人类与其他动物的 *Foxp2* 基因序列之间存在细微差异,其高 Ka/Ks 比值也表明 *Foxp2* 基因受到正选择。毫无疑问,*Foxp2* 基因在发音与语言的演化上具有重要的作用。此外,研究不同人群 *Foxp2* 基因序列显示出较低的序列多样性,表明人类在此基因位点保留了同一个祖先序列。如图 4 - 12 所示,在人

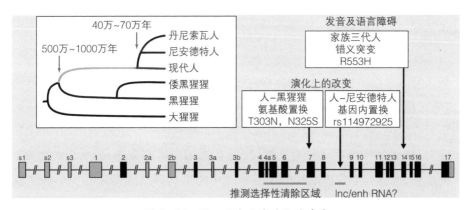

图 4 - 12　*Foxp2* 与人类演化的关系

类演化过程中,距今至少 40 万年前与我们分家的尼安德特人与现代人的 *Foxp2* 基因序列相匹配,发现有一些内含子序列变化,而与 500 万年前分家的黑猩猩相比则有氨基酸的置换。这表明 *Foxp2* 基因受到的正选择可能是最近才发生的。

导致小头畸形(大脑皮层体积缩小,图 4 - 13)的 2 个基因也有正选择现象。证据表明,异常纺锤体样小头畸形相关蛋白(abnormal spindle-like microcephaly-associated protein, *ASPM*)基因在大脑皮层的神经前体细胞分裂中均有高表达,并且在细胞增殖中发挥重

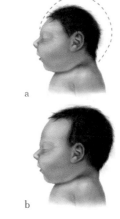

图 4 - 13　幼儿小头畸形(a)
和正常头颅(b)

要作用。*ASPM* 缺失会使人脑体积缩小至正常体积的 50%,甚至更小。这个基因的演化突变研究表明,基因中细微的序列变化在整个人类谱系演化的过程中不断进行正选择(表现为高 Ka/Ks 比值)。

上述 2 个基因在大脑皮层的分裂神经前体细胞(neural precursor cell)中高度表达,有证据表明它们在细胞增殖中起作用。

值得一提的是,大脑皮层的外层及其中神经元发育在胚胎发育期间顺序靠后,而这些精细的分化恰恰区分人类与其他灵长类。就像大脑皮层上层的神经元在大脑发育过程中是最后添加的一样,这些上层神经元在许多小头畸形病例中优先丢失。小头畸形患者缺失这些上层神经元,也说明小头畸形与基因影响大脑皮层外层的形成有关。

这些大脑特定区域的演化,也可以解释为何人类在演化中逐渐拥有更加高级且精细的运动、感知等功能。

2. 小脑的演化

小脑是有颌脊椎动物的主要脑结构之一,由小脑皮层和深部核团组成,在感觉感知、协调性和运动控制中发挥重要功能。使用小脑核团(cerebellar nucleus)作为模型来研究小脑区域的演化时发现,不同动物中小脑核团的数量各不相同:无颌脊椎动物没有,软骨鱼和两栖动物有 1 对,爬行动物和鸟类有 2 对,而哺乳动物有 3 对。由此推测,现存有颌脊椎动物的小脑核团可能是从其共同祖先的单个核团演化而来的。如图 4-14 所示,通过对小鼠、鸡及人进行全脑及脊髓神经投射示踪、单细胞核 RNA 测序及分析,发现小脑核团的组织单位是可区分细胞结构的亚核,

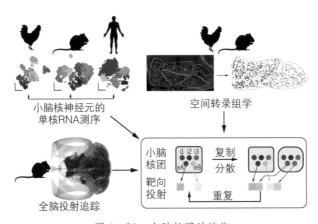

图 4-14 小脑核团的演化

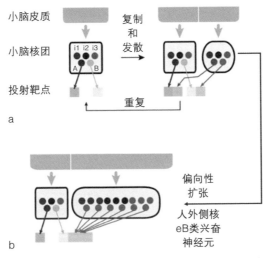

图 4-15　亚核复制-发散(a)和人类侧核 eB 类神经元偏向扩张(b)的示意图

每个亚核包含 3 类抑制性(inhibitory)神经元(i1、i2、i3)和 2 类兴奋性(excitatory)神经元(eA、eB)。这就提出一种假设：小脑核团在演化过程中，一种特定细胞类型集合被复制并形成一个新的亚核团，随着基因表达的变化，新亚核团相对于旧亚核团的投射靶点也会改变。在鸡小脑核团的 4 个亚核中，3 个都与小鼠具有直系同源性，且每个亚核团都含有相同的细胞类型合集。如图 4-15 所示，人的内侧和中间核团也遵循原型小脑核团的细胞类型组成，但是在外侧核团却发现存在 eB 类神经元的扩张与 eA 类神经元的减少，这表明在演化过程中被复制特定细胞类型的丰度也在变化。

在生物界，很多演化靠基因复制完成，就像小朋友玩的乐高积木。乐高积木通过增减零件、工具的数目来调节整体结构的大小，生物界也是如此，通过这些不同零件、工具的组合，变换形成不同器官。基因就是我们搭建"生物乐高"的模块，控制不同性状的基因是不同种类的模块，而总体的基因种类数是有限的。因此，我们的身体器官是通过有限的基因工具包(tool kit)构成，这更像一种"遗传配方"或"烹饪食谱"，而非工业蓝图般不可修改。

（四）肾脏的演化

在人类子宫内，每个人都曾经连续发育了 3 对独立的肾脏。在发育成为成人

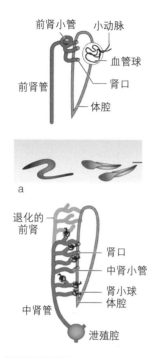

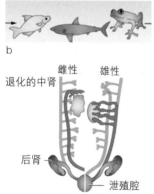

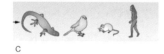

图 4 - 16　肾脏的演化

a. 前肾；b. 中肾；c. 后肾。

肾脏前,胚胎发育出的前2对肾脏都已退化并被吸收。前肾(pronephros)在人类胚胎发育3周后开始形成。在七鳃鳗和盲鳗(原始无颌脊椎动物)中,前肾过滤体腔中的废物并将它们排泄到体外。但是前肾在哺乳动物胚胎中不起作用,它在形成后不久消失。形成的中肾(mesonephros)是一对中肾管[沃尔夫管(Wolffian duct)],过滤血液中的废物并将其排出体外。在鱼和两栖动物中,中肾发育成了成年的肾。这对肾脏在人类胚胎中确实能运行几周,但随后消失。沃尔夫管分化为男性的内生殖道。后肾(metanephros)在妊娠第5周左右开始发育,像中肾一样,过滤血液中的废物,通过一对新的输尿管,将废物排出体外。在胚胎中,废物直接排泄到羊水中。后肾是爬行动物、鸟类和哺乳动物的成年肾脏(图4-16)。

(五) 免疫系统的演化

免疫系统是机体防御疾病的重要系统,主要结构分为免疫器官、免疫细胞及免疫活性物质。其中免疫器官可分为中枢免疫器官和外周免疫器官。中枢免疫器官包括胸腺和骨髓,是产生与分化免疫细胞的场所。而外周免疫器官包括脾脏、淋巴结等组织,其中脾脏清除血液中的病原体,淋巴结释放淋巴细胞并产生淋巴因子及抗体杀灭病原体。上述组织与抗原提呈细胞(antigen presenting cell, APC)之间协同作用。免疫细胞一般称为白细胞,包括T/B细胞、树突状细胞、单核/巨噬细胞、粒细胞和肥大细胞等。而免疫活性物质分为抗体、补体、免疫球蛋白等。

动物至少有一种免疫系统以抵御致病体。根据获得免疫方式的不同,分为两大类(图4-17):第1类为先天性免疫(innate immunity),是一种非特异性防

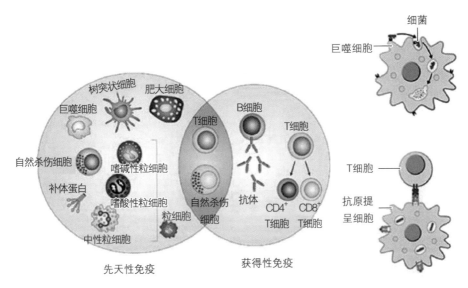

图 4-17 先天性免疫与获得性免疫的不同

御机制,由抗原相应的化学物质激活,在病原体入侵数小时内即发挥作用;主要依靠物理屏障和化学屏障发挥作用,例如皮肤、血液中的化学物质和免疫细胞。第 2 类为获得性免疫(acquired immunity),是抗原特异性免疫反应,较先天性免疫反应更为复杂。首先,抗原接触免疫系统后,机体可以产生能识别并启动针对性免疫反应。一旦该抗原再次进入机体并由淋巴细胞表面的特异性抗原受体识别后,这些免疫细胞就会攻击该抗原,其中 B 细胞分泌抗体去中和入侵的病原体,T 细胞可以杀灭被病毒或其他病原体感染的细胞。获得性免疫具有"记忆"功能,使其随后针对特定抗原的免疫反应更加有效,可以为机体提供持久的保护,例如麻疹病毒,感染一次可以获得终身免疫(图 4-18)。

哺乳动物的获得性免疫系统起源于大约 5 亿年前,其核心是具有表面抗原受体的淋巴细胞。这些抗原受体通过体细胞 DNA 重组产生。参与抗原识别和细胞间识别的膜蛋白包括细胞间识别的共受体(如 CD4、

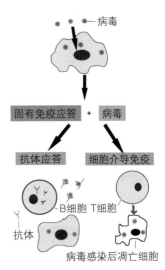

图 4-18 获得性免疫示意图

CD8 和 CD28 受体)、T 细胞受体、主要组织相容性复合体(major histocompatibility complex, MHC)等。它们在结构上主要的相同点是都具有免疫球蛋白结构域(图 4-19 蓝色标志)。虽然每个免疫球蛋白结构域大小与功能都不相同,但是每个结构域的氨基酸数量和顺序相似,这些抗原受体的演化史是一个值得研究的领域。

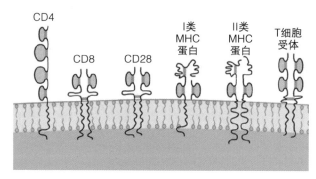

图 4-19　参与抗原识别和细胞间识别的膜蛋白

　　无脊椎动物缺乏获得性免疫这一机制,而脊椎动物的肠道都是接触外来致病体较多的部位,也具有最大的淋巴组织——肠道相关淋巴组织(gut-associated lymphoid tissue, GALT),属于黏膜免疫,也是免疫系统的第一道防线。这个系统并不完全属于固有免疫,因为黏膜可以分泌抗体 IgA,所以也涉及获得性免疫。而这一免疫组织存在于所有脊椎动物中,包括最古老的冷血脊椎动物。图 4-20 中,脾脏和胸腺存在于有颌类脊椎动物,骨髓存在于两栖动物、鸟类和哺乳动物,而生发中心(germinal center)则存在于更高级的鸟类和哺乳动物中。生发中心是位于淋巴结、集合淋巴小结(派尔斑)和脾脏中 B 细胞区内短暂形成的结构,成熟 B 细胞在此经过快速增殖与体细胞超突变,以获得更高的亲和力。

　　脊椎动物先天性免疫系统的主要功能包括:①针对病原体起到物理和化学屏障的作用,通过产生细胞因子等化学物质将免疫细胞募集至感染部位;②激活补体级联反应以识别细菌,激活细胞,并促进清除抗体复合物或死亡细胞;③通过特定白细胞(巨噬细胞、中性粒细胞、树突状细胞等)识别和清除器官、组织、血液和淋巴中的异物;④通过抗原提呈过程激活获得性免疫系统。

　　正因为免疫系统对病原体杀灭功能强大,所以此功能必须只针对外来者,而不能针对机体自身。但是免疫系统失调,就会发生对自身的破坏性反应而导致自身组织损害,这一类疾病被称为自身免疫性疾病(autoimmune disease),可能具有致

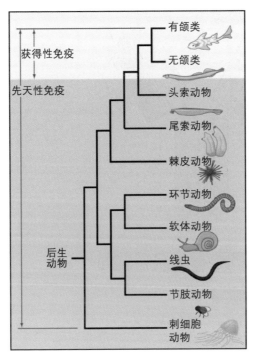

图 4-20 后生动物演化关系及先天性免疫与
获得性免疫出现的系统演化树

命性。获得性免疫失调的另一形式则是对外来无害物质的过度免疫反应,例如花
粉过敏与哮喘等过敏反应。

　　免疫球蛋白 G(IgG)占人体血清抗体的 75%。IgG 分子由血浆 B 细胞合成和
释放。IgG 抗体是分子量约为 150 000 的大球状蛋白质,由 4 条肽链组成,其中 2
条相同的重链(heavy, H),分子量约为 50 000;2 条相同的轻链(light, L),分子量
约为 25 000。2 条重链相互连接,并通过二硫键连接到轻链。所得四聚体具有 2 个
对称的结构,它们一起形成"Y"字形(图 4-21)。"Y"字形分叉的每一端都包含一个
相同的可变区(variable, V)与不变区(constant, C)。可变区具有抗原结合位点。

　　在软骨鱼类(鲨鱼和鳐鱼)和骆驼科动物(骆驼、羊驼和美洲驼)中,除了经典的
IgG 之外,还独立演化出具有单一抗原识别结构域的仅有重链的纳米抗体
(nanobody)(图 4-22)。重链抗体的主要功能区被称为纳米抗体,纳米抗体又称
为重链抗体的可变重结构域(variable heavy domain of heavy chain antibodies,
VHH),这代表了软骨鱼和驼类不同动物谱系中的趋同演化。纳米抗体可以很容

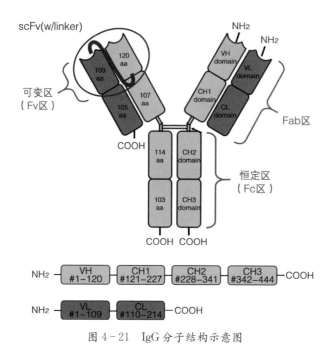

图 4 - 21　IgG 分子结构示意图

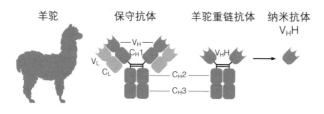

图 4 - 22　仅有重链的纳米抗体

易地在细菌中选择出来并大规模生产重组蛋白,确保它们一致的质量供应。与传统抗体相比,纳米抗体还非常稳定,能够承受极端温度、离液试剂、去污剂和极端的酸碱环境等条件。纳米抗体已被用于治疗凝血疾病,并且正在被开发用于治疗 2019 新型冠状病毒(2019 - nCoV)所造成的传染病。

综上所述,在基因水平上,看到单个转录因子 Pax - 6 可以启动不同生物体中不同结构眼睛的发育。在器官层面,看到人类心脏从单腔室到多腔室的演变。还

个体发育(ontogeny)重演了系统发育(phylogeny)?

个体发育是指胚胎发育,系统发育是指祖先演化的顺序。重演现象,即生物体胚胎发育中应该经历重新演化祖先的阶段和顺序。

人类连续形成 3 对肾脏确实奇怪,第 1 对完全没有功能,前 2 对完全退化,非常难解释。在神创论的假设下,为什么创造者会赋予胚胎 3 对肾脏,并在制作最后 1 对之前将前 2 对丢弃呢?解释这个现象又涉及这样一个事实,即前 2 对肾脏按顺序类似于原始水生脊椎动物(七鳃鳗和盲鳗)和水生或半水生脊椎动物(鱼和两栖动物)肾脏的演化顺序。可是实际上在发育到哺乳动物特征之前,人类大部分器官的发育并没有重演类似于成年鱼、两栖动物和爬行动物的发育,但一些器官确实表现出类似于共同祖先的发育特征。

看到人脑结构从简单的单元到复杂的结构。研究演化机制使我们能够基于基因和亚器官的演化，来一步一步地了解复杂的器官系统。

二、演化发育的特性

（一）异种同源基因与同种同源基因

根据基因的演化起源，我们可以用基因序列的相近性，来了解基因间的相互关系。很多基因源于同一个基因，因基因的复制而变化为不同的基因。不同物种的基因功能也有着相同和不同之处，研究演化与基因的关系，也可以进一步了解每个基因的功能。如果一个原始基因在演化时复制而成 2 个不同的同源基因，就表示它们可能有很多功能是相近的，但也有一些稍微不同的功能。很多同源基因的演化依靠其启动子的改变，启动子指示这个基因只在某一个器官表达，另外一个和它相近的同源基因在另一个器官表达，发挥其他不同的功能，物种演化就越来越复杂。所有同源基因家族都可分为两类：一类是种间同源（ortholog）基因，也称为直系同源，是在不同物种中有共同祖先的基因；另一类是种内同源（paralog）基因，也称为旁系同源。在同一个物种里，许多基因是同源的；在不同物种里，也有许多基因是同源的。

如第三章提到的 *Hox* 基因家族就是一个很好的例子。它是生物体中一类专门调控生物体体节的基因，一旦这些基因发生突变或者缺失，就会使身体的一部分体节变形。*Hox* 基因主要是调控有关细胞分裂、纺锤体方向，以及硬毛、附肢等部位发育的基因，现在已演化出许多同源基因家族。*Hox* 基因控制着生物的体节数目。例如，从文昌鱼（所有脊索动物的祖先）的基因组中可找到 13 个 *Hox* 基因，而脊椎动物的基因组里则含 4×13 个 *Hox* 基因。若 *Hox* 基因异常，其对应的动物身体体节也会产生异常。图 4-23 显示的是 *Hox* 基因序列与生物体形态的关联，比对分别来自果蝇、文昌鱼及小鼠。可以发现果蝇和小鼠的相同颜色的 *Hox* 基因序列都是相近的，表示它们有共同祖先。将这些基因演化往前推演，它们与文昌鱼的 *Hox* 基因也很相近。这些在不同物种中的同一颜色的 *Hox* 基因都是种间同源基因，而在同一物种中不同颜色的 *Hox* 基因都是种内同源基因。

Hox 基因存在着高度相似性。我们看到所有的 *Hox* 基因在染色体上呈直线

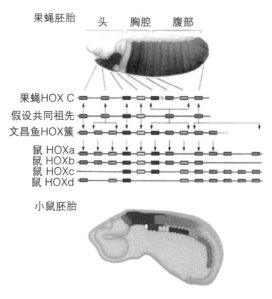

果蝇胚胎

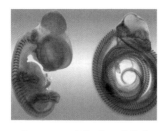

图 4 - 24 鸡与蛇胚胎体节

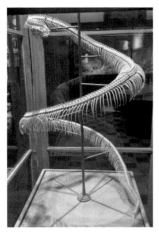

图 4 - 25 蟒蛇骨架

图 4 - 23 *Hox* 基因序列与生物体形态的关联

排列。如果将果蝇基因组的某个 *Hox* 基因敲除,该基因支配的相应体节就不会生长,说明染色体上的基因排列与其控制的体节排列是一致对应的。同样在小鼠中发现,每种颜色代表一个基因控制的一组体节,脊椎也按如此规律排列。关于 *Hox* 基因数目,研究发现文昌鱼的基因组存在 13 个 *Hox* 基因,早期脊索动物存在 2 倍的基因组复制,即 26 个 *Hox* 基因,而脊椎动物的 *Hox* 基因数则为文昌鱼的 4 倍。

如此,很多基因可以按照此机制演化,使身体结构变得更加复杂。所以基因复制在脊椎动物的演化中扮演了非常重要的角色。比如,蛇拥有非常多的体节,研究发现鸡和蛇胚胎中紫色的体节都是由 *Hox - c6* 基因表达管控。图 4 - 24 展示的是鸡与蛇胚胎体节。*Hox - c6* 基因在大部分生物中的数目为 1 个或者 2 个,而在蛇身上却发生了"扩大表达"(图 4 - 25)。基因不断地复制使 *Hox - c6* 数目增多,因而蟒蛇有超过 300 个脊椎骨。

(二) 发育可塑性

可塑性是发育的典型特征,在相同的遗传背景下可导致不同的表型。尽管迄今为止,DNA 甲基化在发育可塑性中的作用研究仅限于部分物种,但越来越多的证据表明:表观遗传机制,如 DNA 甲基化,是跨物种存在的,可受环境影响进行表观遗传变异,并参与发育的可塑性。此外,从蜜蜂到人类的各种物种的研究表明,环境诱导的 DNA 甲基化变化可能是一种调节发育可塑性而导致表型变异的机制。从演化的角度来看,这些机制可能是适应环境过程的基本特征,可导致适应性的生殖和代谢策略,以促进生存。

基因是构成人体的"菜单"而非"蓝图"。在发育过程中,许多基因仅提供"指导",多个基因的组合效应才决定器官形成和细胞功能。每个人的指纹、掌纹和脚印都是独有的,即使是同卵双胞胎也没有完全相同的表型。另外,"相同基因组的"同卵双胞胎,即使基因完全相同,他们的表型也不完全相同,比如 2 个同卵双胞胎手背的血管分布并不相同。血管发育受血管内皮生长因子(vascular endothelial growth factor, VEGF)和相关蛋白质的调控。即使拥有相同的 VEGF 基因,VEGF 蛋白质表达的时间和位置的细微变化也很容易改变血管分布。另外研究显示,同卵双胞胎有基因甲基化的差异,这种差异随着年龄的增长而增加,使有些同卵双胞胎也可以出现不同的身高和体重。

第二次世界大战期间,荷兰的德军占领区限制食物供给,导致荷兰西部发生了严重的饥荒。这场饥荒从 1944 年 11 月持续到了第 2 年的春天。当地人,包括孕妇在内,每天只能摄入 400~800 卡的热量(正常成年女性的每天能量摄入量是 2 000 卡,成年男性为 2 500 卡;1 卡=4.186 焦耳)。在 1976 年发表的关于荷兰冬季饥饿研究结果,提供了一项妊娠期能量摄入对婴儿成年后健康影响的人类实验数据。该数据表明:在妊娠中后期受饥荒影响的妇女生下的婴儿出生时的体重下降;妊娠早期受饥荒影响的婴儿出生时的体重正常,可是他们长大后患肥胖症、血脂异常和心血管疾病的比例却高于那些妊娠中后期受饥荒影响出生的人,也高于那些战前和战后出生而未受到饥荒影响的人。这个研究证明了妊娠早期对婴儿发育可塑性的重要影响。

英国流行病学家大卫·巴克(David Barker, 1938—2013)于 1986 年提出著名的巴克假说(Barker hypothesis)。该假说阐述妊娠期母亲摄入营养不足可能对胎儿产生一系列影响,包括胎儿出生时体重下降,以及成年后对代谢综合征的易感性增加,包括肥胖、糖尿病、胰岛素抵抗、高血压和高脂血症及冠心病和卒中等并发症。有意思的是,雌性胎儿的卵巢早在未出生前就已经发育完成,所以外祖母怀孕时的生活环境,应该会影响到母亲的卵母细胞的表观遗传,然后会影响到隔代的表观遗传、基因表达及疾病易感性。所以这种影响是可以延续 3 代的(图 4 - 26)。

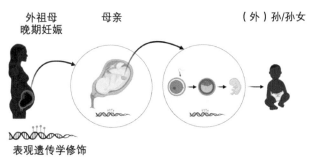

图 4 - 26　3 代表观遗传

发育可塑性的一个特别例子,是大提琴演奏家的脑部变化:一名用右手拉琴的演奏家,右手拉弓的动作比较简单,而左手需要飞快地上下按弦,不断改变位置,长期重复复杂的动作。通过磁共振成像的研究,可以发现演奏家掌管左手的脑区比掌管右手的脑区显著扩大,神经元种类增加。

(三) 魏斯曼屏障和人工发育可塑性

一位名叫奥古斯特·魏斯曼(August Weismann, 1834—1914)的科学家在1892 年提出:遗传物质,即种质(germ plasm),局限于生殖腺中。体细胞在每代都从种质中重新发育出来。无论这些细胞发生什么遗传变异,都不会影响下一代。魏斯曼构建了一种简单的生物模型,具有种系和体细胞之间的严格分离,即魏斯曼屏障(图 4 - 27),体细胞获得的遗传变化都不可以通过种系传递给下一代。

基于这个假设,体细胞不能变成生殖细胞。然而,世界上第 1 只人工培育的克隆动物——多莉(Dolly),打破了魏斯曼屏障这一理论。多莉是一只雌性绵羊,诞生于 1996 年,是世界上第 1 只利用已经分化成熟的体细胞(乳腺细胞)克隆出的羊。从理论上讲,多莉由代孕的苏格兰黑脸绵羊生下,但是它遗传了提供体细胞的

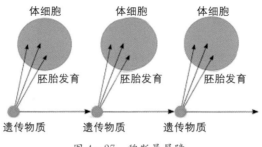

图 4-27　魏斯曼屏障

绵羊(芬兰多塞特白面母绵羊)的特征,因而它是白脸羊而非黑脸羊。分子生物学测定也表明,它与供核羊具有完全相同的遗传物质。确切地说,是完全相同的细胞核遗传物质,以及极少量存在于细胞质线粒体中的遗传物质来自提供卵母细胞的绵羊;它们像一对出生时间相隔 6 年的双胞胎。不幸的是,即使多莉的遗传物质与供核羊几乎完全相同,多莉的发育情况却与普通绵羊大相径庭。绵羊寿命通常在 12 年左右,而多莉只活了 6 年,正值壮年的多莉死于肺部感染——一种老年绵羊的常见疾病。这可能是由于克隆技术过程中的某些物理或化学伤害,导致了多莉的健康隐患,也有可能是室内饲养环境带来的表观遗传变化,使多莉过早患上了肺部感染和关节炎。这提示我们,环境所致的表观遗传和发育可塑性改变与遗传物质所致的改变同样重要。

2006 年,日本京都大学的山中伸弥(Shinya Yamanaka)实验室首创对体细胞引入 4 种特定转录因子基因(Myc、$Oct3/4$、$Sox2$ 和 $Klf4$),可以将体细胞转化为像生殖细胞的诱导多能干细胞(induced pluripotent stem cell, iPSC)。iPSC 在再生医学领域具有潜力,因为它们可以无限繁殖,并产生所有其他细胞类型(如神经、心脏、皮肤、胰腺和肝脏等)。然而,iPSC 有免疫排斥问题和形成肿瘤的可能,以致这个领域的研究进展缓慢。

第五章

适应：人类特征的演化与环境不适应

伦道夫·M.尼斯（Randolph M. Nesse, 1948—　）和乔治·C.威廉姆斯（George C. Williams, 1926—2010）合著的《我们为什么会生病：达尔文医学的新科学》（*Why We Get Sick：The New Science of Darwinian Medicine*）书中解释了很多问题，包括为何经过多年演化和自然选择，我们依旧不完美。

回溯人类的历史，大约15万年前，人类最早的祖先在生物和文化层面开始演化，其中影响因素不计其数。而后人类更是经历了从原始狩猎与采集社会-农业社会-工业社会的漫长且剧烈的演化历程。在不同社会环境中，人类的基因表型会因适应不同环境而经历不同的选择过程，致使其发生变化。但基因的变化速度与环境的更迭速度相比非常缓慢，所以人类现在生活在一个与自然选择出的基因表型不同步的环境中。换言之，人类适应的仍是从前的环境，更迭速度缓慢的基因与当今环境的不适应产生了很多疾病与问题。

以呕吐和发热为例，不论是从医学还是演化的观念来看，两者都有一定的益处。例如，将危害健康的食物吐出来是人体的一种保护机制；发热时间过长，温度过高会影响脑的功能，但若是短期的发热，可以调动身体的免疫系统，从而把细菌等各种病原体吞噬、杀灭。此外，恐高也是一种防御机制。研究表明，恐高的人在童年时期从高处坠落的发生率较低。所以经过演化，这些对人类有益的机制被保留了下来。如果我们对于这些反应进行过度干预，结果可能适得其反。

上述说明，在快速变化的环境中，祖先演化出的基因功能在当今环境可能会导致我们健康受损。而"健康、异常和疾病"的定义也不是绝对的，并且受不同个体环境、背景和表型差异的影响。应用演化医学时，必须避免"目的论"的陷阱，即演化没有预先制订的计划、目的或设计。因为演化不会趋向所谓的强大或完美的方向，而是一个随机且不断适应环境的过程。

不同于现有的医学理论，演化医学关注的是疾病的演化原因，回答的是疾病为什么起源，而不是疾病近期的具体病因、病机。演化医学也关注引起疾病的人体构造和机制的问题。在这里，我们将从演化论来看待生物医学问题：为什么经过多年的演化，人类依然不能完全适应环境？答案是因为我们的环境也在变。

很多现代医学认为属于疾病的症状，从演化医学角度看，会有新的视角。除了前述的呕吐、发热等例子，疼痛、咳嗽、焦虑等也都是人类长期演化过程中的防御机制，是人类生存所具备的基本功能。比如疼痛，可以提醒人体避免某些不良刺激，类似手触碰烫的东西，我们会本能地将手缩回；身体某些部位的疼痛可以警示体内脏器存在病变。如果我们不能感受痛会怎样呢？有一种极为罕见的常染色体隐性遗传病，名为先天性无痛症（congenital absence of pain），其临床特征为患者自出生以来，在任何情况下、身体的任何部位均感觉不到疼痛。这种疾病会导致患者反复受伤，而且伤口无法正常愈合。患有先天性无痛症的儿童经常会有烧伤和口腔损伤（例如舌尖被咬掉），却因为无法感知疼痛而容易被忽视。这种疾病与电压门控钠通道 SCN9A（Nav1.7）基因突变有关（图 5-1）。

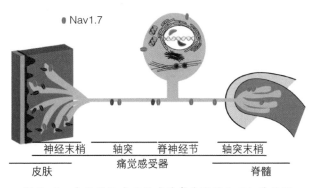

图 5-1 先天性无痛症的痛觉感受器蛋白亚细胞位置

一、人类的迁徙

(一) 现代人、尼安德特人和其他灵长类动物的亲缘关系

主流学界普遍接受的观点是,现代人起源于 20 万年前的非洲。与我们的灵长类动物表亲不同,人类可以使用工具、学习文化,拥有更高级的合作、规划和预见能力。

古类人猿最早出现在非洲东部与南部,分化为低等类人猿(如长臂猿)、高等类人猿(如猩猩)和古猿等。800 万～500 万年前,有些类似黑猩猩(蛋白质和 DNA 差异的研究表明黑猩猩是与人类亲缘关系最近的灵长类动物)的猿类物种演化成南方古猿。250 万年前,由于非洲的热带气候开始恶化,冰期由北半球袭来,南方古猿为了适应新环境,开始双足行走。250 万～150 万年前,南方古猿的其中一支演化成傍人(Paranthropus),另一支演化为能人(Homo habilis),最早在非洲东岸出现,能制造工具。这个非洲群体从非洲扩散到亚洲。约 100 万年前,冰河时期来临,非洲开始草原化,直立人不得不进行迁徙,向世界各地扩张,在欧洲、亚洲和非洲都有分布(海德堡人、爪哇猿人、北京猿人都属于直立人)。在非洲发现的距今最近的直立人化石(大约 100 万年前)已经表现出向着智人发展的趋势(图 5 - 2、5 - 3)。这是人类第 1 次走出非洲。

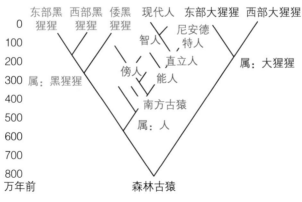

图 5 - 2　灵长类动物的演化

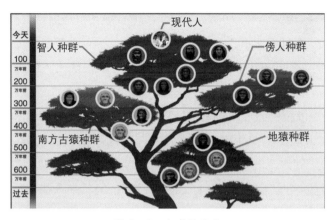

图 5-3　人类的演化

约 80 万年前，直立人来到现代的西班牙地区，成为最早的欧洲人；约 20 万年前，欧洲、亚洲和非洲的直立人逐渐消失，被来自非洲的新人种——智人所取代。早期智人(early Homo sapiens)于旧石器中期，即 30 万～25 万年前起源于非洲。而走出非洲的直立人，约 60 万年前在欧洲演化出海德堡人，海德堡人又于约 30 万年前演化出尼安德特人(Neanderthal)，主要分布在欧洲和中东，与智人同时期存在，但是这个人种最终依然走向灭绝。研究显示，这些灭绝的人种曾与现代人交配，而有少数基因流入现代人(图 5-4 红色箭头)。

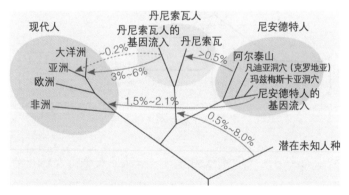

图 5-4　现代人、丹尼索瓦人和尼安德特人的演化关系

与尼安德特人有远亲关系的还有丹尼索瓦(Denisovans)人，他们的共同祖先出现在约 50 万年前的非洲。尼安德特人主要居住在欧洲，丹尼索瓦人则聚居于中亚和东亚。这两个史前人种大约在 4 万年前消失。研究人员普遍认为，丹尼索瓦

人是因疾病或气候转变而导致灭绝。因为尼安德特人和丹尼索瓦人于大约40万年前分离,所以使得他们之间的差异明显大于如今任何两个现代人类群体。他们自分离后又发生了多次基因融合,如今我们依旧可以在现代人中发现两者基因渗入(introgression)的证据。

基因渗入是指来自同一物种或不同物种的两个基因库间的基因流动(图5-5),可扩大遗传多样性和环境适应性。现代人和古代人类(如尼安德特人和丹尼索瓦人)之间广泛的基因混合是近年来的一个重大发现。尽管大多数渗入的非中性等位基因是有害的,并通过负选择而消失,但其中一些等位基因对现代人类有利,即基因适应性渗入(adaptive introgression)。

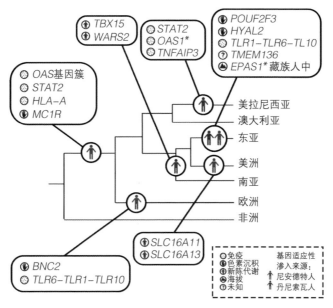

图5-5 基因渗入示意图

研究表明,只有部分人类发生基因渗入——从尼安德特人到亚欧人,从丹尼索瓦人到美拉尼西亚人(Melanesians,居住在巴布亚新几内亚)。古老的等位基因在亚欧大陆具有优势,因为尼安德特人和丹尼索瓦人在与现代人类分道扬镳(80多万年前)后不久就定居且长时间适应亚欧大陆地区;现代人可以通过基因渗入迅速获得这些适应性基因,从而过渡并适应新环境。如图5-5所示,红色和紫色的人表明:现代人类已经与尼安德特人和丹尼索瓦人发生了基因适应性渗入。对于欧洲人而言,尼安德特人的基因渗入在适应 RNA 病毒方面具有显著优势,并且黑皮质素 1 受体(melanocortin 1 receptor, *MC1R*)和碱性核蛋白 2(basonuclin 2, *BCN2*)基因影响欧洲人皮肤色素的成分。以上两个史前人种的部分免疫基因,例如先天性免疫基因 *STAT2*、*OAS* 酶基因簇和 *TLR6 - TLR1 - TLR10* 基因座在病毒防御中很重要,其中 *OAS1* 亚型可降低 2019 - nCoV 的易感性和严重程度。

(二) 女性线粒体 DNA 解开人类迁徙之谜

当今人类都是非洲"宗族母亲"的后代。英国牛津大学人类遗传学家通过对女性线粒体 DNA 遗传链和男性 Y 染色体突变的研究,发现地球上的人类都繁衍自 36 个原始女人,她们被称为宗族母亲(图 5 - 6)。而所有这些宗族母亲都是 20 万~15 万年前的非洲大陆上一个或一小群被命名为"线粒体夏娃"(Mitochondrial Eve)的女人的后代。所以从演化角度来看,白种人、黑种人及黄种人之间并没有很清晰的分界线。居住在赤道附近,日照充足地带的人类,需要抵挡阳光照射造成的伤害,因而深色皮肤的黑种人更适应生存。后来他们迁徙到阳光不充足的欧洲等地,需要有足够的太阳照射进入身体以产生维生素 D,皮肤需要白且通透,所以演变成了白种人。

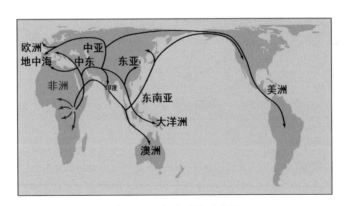

图 5 - 6　人类迁徙示意图

在第二章和第三章我们谈到横向基因转移,线粒体原本是一种古细菌,远古时进入我们与植物的共同祖先之中。线粒体 DNA 与核 DNA 有各自的遗传途径。核 DNA 由 46 个大约含有 33 亿个核苷酸的染色体组成;线粒体 DNA 只有 1 条染色体,仅包括 16 569 个碱基对。相对来说,线粒体 DNA 更容易进行测序,因此可以用来追踪演化时发生的变化。更重要的是,线粒体DNA呈现出母性遗传的特性,即假如线粒体DNA存在一个突变,其女性后代都会保留这种突变;但是突变不会传至男性后代,因为精子的线粒体DNA无法传至下一代。

线粒体DNA这种易于追踪及测序的特点,使得我们可通过遗传方法研究世界上所有人的线粒体DNA,计算突变率,追寻我们的共同祖先。科学家推算出线粒体DNA每3000年会有一个突变,它就像一个时钟,能将时间推回至数万年以前,成为计算人类家族树演化的轨迹。家族中的每个人都有大致相同的线粒体DNA,称为单倍体。从单倍体的突变可以看出人是怎样迁徙的。如图5-7所示,有不同突变的不同线粒体DNA就取名为L、N、M、X。最开始是在非洲南部的L1,随后迁徙到北部变化为L2、L3和M,M又到亚欧交界处的N,这样追溯回去或追寻回来,就可以分析人类迁徙与演化的历程。

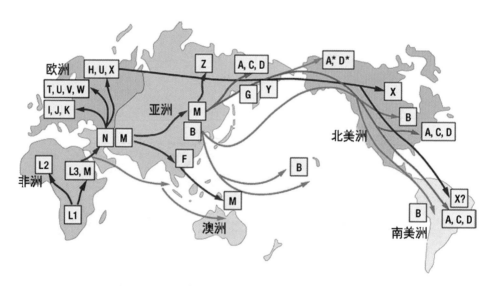

图5-7 通过线粒体DNA测序追溯人类迁徙示意图

(三) 基因组关联研究

还有一种追溯人类基因演化迁徙的方法——全基因组关联分析(genome-wide association study, GWAS)。在演化中,某些DNA的点突变有利于人类祖先存活,便经由自然选择后遗传下来,并在族群的基因池中逐渐增加。这些突变有的使我们长得更高,有的使我们适应特别的生活环境,有的使我们能更好地吸收养分。但这些所谓留存下来的"有利"基因,后来由于环境的变化反而可能变成"有害"基因,如在缺衣少食年代留存下来的易吸收养分的基因,可能使现代人更易患糖尿病、肥胖症等。一般来说,由于演化时间短,这些点突变不出现在蛋白质的编码区域,而出现在启动子或增强子内,从而调节基因表达而非直接改变基因编码蛋白质。

GWAS 这一方法着眼于寻找人类基因组中的 DNA 单核苷酸突变点,即单核苷酸多态性(single nucleotide polymorphism, SNP)。任何染色体上突变点周围的基因排列都有一定顺序。如图 5-8,突变点 X,通常与 P、Q、R 一起出现(连锁现象),意味着该 DNA 片段中的某个位置可能存在有益突变,因而在自然选择的过程中,P/X/Q/R 连锁出现的频率便会增高。因而,利用在整个人类基因组中发现的 SNP,就可以估算出这种有益突变是在多久之前出现并开始传播的。据统计,在人类过去的 8 万年中大概发生了 10 000 多次选择活动,其中大多数可追溯到近现代农业社会的形成。正因为 GWAS 基于全基因组分析而非单个基因,故非常适用于了解人类复杂多基因疾病的遗传学特点。

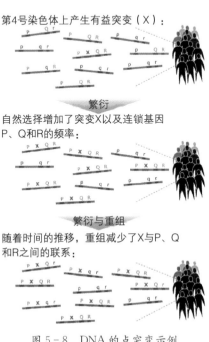

图 5-8　DNA 的点突变示例

　　进一步研究这些基因的排序规律可以发现,在传代繁衍时减数分裂过程中,成对染色体之间会交叉互换片段。如果这种交叉互换是完全随机的,即2个基因之间完全无关,则群体基因池中各个基因出现的频率随着繁衍扩增并不会发生变化,而达到连锁平衡(linkage equilibrium, LE);但事实上,基因之间并不是完全无关,部分基因之间存在连锁关系,导致减数分裂时连锁片段会一起发生交换或不交换,从而导致基因池中基因的频率发生改变,出现连锁不平衡(linkage disequilibrium, LD)。随着世代繁衍,理论上重组交换位点会随机出现在染色体的任何位置,连锁的片段由于重组交换位点的分割而变得越来越短,也就是从连锁不平衡逐渐变为连锁平衡的状态(图5-9)。在高度连锁不平衡的基因组中,包含一组共同遗传的特定 SNP 区域,称为单倍型,所以可以利用各个单倍型片段中的 SNP 作为标志。

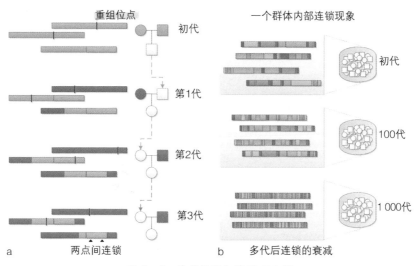

图 5-9　连锁平衡与连锁不平衡

a. 一个家族内部连锁现象;b. 一个群体内部连锁现象。随时间变化,人口从连锁不平衡转变为连锁平衡。

　　例如,在比较一定数量人群的 SNP 后得出图5-10,从中我们可以看出GWAS分析结果为:在身材较高人群的染色体中,某些单倍型比例较高。这些高比例的单倍型周围一些基因往往与特别的表型相关,比如生长分化因子5(growth differentiation factor 5, GDF5),是 TGF-β 超家族的一种蛋白,在骨骼和关节发育中发挥重要作用。由于这是一种统计方法,因此识别的某些目标往往可能与特定功能的相关基因不对应,只有当研究对象到数以千万计时,相关信息才会变得清晰。

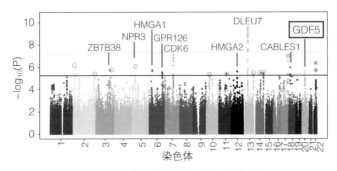

图 5 - 10　某人群 GDF5 的单倍型比例

在人类迁徙过程中,上述提到的连锁不平衡模式在不同族群中也表现不一。因为人类是由非洲迁徙至亚欧大陆与美洲大陆,所以非洲后裔依然最具基因多样性,其连锁不平衡区域也较小。与之相反,因奠基者效应(founder effect),亚欧后裔具有较大的连锁不平衡区域。本书中我们也会谈到如何用 GWAS 找出住在高原地区或者畜牧地带的人群,有哪些基因经自然选择后遗留下来。这个方法也广泛用于探寻多基因常见疾病(如糖尿病)的遗传基础。

二、人类肤色、毛发、汗腺与牙齿的适应演化

了解了人类迁徙的路线及时间,我们可以更深入地了解人类因为迁徙而出现的肤色、毛发、汗腺及牙齿的适应性演化。

(一) 肤色

人类的皮肤颜色主要是由黑色素决定的,黑色素合成于表皮基底层的黑素细胞。在受到紫外线等外界刺激后,黑素体反应生成黑色素,然后经黑素细胞树突样结构转运至邻近的角质形成细胞内,并随新陈代谢由角质形成细胞向表皮上层移动,从而影响皮肤的颜色。在这个过程中,黑色素聚集在角质细胞的细胞核周围,形成一个防护层,以抵御紫外线对核内 DNA 的损伤。

图 5 - 11 中可以发现人类皮肤黑色素与纬度间存在很强的关联性:越靠近赤道,光照强度越强烈。皮肤在受到过多紫外线辐射刺激下生成更多黑色素,因为人体需要更深的肤色来抵御光损伤。而纬度越靠近极地,光照时间与强度大大减弱,黑色素生成降低,肤色也随之变浅。如此也产生一些问题,如澳大利亚作为典型的

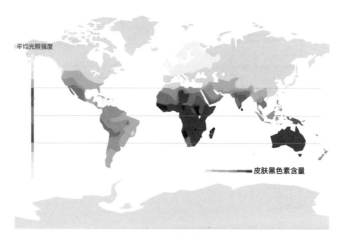

图 5-11　人类皮肤黑色素与纬度间的关系

移民地区,原住民不及总人口的 1%,其余大多数为原处于中高纬度地区的白种人移民,这种跨度较大的人口迁移致使其与环境的不适应性突出,表现为当地人口患皮肤癌的概率增大。

　　另一个影响肤色的因素是维生素 D,其在促进肠道吸收微量元素与骨骼发育方面都发挥着重要的作用。而维生素 D 在人体中主要自然来源是经阳光照射,特别是紫外线 B(ultraviolet B, UVB)辐射后在皮下合成。图 5-12 展示了维生素 D 的代谢过程。正因如此,在日照时间短、紫外线较弱的北纬地区,自然选择更加倾

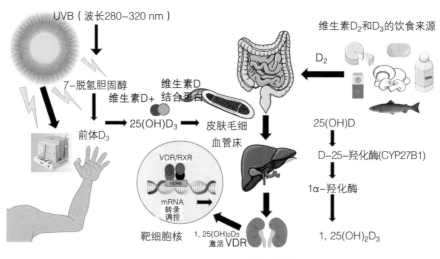

图 5-12　维生素 D 的代谢过程

向于筛选出那些肤色浅的人，这样有助于吸收更多紫外线，将 7-脱氢胆固醇(7-dehydrocholesterol)合成维生素 D 前体，然后经过不同组织合成维生素 D。与之相反，在接近赤道的地区，自然选择则更青睐于那些皮肤黝黑的人——这能够帮助他们抵挡更多的紫外线，从而防止过多的维生素 D 对人体产生毒性作用，减少细胞突变导致皮肤癌的发生。

人类的迁徙过程也使得相关基因在选择过程中发生变化，这其中也包括决定肤色的基因。SLC24A5 是黑素细胞中主要的 Na^+/Ca^{2+} 交换器，参与黑色素合成。在 *SLC24A5* 基因中，其 SNP rs1426654 的 G 和 A 等位基因分别在 *SLC24A5* 的第 3 个外显子的第 111 位氨基酸编码处编码丙氨酸或苏氨酸，而欧洲人中此基因的 A111T 突变型频率较非洲人高，这表明一个基因的突变可能是导致两族群肤色差异的原因。

(二) 毛发

德斯蒙德·莫里斯(Desmond Morris, 1928—   )在他 1973 年出版的《裸猿》(*The Naked Ape*)书中将人类称为"裸猿"(图 5 - 13)。与猿不同，人类的体毛早已在数万年演化期间逐渐退化成为极短且细软的汗毛，看起来与肤色融为一体。

人类的体毛在演化过程中为何会退化？最常见的解释是褪毛有助于调节体温。在热带气候中，光滑的皮肤和发达的汗腺组合的高效散热系统，使得人类可以快速适应高温。同样，这也有助于生活在非洲地区的人类共同祖先的奔跑狩猎活动。

另一种观点是，体毛的退化有利于人类免受虱子等寄生虫的侵害。寄生在人体的虱子主要有 3 种:头虱、体虱与阴虱。其中头虱专寄生在头皮上，并将其卵

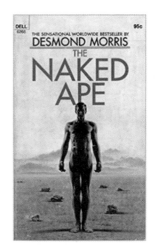

图 5 - 13 *The Naked Ape* 封面

附着于头发中;不同于其名称,体虱并不直接寄生在人体上,而是将卵附着在衣服纤维上。分析头虱和体虱的 DNA 序列表明,大约 8 万年前这两类虱子在演化上开始产生分歧,由此也可以推测人类是在此时开始穿衣服的。

还有一种观点认为:毛发的退化可能通过性选择,而不完全是自然选择演化而来。女性和男性的体毛在演化过程中退化了,但都保留了阴毛这一体征,并且阴毛的发育正是性成熟的标志。另外,男性的胡须可能也起到某种性选择的优势。

如今人类最茂密的毛发无疑就是头发,而不同地区的人类在头发形态与颜色上也存在较大差异。东亚人的头发质地较粗硬,且形态直。研究发现:在东亚和美洲土著人群中,外胚层蛋白酶 A 受体(ectodysplasin A receptor, *EDAR*)基因的 V370A 突变频率很高,而在欧洲和非洲人中则相反。直发的适应性意义尚不清楚。但 EDAR 这一受体对牙齿与汗腺的发育也有影响。*EDAR* V370A 突变可形成铲形门齿和更发达的汗腺。这表明头发形态的变化也可能是因为同一基因其他特征的适应性演化而偶然引起的。

头发在性选择上的重要性,可以从一些文化习俗和宗教规范中显示出来。例如,规定女性不得向外人展示头发,表明女性的头发是除了直接与生殖有关的体征之外,在性选择上也扮演了极为重要的角色。

(三) 汗腺

与多毛的灵长类表亲相比,人类在毛发脱落的同时,汗腺增加了 10 倍。毛发脱落让皮肤能够透气,同时让体液能够通过汗腺从皮肤流出,降低体温。所以人类汗腺的增加,被认为是一种演化适应,以增强汗液的蒸发(图 5 - 14)。在人类与猴类的共同祖先中已有汗腺的增加,在智人中达到顶峰。哺乳动物有两种汗腺——大汗腺(apocrine sweat gland)和小汗腺(eccrine sweat gland),它们协助热量散发,从而充当身体的空调系统。独特的小汗腺系统随着祖先用双足行走和光滑无毛的皮肤而演化。我们的祖先生活在非洲炎热的天气中,出汗让他们可以在骄阳下长时间觅食而不会中暑。

汗腺遍布全身,但以额头、腋窝、手掌和足底最多。非人灵长类动物的汗腺较少,主要分布在手掌和足底。小汗腺的分泌液中含有盐分,我们喝的酒精、咖啡,都可以通过小汗腺排出。大汗腺位于腋窝,是一种完全不同的汗腺。每个人都有独特的体味,这种体味来自大汗腺的分泌液,以及生活在我们腋下的独特细菌。大汗

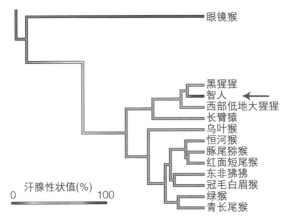

图 5 - 14 不同动物汗腺性状值及其演化

腺仅在青春期后发育,独特的气味在性选择中可能很重要。中国成语中有"香汗淋漓",和劳作后的"热汗涔涔",都可能在性选择中扮演了嗅觉的角色。

在胎儿发育的过程中,转录因子 engrailed 1(En1)促进小汗腺的形成。En1 候选增强子 18(engrail 1 candidate enhancer 18, ECE18)是 *En1* 基因座的增强子。*ECE18* 不编码蛋白质,但与 *En1* 基因启动子相互作用,以调节该转录因子的表达。在人类演化过程中,*ECE18* 的反复突变,特别是在 SP1 位点(图 5 - 15,以红色突出显示),增强了 ECE18 增强子的强度,通过增强发育期 *En1* 的表达,来增加外分泌腺的数量。

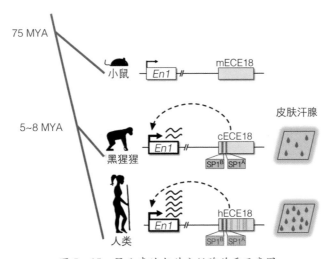

图 5 - 15 *En1* 表达与外分泌腺关系示意图

(四) 牙齿

牙齿的错颌畸形与拥挤影响了现代世界 1/5 人口的口腔健康。当人类社会从狩猎采集转变为农业社会时,我们祖先的饮食也从生鲜蔬果和肉类改变为煮熟或加工过的食物。食用软熟食物时,对咀嚼的需求减少,这导致下颌肌肉退化,颌骨尺寸变小(一种发育可塑性),但牙齿的大小却没有相应地减少。由于颌骨没有足够的空间,常常导致咬合不正和牙齿拥挤。在发育的过程中,若肌肉发育较好,就不会存在牙齿拥挤的现象。因此,婴儿吃过于质软的食物并不见得是件好事,较硬的食物有助于避免牙齿排列过于拥挤。

此外,发育可塑性也体现在牙齿的演化中。比如对咀嚼没有多大用处的智齿(第 3 磨牙,图 5 - 16),有大约 35％的人不会发育,但大部分人在演化上仍然保留。智齿出现在 17～25 岁,是年轻人趋向成熟、累积智慧的年龄,故有此名。第 3 磨牙有时会以一种意想不到的位置或角度出现,引起疼痛。而且它们很难清洁,容易导致牙床腐烂并感染附近的牙齿,也可能挤压相邻的牙齿(图 5 - 17)。

MYH16 基因编码一种称为肌凝蛋白重链 16 (myosin heavy chain 16)的蛋白质,这是哺乳动物的一种肌肉蛋白。在非人灵长类动物中,该蛋白是有功能的,使得这些动物有强大的颌肌。在人类,MYH16 基因发生了突变,导致该蛋白质失去功能。有学者认为,人类中该基因的缺失可能导致咀嚼肌变小,进而导致颅面形态的相应改变和人类颅骨的扩大。

咀嚼有助于强化颌肌。现代人类发现了无需进食也能进行咀嚼的代用品:口香糖。最早类似口香糖的发明,来自美洲原住民,他们会咀嚼云杉树的树脂。

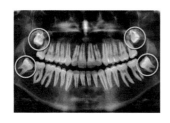

图 5 - 16　人类的智齿

图 5 - 17　牙齿的错颌畸形

口香糖后来被商业化而广为销售。咀嚼口香糖有助于增强人的下颌肌肉功能,而且饭后嚼口香糖会增加碱性唾液分泌,促进吞咽,可以更快地清除食管中因胃酸反流或胃灼热引起的胃酸。有些人认为嚼口香糖时可以提高注意力、记忆力和反应时间,因为可使流向大脑的血流量增加,从而增加了大脑的含氧量。

　　人类口腔中含有 500 多种不同的嗜酸菌,这些细菌有很多能够在牙龈缝隙和牙齿外表形成生物膜,通常会导致牙菌斑(plaque)的形成。这些细菌产生的酸会腐蚀牙齿,导致蛀牙或感染。使用抗生素可用于治疗或预防某些感染。咀嚼口香糖也能够促进唾液腺分泌碱性唾液,可以防止嗜酸菌的存活。另外,用碱性小苏打刷牙可有效防止口腔细菌生长,而不一定需要用商业牙膏。

　　(五) 大脑

　　人类的大脑容量在 300 多万年间增加了约 2 倍(图 5 - 18)。这种演化扩容被认为对人类语言和其他认知功能很重要。如前所述,异常纺锤体微管样小头畸形相关蛋白(ASPM)基因在大脑皮层表达。ASPM 的无义突变导致原发性小头畸形。科学家们构建了转基因雪貂,ASPM 突变的雪貂随着 ASPM 功能的丧失,大脑容量减少了 40%,而体型却没有减少。

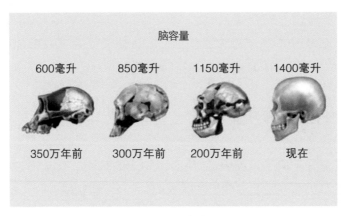

图 5 - 18　人脑容量的变化

　　此外,人脑有许多沟回来增加神经元数量。在大约 500 万年前鸟苷三磷酸酶(GTPase) 激 活 蛋 白 11 (ARHGAP11B) 基因被复制以形成人类特异的 ARHGAP11B。科学家们发现使用人类启动子在猕猴的胎儿新皮层中过度表达人的 ARHGAP11B 蛋白,会促进外脑室下区神经胶质祖细胞的增殖,导致新皮层扩大和折叠增加(图 5-19)。

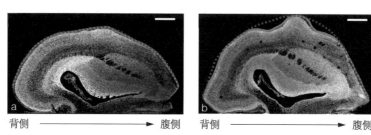

图 5-19　在猕猴胎儿的新皮层中过度表达人的 ARHGAP11B,导致新皮层扩大和折叠增加

a. 野生型;b. ARHGAP11B。

　　人类和非人类灵长类动物之间的一个显著区别是:人类在发育过程中需要更长的时间来形成神经网络,这就大大延长了儿童时期,即所谓的幼态期。幼态延续(neoteny)是物种生理发育的延迟或减慢,幼态延续有助于解释为什么我们与我们的近亲(例如黑猩猩)不同。人类在发育时,会将幼年的特征延长保留到成年期。这个延迟的状态从出生后至少持续 10~12 年,为神经网络的可塑性提供了一个良好的扩展窗口,使得学习的时间更长,这可能对人类高度认知的形成至关重要。中国科学家在转基因猴的大脑中做了实验,表达人的小脑症基因(*microcephalin*, *MCPH1*),可使得猴的大脑发育延缓,而延迟神经元的分化和成熟,为大脑细胞成熟和神经网络的构建提供了更长的时间窗口,从而使得猴脑发育有幼态延续的现象。

三、人类适应特殊生活环境

　　在人类迁徙并定居的过程中,往往会以相应的基因变化来适应特别的环境。影响蛋白质的基因序列改变需要很长的时间,下面要谈到的变化大多只是基因表达层面的改变。

(一) 砷代谢

　　阿根廷北部的安第斯地区比较干旱,当地居民饮用水中砷的浓度偏高。如果普通人长期饮用此类水,将对健康产生极大威胁。但当地居民已在此地生存繁衍数千年,在漫长的演化过程中,他们逐渐具备了独特的砷代谢机制(图 5-20)。人体的砷代谢主要通过砷甲基化这一主要解毒途径,而当地居民的基因存在一种突变,即砷甲基转移酶(arsenic methyltransferase, AS3MT)保护性单倍型的频率显著增加,这意味着他们具有更高的砷代谢效率。这一研究结果也表明,人类在某些特殊环境中长期生存可能演化出相应的适应机制。不仅人类,当地植物与微生物也同样可以耐受高砷的水环境(图 5-21)。

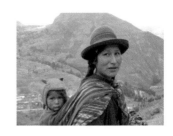

图 5-20　具有独特砷代谢机制的当地居民

(二) 水下生活

大多数哺乳动物,包括人类,当身体浸没水中时会产生潜水反射(diving response):心率变慢,脾脏收缩,毛细血管收缩,释放氧合血红蛋白等。长期从事潜水活动的人,其身体也会逐渐适应水下生活。例如日本采珠人(图 5-22)的脾脏较正常人更容易收缩,使他们的血氧浓度在潜水期间会较平常增加 9%。

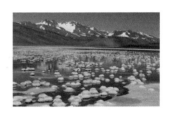

图 5-21　耐砷环境的植物

还有一个更典型的例子是东南亚的巴瑶族(Bajau)人。他们在菲律宾、马来西亚和印度尼西亚周边海域生活了上千年,以捕鱼与海上贸易为生,所以也被称为"海上游牧民族"。擅长潜水的巴瑶族人在水下工作的时间超过 60%,他们捕鱼、捉海参(图 5-23),也收集黑珊瑚以制作珠宝等工艺品。如此长时间的水下生活演化出巴瑶族人特殊的身体构造,其脾脏大小超出陆地居民近 50%,当脾脏在深水下受压收缩时,富含血红蛋白的血液就会循环至全身,从而延长他们屏气潜水的时间。研究表明,巴瑶族人有 25个基因的调控与汉族人不同,其中一个基因——磷酸二酯酶(phosphodiesterase 10A, PDE10A)已被证明可以影响小鼠的甲状腺活性,进而影响脾脏的大小。

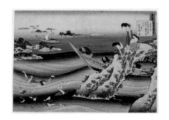

图 5-22　日本采珠人

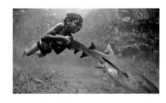

图 5-23　捕鱼的巴瑶族人

（三）寒冷环境

有研究整合了自然选择和 GWAS 的数据,以识别与环境适应相关的遗传位点(图 5 - 24)。例如,住在寒冷地方的人们,就呈现高度表达脂肪酸去饱和酶(fatty acid desaturase,*FADS*)、*CPT1A*、*LRP5* 等的特定等位基因来抵御寒冷。

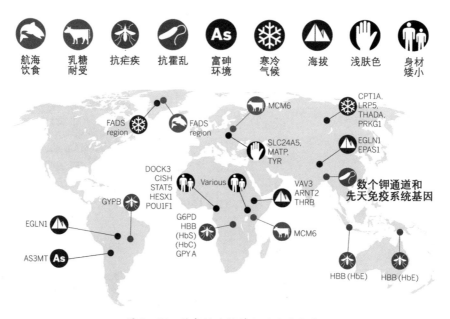

图 5 - 24　局部适应性特征的地域分布

（四）高海拔

科学家们在研究不同地区人群时,发现一种称为"趋同演化"的现象。对南美洲高原的安第斯人和西藏人的 GWAS 遗传研究表明:在海拔 4 000 米以上的地区,这两个群体在组织输氧问题上采取了不同的解决方案。在安地斯人中,他们通过提高血液中的血红蛋白水平,从而提高动脉中的氧含量来适应高海拔环境(相关基因为 *VAV3*、*ARNT2*、*EGLN1*);而中国西藏人群的特点是高血流量与丰富的血管扩张剂——一氧化氮(NO)的内皮细胞合成,以及更高的肌肉毛细血管密度(相关基因为 *EGLN1*、*EPAS1*)。有趣的是,基因序列比较表明,西藏人中 *EPAS1* 基因的异常变异可以追溯到丹尼索瓦人,这表明现代人与丹尼索瓦人之间的杂交帮助人类能够生活在高海拔地区。用不同的方法、不同的基因来解决同一个问题,就是趋同演化的观念。由此可以发现不同人种都有一些基因的变化来适应当地的环境。人类在演化过程中对不同环境的适应导致了全球分布的极端表型。

四、人类演化的路径依赖性

路径依赖(path-dependence)，特定含义是指人类演化的某些现象类似社会中的技术演进或制度变迁，即一旦进入某一路径(无论是"好"还是"坏")就可能对这种路径产生依赖。一旦演化做了某种选择，就好比走上了一条不归之路，惯性的力量会让个体无法轻易走出去。

(一) 直立行走

人类在演化中的直立行走是一种路径依赖现象(图 5 - 25)。直立使得我们的祖先拥有更大的视域、更远的视线，可以更好地依靠视觉，而不是嗅觉来观察环境与寻找配偶。同样，直立行走还可以让我们的手摘到果子以及更好地使用工具等。以上都有利于自然选择与性选择；但是直立行走也给我们带来诸如腰椎间盘突出、腰背疼痛等症状。反观我们的"表亲"类人猿，因其仍使用四肢行走，并没有直立行走时背部所承受的额外压力，以及生育困难等问题。

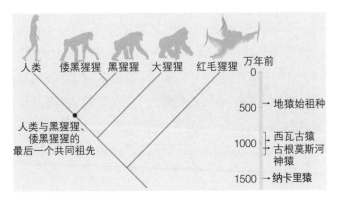

图 5 - 25　人类直立行走的演化

(二) 嗅觉退化

正因为直立行走，以及其他人类演化出的特征，嗅觉基因对个体存活和性选择没有了绝对的必要性,因而在基因组中逐渐消失。人类的嗅觉系统中的嗅觉感受器(olfactory receptor,OR),或称嗅觉受体,是能够结合气味分子的蛋白质,在嗅觉系统中起着核心作用(图5-26)。

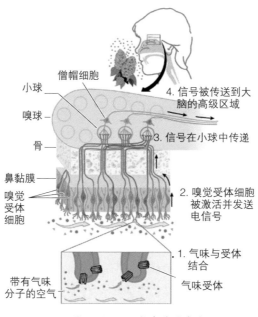

小球

僧帽细胞

嗅球

骨

鼻黏膜

嗅觉
受体
细胞

4. 信号被传送到大脑的高级区域

3. 信号在小球中传递

2. 嗅觉受体细胞被激活并发送电信号

1. 气味与受体结合

气味受体

带有气味
分子的空气

图 5-26 人类嗅觉的产生

有意思的是,不同动物的嗅觉敏感程度差异很大,同一动物对不同气味的敏感程度也不同。人类有 229 个 OR 基因演化成了不能制造出有功能蛋白质的"假基因",剩下约 340 个有功能的 OR 基因。"假基因"是演化过程中逐渐有基因拷贝中含有错误序列,或者缺失了重要的 DNA 片段,从而变成了假基因。但是其他哺乳动物,例如小鼠约有 1 296 个 OR 基因,大鼠约有 1 493 个 OR 基因,狗约有 1 094 个 OR 基因,所以它们依旧保留了非常好的嗅觉能力,并通过嗅觉寻找配偶。

狗的嗅觉灵敏,可能与其"祖先"狼为适应当时的环境有关。如今这种能力协助人类完成许多工作,例如海关的警犬可以通过嗅觉辨别违禁物品,地震后搜救犬协助寻找幸存者等。研究人员发现,狗还可以通过嗅闻患者的样本,来判断此人是否患有乳腺癌、肺癌、结肠癌或者卵巢癌等,这也表明不同癌症患者可能存在不同的特殊体味。

（三）食管与气管

人类需要吞咽以摄入食物并生存，吞咽活动包括复杂的神经肌肉活动。在吞咽时，反射机制导致会厌软骨封闭喉口，关闭鼻咽通道将气管与食管分开，不让食物进入气管(图 5 - 27)。但食管与气管的解剖位置距离很近，以致有时候会发生食物误入气管的意外事件。从成语"因噎废食"可见自古以来"食"和"噎"是常会同时发生的。为什么人类会演化出这种不便的机制？这也是一个路径依赖的例子。

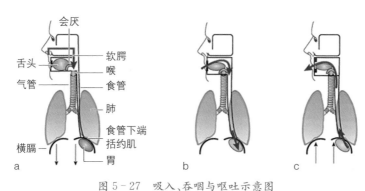

图 5 - 27　吸入、吞咽与呕吐示意图

a. 吸入；b. 吞咽；c. 呕吐。

这种机制是由人类和鱼类的共同祖先演化产生。鱼类结构简单，以微生物为食，吞食后经过嘴后方一个筛网状区域将水滤出。这种生物最开始并没有呼吸系统。在演化过程中，其结构、功能愈加复杂，呼吸系统应运而生。食物的筛网状区演变为鳃，既可以使水流通过，也可以使体内外气体交换(图 5 - 28)。在长期的演化过程中，生物逐渐积累了突变，呼吸效率越来越高，于是消化系统就衍生出了一种新功能——呼吸。而人类呼吸的气管与食管也演化为今天气管与食管这般位置靠近的结构。

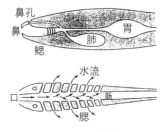

图 5 - 28　鱼的食管与气管

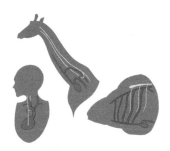

图 5 - 29 人、长颈鹿及鱼的
喉返神经

(四) 喉返神经

一个很特别的路径依赖的例子就是喉返神经 (recurrent laryngeal nerve, RLN)。这条神经发自迷走神经干的胸段,分为左喉返神经和右喉返神经(图 5 - 29,黄色为神经,红色为心脏和血管)。右喉返神经位于右锁骨下动脉第 1 段的前方,绕道右迷走神经的后方,然后上行于气管与食管间沟内;左喉返神经十分特别,它在主动脉弓前外侧,紧靠动脉韧带远端离开左迷走神经,绕过主动脉弓,然后上行于同侧气管与食管间沟内。这样曲折的走行使其在甲状腺手术中易受到损伤。喉返神经损伤会造成同侧声带麻痹,单侧神经受损常表现为声嘶,双侧神经受损可引起完全性失声、呼吸困难,甚至窒息。那么为什么人会演化出如此奇怪的结构呢? 前面提到,人类和鱼有共同祖先,就像大多数现代鱼类一样,这个祖先的神经会直接从大脑经过心脏到达鳃。然而,人在演化中,由于颈部开始拉长,心脏开始向胸腔下陷,神经就会在心脏的一侧卡住,逐渐一点点地拉长、伸展,最终成为我们现在看到的这种迂回的路径。

长颈鹿的脖子是最长的,它们的喉返神经是怎么样的呢? 令人称奇的是,它们的喉返神经要绕的路可达 4 米以上。由于喉返神经存在于所有的四足动物,因此有一个合理的假设:这样的构造在已经灭绝的恐龙中也是存在的。我们可以试想,恐龙的喉返神经长度肯定是非常惊人的。所以,我们身体的很多构造并不是最完美的设计,而是演化时路径依赖造就的。

五、人类的演化权衡

自然选择可以优化生物的性状,但生物同时也存在着没有优化的性状。演化权衡(evolutionary trade off)说明了为什么会有这种现象。权衡概念与演化的约束和局限有关,例如许多与健康相关的特征都依赖于共同的能量储备,而对一种特性的选择有时是以牺牲另一种特征为代价的。同样地,影响多个系统的多效性遗传变异,就存在着演化权衡的可能。此外,人类通常归为疾病的症状,可能实际上代表一种有条件的适应性反应。所有多细胞生物都具有不同的演化史,也是有不同利弊的基因的集合体。这意味着,复杂动物的所有性状都是不同遗传因素和机体系统之间的平衡折中,而疾病就发生在平衡被扰乱的情况之下。

(一) 衰老因子

人为什么会变老? 衰老是演化权衡的一个例子。

这里需要提到拮抗多效性(antagonistic pleiotropy)这个概念,即生物有机体的某些特性,在其生命早期阶段发挥有益作用,但在生命后期却会产生有害作用,例如导致机体功能衰退和产生衰老表型的基因。

对男性来言,睾酮对男性性特征的维持很重要,有益于生殖系统发育及繁衍,但高雄激素却会导致衰老的加速和产生相关疾病。女性体内最大的细胞是卵母细胞,其中的线粒体大小是体细胞的数百倍,可以生成大量的 ATP,而在生成 ATP 的过程中也会产生大量的自由基,自由基可加速卵巢衰老。女性在 35 岁后,卵母细胞功能逐渐衰退,所以女性体内最早衰老的器官是卵巢。由此可见,在演化过程中,生物体某些特性首先服务于"繁衍"这一重要任务,在完成其使命后,便不再有用,甚至适得其反了。

胰岛素样生长因子(insulin-like growth factor, IGF)包括 IGF I 和 IGF II,前者尤其是生长激素(growth hormone, GH)产生生理作用过程中必需的一种活性蛋白质多肽物质。GH 刺激肝脏及其他器官分泌 IGF I,但随着年龄的增长,GH/IGF I 的下降并非是病理性的,而很可能是具有保护作用的,使得细胞增殖减少,也降低致癌概率。敲除 IGF I 受体的杂合子小鼠(纯合子小鼠不能存活),寿命比野生型小鼠长 26%,而其中的雌性小鼠又比雄性小鼠寿命长,且对氧化应激的抵抗能力增强。相比之下,过表达 GH 的转基因小鼠和接受高剂量 GH 治疗的啮齿类动物却过早死亡了。由此可见,在一个生物生长发育时必需的 GH 和 IGF I,到了生育期以后,反而成了促进衰老的因素。

研究人员在 2019 年对 8 种利用基因敲除或药物治疗而长寿的小鼠肝脏样本进行了 RNA 测序分析,发现长寿与女性化效应(feminization)及 GH 调节相关。他们观察到许多干预措施诱导了类似的基因表达,并在干预措施中鉴定了与寿命延长相关的肝脏基因——核呼吸因子 1(nuclear respiratory factor 1, *NRF1*)和氧化磷酸化,以及药物代谢基因的调控。有意思的是,在所有实验的手段中,减少摄取能量是最有效的延缓衰老的方法,可是这也正与我们在自然选择中摄取食物而存活的意愿相反。

(二) 人类智力与自闭症、精神分裂症

基因组中对人体有益的变化会被选中且持续存在,即使它们会导致一部分个体患病。演化适应引入有利的基因组变化以重塑基因组,但同时就要付出引入致病变化的代价。所以人类疾病有时是演化适应下不幸的副产品。

亚里士多德和莎士比亚都曾说过类似的话:极具创造力的天才和精神错乱的疯子往往都具有相同的特征,那就是"肆无忌惮"地释放他们的思想和情感。读到这里,相信很多人都会想起那位具有高超色彩表现力和创造力的传奇画家,但同时患有严重精神疾病并将自己耳朵割下来的人——文森特·梵高(Vincent van Gogh, 1853—1890)。那么,这种文艺方面的创造力与精神疾病间是否真的存在关联? 2015 年发表在 *Nature Neuroscience* 的一篇文章中,研究人员分析了冰岛 86 000 人的基因数据,证实了具有创造力的人(演员、舞蹈家、音乐家、作家等)相较于从事常规工作的普通人,更容易携带精神分裂症(schizophrenia)和躁狂抑郁症的基因。为什么某些精神疾病没有被自然选择所淘汰? 一种可能的解释就是演化的权衡机制所带来的两面:天才与疯子。

精神分裂症是比较严重的精神疾病,会使人产生迷幻妄想,在各种各样的认知上都出现问题。但与精神分裂症相关的基因在自然选择中何以保留了下来? GWAS 研究发现:将这些精神分裂症患者与正常人相比时,与精神分裂相关的 76 个基因中有 28 个是在人类演化时被正选择的。精神分裂症患者中有一个参与神经元细胞体蛋白传递的基因称为精神分裂症缺失基因-1(disrupted in schizophrenia 1, *DISC1*),对人的演化有好处,所以能够被自然正选择。可是该基因突变时会造成疾病。很多古老的文化里有巫师,其许多行为就像精神分裂症患者一样,但他们在群众中很受崇拜,所以他们的基因易于留传,这也是一个正选择现象的例子。另外,也可能因为杂合子优势——杂合子的基因更容易被自然选择。当下一代不再是杂合子时就会产生精神分裂症。

在现代社会中,自闭症谱系疾病也被正选择。Olduvai 结构域家族基因分布于人类染色体 1q21 区域,由 300 个左右的拷贝组成,每个长约 1.4 kb。自从人类与黑猩猩的共同祖先分家以来,已有约 165 个新拷贝添加到人类基因组中。相比之下,非灵长类哺乳动物只有 1～9 个拷贝。这些高度重复的序列参与神经增长和认知功能,影响人类大脑快速扩张演化及卓越的认知能力。但这些基因也被认为可以在不同的组合下导致自闭症和精神分裂症,它们的不同组合在人群中也是高度可变的。Olduvai 命运之轮模型(the olduvai wheel of fortune and misfortune model)解释了人类染色体 1q21 区域的不稳定性,及其增加基因拷贝数导致大脑快速演化的机制(图 5-30)。然而,这种不稳定性也容易对某些人产生不利影响,例如 1q21 缺失会导致精神分裂症和小头畸形,而该区域的重复则会导致自闭症和大头畸形。

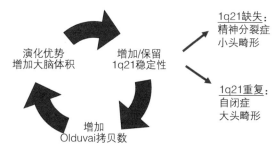

图 5-30　Olduvai 命运之轮模型

(三) 人类焦虑与抗焦虑

大部分脊椎动物的共同祖先已经演化出来一种介导焦虑的神经系统。这个系统使得动物能够预先为自然环境的变化及天敌的攻击做出准备——正所谓"人无远虑,必有近忧"。但是这个系统的过度刺激,也即长时间高强度地焦虑,会造成心理疾病。

5-羟色胺[又称血清素(serotonin)]系统是焦虑传导系统之一,在焦虑的神经介导中起着重要作用。广泛的临床前研究和临床试验证明了抑制性 5-羟色胺能亚型受体(5-HT1A)与功能失调的焦虑症有关。另一方面,我们体内也有几个抗焦虑的神经传导系统。大脑中的多巴胺(dopamine)(通常被称为"快乐荷尔蒙")增加,会给人带来幸福感。多巴胺是大脑"奖励系统"的主要驱动力,当我们体验到令人愉悦的事情时,它的分泌量明显升高。比如:人在玩动漫游戏或看到自己的社交媒体帖子被人点赞后,大脑中的多巴胺就会增加。此外,吗啡系统是另一个"快乐"的信号系统。吗啡对它的受体——μ 受体(mu opioid receptor, MOR)具有亲和力。吗啡的镇痛和精神活性作用,以及呼吸抑制和胃转运抑制的不良反应,都是通过 MOR 介导的。这个信号系统也会被酒精或尼古丁激活。理解了吗啡的受体功能,我们就可以对"成瘾"发展出更有效的疗法。

当然,我们的身体不会平白无故演化出吗啡这种物质的受体信号系统。科学家们发现 β-内啡肽是吗啡受体的内源性激活剂。我们运动后体内 β-内啡肽会增加。除了减轻疼痛感外,内啡肽的分泌还会导致欣快感、食欲调节、性激素释放和免疫反应增强。

大麻(marijuana)是一种来自大麻植物的精神药物,在医疗上用于镇痛。大麻的主要活性部分是四氢大麻酚(THC)。使用氚标记[^{3}H]-Δ9-THC,科学家发现了两种由基因复制而造成的大麻素 CB1 和 CB2 受体。由于人体不会无故演化出这种药物的受体,科学家随后发现了对调节焦虑很重要的内源性大麻素有花生四烯酸乙醇胺(anandamide)、2-花生四烯醇甘油(2-arachidonoyl glycerol),这种内源性物质可以激活体内 CB1 和 CB2 受体,从而减轻焦虑。

脂肪酸酰胺水解酶(fatty acid amide hydrolase, FAAH)是一种膜水解酶,具有酯酶和酰胺酶活性,可降解花生四烯酸乙醇胺和 2-花生四烯醇甘油,两者都是内源性大麻素。如果 FAAH 的基因发生了突变,就会使得血清中花生四烯酸乙醇胺水平升高。例如,一名苏格兰妇女的 FAAH 的基因(*FAAH-OUT*)附近发生了突变,于是她就对焦虑免疫,无法体验恐惧,而且对疼痛不敏感。

六、人类演化随机事件及瓶颈

除了自然选择和性选择的强大力量,人类演化也可以被随机事件控制。在第三章中曾提过,日本学者木村资生提出中性突变与随机漂移理论。该理论指出,在分子水平上,人类这种小族群的大多数变异,不是由自然选择引起的,而是通过那些对选择呈中性或近中性的突变等位基因的遗传漂移引起的。

（一）血型

最典型的随机事件例子是人类血型的演化。人类有 A、B、AB 和 O 型 4 种血型(图 5 - 31)，A、B、O 3 个等位基因有 6 种组合。O 型包含 2 个隐性基因(也就是 OO)；AB 型中一个等位基因为 A 基因，一个等位基因为 B 基因；B 型包含 BB 和 BO；同理 A 型则包含 AA 和 AO。那么血型到底是如何产生的呢？这是因为该基因通过制造一种称为凝集素的酶来决定血型。抗原从称为 H 物质的红细胞表面前体发展而来。A 血型通过 A 型酶在底物 H 上加上 N-乙酰半乳糖胺产生，B 血型由 B 型酶将半乳糖连接到 H 上产生。O 等位基因因为没有添加糖类，产生的凝集原并没有活性。

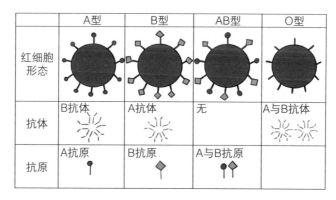

图 5 - 31 ABO 血型系统

输血这一方法是近代才发明的。A、B 型血不能输到 O 型血的人体内，因为 O 型血的人红细胞表面没有糖基，A 型和 B 型血的红细胞一旦进入其体内，抗体便会攻击红细胞，从而出现休克、凝血障碍、肾衰竭等情况。但是 AB 型血的人则可以接受 A 型血和 B 型血，因为机体的免疫系统已经将 A 型和 B 型的红细胞当作自己的一部分。

一个有趣的问题是：为什么美国的印第安人没有 B 型血？美国的印第安人很少有携带 B 型血基因，而中国人中 B 型血占到了 20%～25%，这和演化又有什么关系呢？原因在于我们的祖先从非洲迁徙，穿越欧洲和亚洲，有一小批人通过白令海峡迁徙到了美洲，这一小批人正好没有携带 B 型血基因，所以他们的后代都没有 B 型血，这就是演化瓶颈(bottleneck of evolution)。追踪人类迁徙路线，可以发现生活在南美洲土著人的基因组演化过程中有连续瓶颈(serial bottleneck)的现象。

(二) 生长激素不反应性综合征

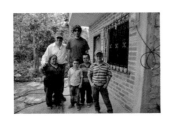

图 5-32　Laron 综合征家族

从演化瓶颈中可以观察很多临床上有关的问题。许多罕见病只在一个小的族群中发生。在南美洲的厄瓜多尔,有一个小村子中很多人患上了生长激素(GH)不反应性综合征,即拉龙综合征(Laron syndrome)(图5-32),其发病机制为 GH 受体基因的突变和失去功能,而这个基因只在他们小村子中代代传递,最后导致更多人患上了侏儒症。

(三) 两性人

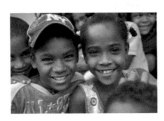

图 5-33　发生于多米尼加的两性人病

在多米尼加发现一种罕见的两性人疾病。患者的 $5-\alpha$ 还原酶基因发生了突变,使得睾酮(testosterone)无法转变为更有活性的双氢睾酮(dihydro testosterone, DHT),所以男性性征较模糊,在性成熟之前常被当作女孩来抚养(图 5-33);当性成熟时睾酮含量明显上升,到一定程度后,即使患者不拥有正常活性的 $5-\alpha$ 还原酶,部分睾酮也会变成双氢睾酮,使外性征雄性化。这些孩子 12 岁时才有男性性征,他们的前列腺也比较小。因为前列腺的生长需要 DHT,如果 DHT 不足,前列腺生长会受到限制。DHT 含量过高在正常人中可能诱发前列腺癌,于是基于这些发现,后来人们就以 $5-\alpha$ 还原酶的抑制物来治疗前列腺癌。

(四) 泰-萨克斯病

另外一个与演化瓶颈相关的例子是泰-萨克斯病(Tay-Sachs disease)。这是一种罕见且严重的神经退行性疾病,表现为进行性发育阻滞、麻痹和失明。主要发生在正统犹太人中的阿什肯纳兹(Ashkenazi)一支族群里。容易患病的阿什肯纳兹人身着同样的服饰，且其信仰的正统犹太教有着严苛的教义，即使迁徙到不同地区，也会遵守禁忌不与非同族的犹太人通婚，这也导致此病只在此族群内繁衍。

七、基因池与人类同情心

第三章已阐述过基因池的概念，即一个特定种群中所有基因的总和，每个等位基因都有特定的比例。演化选择的是整个族群，或整个小群，而不是只选择一个人的基因。这就意味着基因不只是由一个人向下传递，而是由一群人在传递，而群体之间互帮互助有利于一群人基因池的保存，这比一个人基因的保存更为重要。

(一) 同情心

接下来我们将从演化基因池的角度来解释人为什么有同情心。直观地解读演化论的适者生存观念，就会推论每个人都应该是自私的，因为只有自己能够在恶劣的环境下存活并适应，才能将自己的基因传下去。可是人为什么还会帮助别人，拥有同情心呢？从演化上讲，有个很有意思的解释。人的遗传物质中普遍存在着一群利他基因(genes for altruism)，通过帮助有同样基因的生物进行传代，这种源自血缘上的利他行为称为亲属选择(kin selection)。在一个族群中这些基因可以被保留，生物群自身也会主动解决族群地位与资源的冲突。而在现代社会，我们也会把不完全基于血缘关系的牺牲和慷慨视为很好的品性。假如一群人里面有人总是欺骗别人，那么人们普遍认为这样做不好，会影响整个族群基因的延续。最早在演化上这群利他基因可以延续，后来逐渐演化出同情心、牺牲、慈善的品质及行为，因为其背后有基因池选择的影响。

被广为研究的催产素(oxytocin)就是受利他基因调控的。催产素是一种由垂体分泌的9个氨基酸组成的多肽，起初发现这种激素在分娩、哺乳及性交时增加，能使得子宫肌肉收缩。它也有促进母乳分泌的功能，同时母亲和婴儿的亲密关系也会影响催产素的分泌。但后来的研究逐渐发现，催产素的作用远不局限于此。吸入催产素后，会使人乐于帮助别人，也有利于人际关系更加亲密。两个人成为情侣后,体内的催产素会增加;即使不是很熟的人,在吸入含有催产素的气体后,两者之间的关系也会很快变好。催产素能增加互信、同情心和性快感,是利他的物质基础之一。这种能帮助个体在他人陪伴下找到快乐(比如爱)的激素之所以能被选择,是因为这些激素可以提高性交的机会(性选择),有利于产生后代和抚养后代。同样,对后代的爱促使父母关心和保护后代,有利于基因的传递(图5-34)。

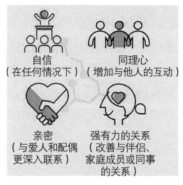

图 5-34 催产素的作用

同理心会驱使人类寻觅与自己相似的人。例如,我们的祖先始终生活在一个大家庭里,大家最想要照顾的便是亲人,因为他们与我们的基因相似程度最高。有些方法也可以增加体内的催产素,比如身着同样的服饰或制服、使用一样的语言、有一样的口音,或者举办同乡会——如此大家更像是来源于同一族群。参与共同的活动也可以增加催产素,宗教的功能即在于此。一群人亲切交谈,有共同的仪式,一同朝拜同一个信仰对象,就更有利于这群人基因的传递。

在此,我们还必须讨论一下人类独特的相互识别能力。在人类的演化过程中,独特的面部特征让我们能够识别具有相同基因的群体,有助于亲缘和性选择。人们根据各人独特的额头、眼睛的形状和颜色、眉毛的弯度、鼻梁的宽窄、颧骨的高低、嘴唇的厚薄和下颌的长短等,来识别不同的个人。人类的面部肌肉比现代黑猩猩多了约20块,它们不同的收缩和放松的组合,产生复杂的面部表情,因而可促进人际交流。与黑猩猩相比,人类有善于表达情感的眉毛,而黑猩猩没有眉毛(图5-35)。人类的眼睛有明显的眼珠和眼白,仅仅转动眼球就可以做出瞪视和翻白眼的表情。人类有鼻梁,而黑猩猩没有鼻骨。总体来说,与人类其他的特征相比,面部特征的可变性更大,并且构成这些特征的基因,在人类中表现出更大的变异。与此相对应的,人类具有独特的大脑区域来识别人脸特征。大脑梭状回(fusiform gyrus)中的 2 个位置对人类面部图案有反应,但对其他物体图案没有反应。由于人脸的独特性以及电脑大数据的进展,面部识别逐渐取代了指纹,用于支付、公共交通、执法等领域。

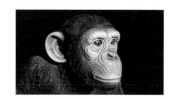

图 5 - 35　黑猩猩的面部

(二) 小基因池造成的遗传疾病

假如基因池太小会产生什么问题? 显性遗传表明,任何非近交系群体都携带着许多隐性基因。这些基因在不同程度上可能是有害的,但由于其显性等位基因的存在,隐性的性状被掩盖,从而变得无效或无害。当它们通过近亲繁殖成为纯合子时,就会显现出它们的负面作用(图 5 - 36)。小基因池往往与上面谈到的演化瓶颈现象同时发生,会对演化结果造成很大的影响。

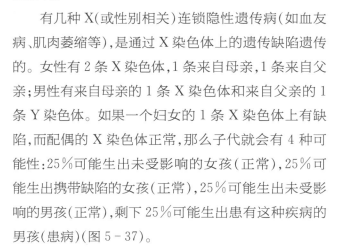

图 5 - 36　小基因池

有几种 X(或性别相关)连锁隐性遗传病(如血友病、肌肉萎缩等),是通过 X 染色体上的遗传缺陷遗传的。女性有 2 条 X 染色体,1 条来自母亲,1 条来自父亲;男性有来自母亲的 1 条 X 染色体和来自父亲的 1 条 Y 染色体。如果一个妇女的 1 条 X 染色体上有缺陷,而配偶的 X 染色体正常,那么子代就会有 4 种可能性:25％可能生出未受影响的女孩(正常),25％可能生出携带缺陷的女孩(正常),25％可能生出未受影响的男孩(正常),剩下 25％可能生出患有这种疾病的男孩(患病)(图 5 - 37)。

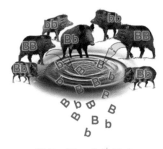

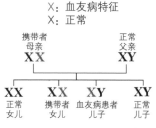

图 5 - 37　血友病的隐性遗传特征

血友病是一种很典型的 X 连锁隐性遗传病。在受伤时,患者的血液凝固非常缓慢。尽管女性会将该病的致病基因传代,但当一个等位基因受到影响时,只有男性才能表现出来。血友病通常被称为"国王的疾病",也就是一种贵族疾病。英国的维多利亚女王是血友病的携带者,因为欧洲的皇室成员只在皇室之间通婚,通过近亲结婚将这种疾病传给了她的许多后代(包括俄罗斯皇帝家族和西班牙王室)(图5-38)。

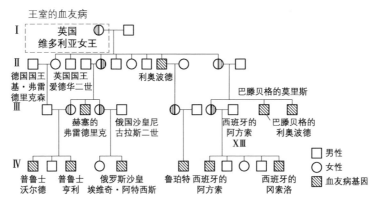

图5-38 欧洲皇家血友病谱系图

再比如:延胡索酸酶(fumarase)缺乏会导致脑病、严重精神发育迟滞、脑畸形和癫痫发作。1990年全世界只报道了13例这样的病例。但美国摩门教会因为近亲结婚,竟发现了20例延胡索酸酶缺乏病例。从前的人缺乏亲族遗传性疾病的认知,不排斥甚至鼓励近亲通婚。直到20世纪,中国还有所谓"亲上加亲"的说法,赞同表堂兄弟姐妹结亲;古埃及甚至有法老王娶自己女儿的情况。即使在今日,阿拉伯半岛的部落常会选择一个来自同一家庭的婚姻伴侣,可能是表亲,或者至少是一个可以帮助保护财产并为氏族的延续和防御做出贡献的部落亲属。在沙特阿拉伯,近亲结婚率估计超过55%,因此一些代谢性疾病的发病率比其他国家高出20倍,如地中海贫血、镰状细胞贫血、糖尿病等疾病普遍存在。代谢性疾病进一步增加了人口中的肥胖率和不孕率。近亲结婚使得基因池明显缩小,这对于演化而言十分不利。

八、饮食与新环境的不适应

演化上的饮食不适应是人类遗传学家杰姆斯·V.尼尔(James V. Neel,1915—2000)在1962年提出的"节俭基因假说"。即人类祖先依靠不稳定的狩猎来维持温饱,并可能随时遭遇天敌以及严酷的气候或环境,"节俭基因"使体内的代谢机制能够充分有效地利用有限的食物,尽量积攒能量,以备饥荒时期的生理需求,免于被自然淘汰。如今的环境不再那么严酷,高糖、高脂、高蛋白质的食物应有尽有,大多数生活与工作也不需要消耗很高的能量,但我们的节俭基因依然存在,这就导致肥胖、糖尿病和高血压等疾病在人群中的发病率增高。所以环境的变化与我们的基因还需要很长一段时间才可以逐渐磨合适应(第七章中会进一步阐述)。

乳糖不耐受(lactose intolerance, LI)又称为乳糖酶缺乏症,也是一种饮食与新环境的不适应。其根本原因是人体缺乏乳糖酶,无法将牛乳或其他乳制品中的乳糖分解成易被吸收的单糖(即葡萄糖和半乳糖),而导致肠腔渗透压增高,或进入结肠的乳糖被细菌酵解成乳酸、氢气等多种气体,进而刺激肠蠕动增加,出现腹泻、腹胀、腹痛等症状。

人类第 2 号染色体上的乳糖酶基因负责乳糖酶的合成。幼儿期拥有较好的乳糖消化能力,而成年后,该基因的活动减弱,造成乳糖不耐受。乳糖酶基因在世界上不同族群之间的表达差异很大。人群中存在 3种与乳糖有关的基因型:第 1 种是纯合乳糖酶持久性(lactase persistence, LP),即造成其成年乳糖耐受。人类 2 个等位基因的表达都有乳糖持久性,所以造成其余 2 种为纯合乳糖酶非持久性(homozygous lactase non-persistent, LNP)和杂合子。在杂合子型中,一个等位基因的表达有持久性,而另一个没有持久性,所以造成一种折中的表型。LNP 是人群中最常见的乳糖不耐受表型(占 65％～70％)(图 5 - 39),他们在婴幼儿时期喝母乳,但成年后饮用乳制品会出现腹泻等症状。通常 LP 普遍存在于长期放牧和取奶的人群中,他们将牛奶、羊奶或奶制品当作食物,可

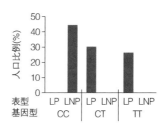

图 5 - 39　不同乳糖酶基因型及人口占比

能导致其乳糖酶基因上游的增强子区域产生突变而适应环境,这是演化上正选择的结果。

人类对奶牛的驯化可以追溯到距今 11 000～10 000 年前的伊朗和叙利亚地区。7 500 年前,中欧出现了乳糖酶持久性基因。6 500 年前,中欧已经建立了发达的奶业经济,这与演化为成年期时拥有消化乳糖的能力是息息相关的。

但是大多数人的乳糖酶是非持久性的,这可能是由于位于乳糖酶基因增强子区的 SNP 与 LNP 有关,但这并非基因蛋白质编码序列的变化,而是控制它的基因表达产生了变化。部分中国汉族人表现为乳糖不耐受,但是在喜食奶制品的西北少数民族人群中会少很多,这些民族的人仍然能在成年时饮用乳制品。千百年来,400 毫米等降水量线将中国分割为两大区域。线的东南部是季风气候,年平均降水量在 400 毫米以上,以农业为主;线的西北部是温带大陆性气候,年平均降水量在 400 毫米以下,以畜牧业为主。使得两侧形成了特点鲜明的农耕民族与游牧民族。降水量线两侧由于气候差异形成的两种文明不断碰撞、交融,在历史上留下了深深的印记,也使得农业社会和游牧社会的人群基因演化,其相关的乳糖持久性和不持久性的人群间仿佛产生了一道无形的墙。

目前研究人员发现,乳糖酶非持久性个体定期食用乳制品,其肠道微生物菌群可能会慢慢适应,从而消化部分乳糖。

九、时间的不适应

时间和节律(rhythmicity)也存在演化上的问题。人类祖先与所有动物祖先类似,随地球和太阳的位置关系的变化,每天有日夜的交替,因而出现了人类生理的昼夜节律。人需要昼夜节律,是为了使机体能够较为准确地预料到有规律的环境变化,以便更好地利用环境资源,如光和食物,以便在光亮时采食。

这里要提到两个概念,一个是生理节律(circadian rhythm),另一个是昼夜节律(diurnal rhythm)。生理节律是指人体的变化大致以 24 小时为周期,而昼夜节律是与日夜周期相同步的。睡眠、觉醒都受到太阳影响,体温与激素的分泌也保持与昼夜节律同步的生理节律。如果某人刚从美国到中国,即使努力地在睡眠时压抑自己的食欲,生理节律还是会令他在深夜想吃东西。也就是说,肠胃在原来该进食的时候,还是会发出指令进食。1 周之后,生理节律逐渐适应了昼夜节律,便不会在深夜想吃东西了。所以，即使时间改变了，人的生理节律还是会有惯性。此外，还有一种亚昼夜节律（ultradian rhythm），指比日周期节律更短的生物节律，如三餐的进食时间。

　　睡眠和觉醒周期对我们和其他动物都很重要。牛和其他大型食草哺乳动物站着睡觉；一些海洋哺乳动物在游泳时睡觉；一些海鸟在飞行时打盹，让大脑的一半打瞌睡，而另一半则继续工作。

　　古时候由于交通工具的限制，人类很难在较短的时间内到达很远的地方，也就不存在所谓时差（jet-lag）的问题。但现代快捷的交通工具衍生出"倒时差"问题，即跨越时差较大的两地时，需要通过一系列措施来调整生理上的不适应。这种不适应来源于人体的生物钟（bioclock）与新环境时间的不匹配。哺乳动物的生物钟位于下丘脑的视交叉上核（suprachiasmatic nucleus，SCN）。人体的生理节律由 SCN 控制，它和外界的明亮与黑暗同步。生物钟或其同步性（synchronization）失调会发生在旅行时差、夜班工作或老年时期，而这种干扰会影响精神和身体的状态。

　　哺乳动物的生物钟负责控制褪黑素（melatonin）的分泌。褪黑素的含量可以从血液中测量。褪黑素只在晚上由松果体（pineal body）分泌，冬天时分泌会更持久。研究表明，我们身边电子设备发出的蓝光会影响睡眠的激素分泌。手机半夜突然"叮咚"一声响就可能使人清醒，影响整个睡眠周期。SCN 分泌的褪黑素通过神经和体液调节作用于不同的器官。更有意思的是，外周组织器官也有局部生物钟（local bioclock）。例如，体内的糖皮质激素（glucocorticoid）、血压每天都在变化，呈现一定的昼夜规律，时常和大脑信号同步（图 5 - 40）。可是有时候，大脑信号由于

人工选择引起的狗昼夜节律性疾病

　　人为选择意外地导致了不同种的狗演化出遗传性疾病。犬类遗传学对兽医学和人类生理学都有影响。混种狗可能携带一种常见的隐性疾病，而纯种狗更可能受到这种遗传疾病的影响。发作性睡病（narcolepsy）是一种影响人类和动物的致残性睡眠障碍。兽医在拉布拉多猎犬和杜宾犬中发现了隐性遗传的发作性睡病。

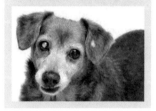

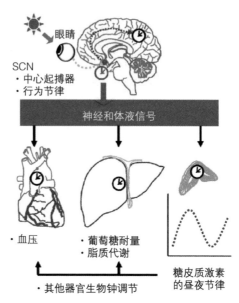

图 5-40　外周组织的生物钟调节

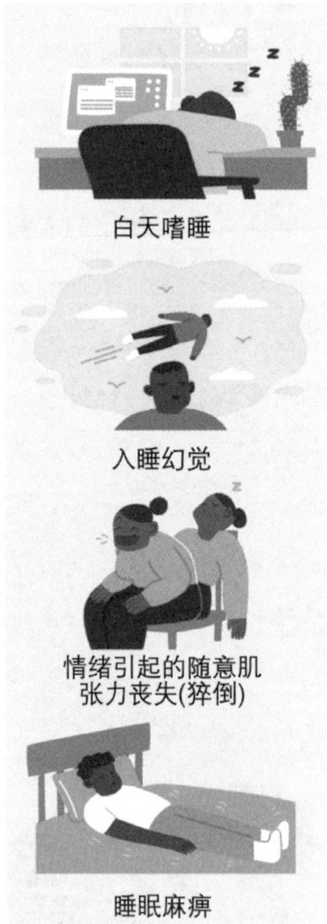

某种原因而紊乱，局部器官却仍然按照原来的规律运转。如前面提到的大脑因不适应昼夜节律而紊乱，但胃肠的蠕动并不马上就与大脑信号同步。

有一种疾病称为季节性情感障碍（seasonal affective disorder），多发生在高纬度地区。北欧国家纬度很高，有些地区在夏天有超过 20 小时的日照，甚至更北边一点的地方，太阳只下山半个小时又上来了。可是到了冬天就是漫漫长夜，昼夜极度不均匀的差异，令生物钟失调而导致很多北欧人感到季节性抑郁。

有一种嗜睡症，主要症状表现为白天嗜睡、入睡幻觉、情绪引起的随意肌张力丧失（猝倒）及睡眠麻痹（图 5-41）。这一疾病是由下丘脑分泌食欲素（orexin）受体 2 基因（*OX2R*）的破坏引起的。经由犬类的发作性睡病而研究确定了下丘脑食欲素为主要调节睡眠的神经递质，为发作性睡病患者开辟了潜在的治疗方法。有趣的是，失眠患者的血浆中食欲素 A

白天嗜睡

入睡幻觉

情绪引起的随意肌张力丧失（猝倒）

睡眠麻痹

图 5-41　发作性睡病的主要症状

水平较高,并且与失眠的严重程度相关。后来,一种食欲素受体拮抗剂被用来治疗失眠。值得注意的是,这种配体-受体系统以食欲素命名,因为它同时调节食物摄入和睡眠。根据明/暗周期,昼夜节律由位于 SCN 的中央生物钟系统调节。昼夜节律信号主要通过下丘脑背内侧核被发送到下丘脑外侧区。因此食欲素在活跃清醒时(昼行动物的亮相和夜间动物的暗相)分泌。此外,低血糖也促进食欲素分泌。食欲素受体 1(OX1R)对食欲素 A 具有选择性,而 OX2R 对食欲素 A 和食欲素 B 具有相似的亲和力。食欲素在稳定清醒状态时促进进食行为,并通过自主神经调节能量和葡萄糖代谢。昼夜节律信号还通过下丘脑的室旁核(paraventricular nucleus, PVN)、脊髓中间带外侧核(intermediolateral nucleus, IML)和颈上神经节传递到松果体。因此,褪黑素是在黑夜被分泌出来。褪黑素激活两种类型的受体——MT1 和 MT2,以调节外周组织的昼夜节律、能量平衡及胰岛素的分泌(图 5 - 42)。

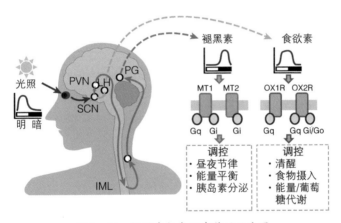

图 5 - 42　褪黑素与食欲素作用示意图

如果对生物钟做更深入的研究,就会发现每个细胞都有生物钟,而参与调控的基因命名也很有趣,比如 *Clock*、*Per 1*(period 1)、*Per 2*(period 2)、*Cry1*(cryptochrome circadian regulator 1)、*Cry2*(cryptochrome circadian regulator 2)。如图 5 - 43 所示,对果蝇突变基因的研究表明:生物钟的基础是某些转录因子,如 *Clock* 会影响 *Per 1*、*Per 2* 的转录因子(PER1、PER2)的生成,PER1、PER2 又进一步影响 CRY1、CRY2。同样,在人体内也有类似的同源转录因子(orthologues transcriptional factor)通过反馈调节来调节生物钟。

身体的免疫状况也是有节律的,不同时段的免疫力也有强弱之分。研究人员

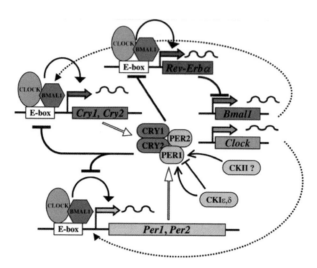

图 5-43 果蝇生物钟基因调节

让两组小鼠在不同的时间点感染同一种疱疹病毒,进而研究病毒在小鼠体内的存活时间和不同时间点小鼠体内病毒的数量。实验发现了感染时间的显著差异:小鼠是夜行性动物,白天的免疫力较低,在夜晚比较活跃时免疫力较强。所以,小鼠白天感染病毒载量(代表体内有多少病毒进行复制)的峰值是夜晚的 10 倍(图 5-44)。这与人类正好相反,人的免疫力是白天较高。由此可以得知,我们的生物钟对疾病会造成影响。

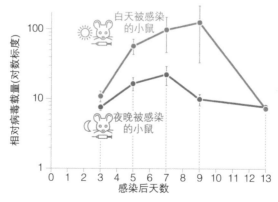

图 5-44 昼夜节律影响小鼠免疫力

在我国,中医学对于昼夜节律早有认识。1980 年,鲁桂珍和李约瑟共同执笔的《针灸·历史与理论》出版。这本书用翔实的资料,严谨地推断出中国早在公元前1500年,就已经存在关于生物体昼夜节律的医疗应用。现代医学实践证明:细胞周期与昼夜节律密切相关(图5-45)。在一天不同时间中,疾病及症状的严重程度也有不同。对疼痛的敏感性在不同时间也有所不同。

这种生物钟理论早在周朝便有应用。针灸医师根据一年中季节不同和一月中日期不同的周日循环,来选择针灸穴位。中医学上把这种对生物节律的描述称为子午流注(图5-46),即认为人体功能活动、病理变化受自然界气候变化、时日等影响而呈现一定的规律。根据这种规律,选择适当时间治疗疾病,如针刺手少阳心经腧穴,在午时(11:00—13:00)治疗心脏病效果好。

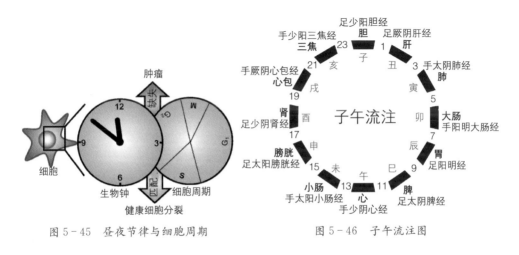

图5-45 昼夜节律与细胞周期   图5-46 子午流注图

十、女性的不适应

下面我们会讨论人类女性月经的演化基础。现代女性过早初潮、生育延迟及哺乳期缩短,导致月经周期增加,以及伴随而来的雌激素过量和持续排卵;社会生活环境的快速变化,造成了女性的不适应,也增加了乳腺癌、子宫癌和卵巢癌等疾病的发病率。此外,我们还会讨论人类演化过程中胎儿头颅增大,以及直立行走导致的骨盆缩小所造成的分娩困难。最后会谈到女性独特的X染色体及女性疾病。

(一) 月经

了解女性生殖系统的演化与当今环境的不适应,有助于理解月经周期的大量出血现象。人们对月经的看法多为负面的,许多女性被流血的不便和痛经困扰,经血的流失也无疑是种浪费。从演化的角度来看,月经在所有灵长类动物中,包括人类祖先,本来是一件罕见的事情。人类祖先一旦性成熟就开始怀孕、生育、哺乳,很少有来月经的机会,所以出血现象也没有自然选择压力。月经只有灵长类动物有,这与胚胎的数目有关。小鼠每 4～5 天有十几个卵细胞成熟,受精后的胚胎会诱导子宫的蜕膜化而着床,虽然子宫蜕膜化不一定完全成功,但是胚胎着床的概率还是很高。胚胎着床需要子宫的蜕膜化。人类等灵长类动物的胚胎很少,每个月只排 1 个卵细胞。因此,每个月雌激素和孕激素刺激子宫内膜,致使很多血管和细胞生长。这种子宫内膜间质细胞的形态和功能的变化并不需要胚胎,而是自发的,称为自发蜕膜化(spontaneous decidualization, SD)(图 5 - 47);人类在没有胚胎的情况下,子宫自发蜕膜,准备好让胚胎可以立即着床。这是蜕膜反应的遗传同化现象(genetic assimilation)。而其他哺乳动物(如小鼠)的蜕膜化现象发生于胚胎产生之后,是胚胎进入子宫后才刺激子宫蜕膜化生长。

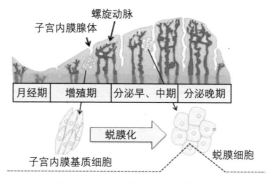

图 5 - 47　人类子宫内膜蜕膜化

人类月经周期一般为 28 天,其特点在于子宫的变化。月经周期的 28 天可以分成前 14 天和后 14 天。前 14 天子宫内膜增长,在月经中期排卵。这是因为在月经周期的前期卵巢分泌雌激素增加,子宫内膜增长,然后卵巢分泌孕激素增加,又使子宫血管、腺体增生更加显著;等到黄体退化后,雌激素和孕激素的水平都陡然下降,不能继续刺激子宫内膜的生长,内膜脱落出血,与坏死的组织一起沿着阴道流出。现代的女性不再一直处于怀孕状态,虽然子宫在排卵前就已经准备好,但若没有胚胎着床,生殖激素的水平无法维持子宫内膜蜕膜化的水平,间质细胞坏死,内膜崩解,而流出经血。所以子宫自发蜕膜是一个演化的结果,有利于我们的祖先繁殖。但由于女性生活方式改变太快,反而造成每个月月经出血。

月经是必要的吗？避孕药的发明带出了这个之前人们不曾想过的问题。20世纪60年代避孕药出现，妇女拥有了对怀孕做出选择的权利，后来影响了女权运动。但服用避孕药期间就没有月经。为了迎合妇女认为月经流血是女性专属的"性征"，药厂便设计出"模拟月经"——服避孕药的第4周会出现流血。口服避孕药含有雌激素和黄体酮，用以抑制黄体生成素(LH)和卵泡刺激素(FSH)的分泌，阻断卵巢功能；但第4周的药并无那些激素成分，等于是停药1周，就出现子宫出血。现在更新的方法是使用宫内节育器(intrauterine device，IUD)，含有黄体酮的节育器在不影响卵巢功能的情况下，可以避免子宫出血。对于感到月经是痛苦不便而并不想要月经的妇女，这是另一种选择。

尽管我们称子宫的周期性出血为月经，但它与月球的周期并没有太大关系，如黑猩猩的月经周期就长达36天。月经在人类演化的过程中对女性在社会中的地位影响很大。在一些文化里，月经被认为是肮脏和羞耻的，针对经期的女性有很多规矩。例如，日本有些神社和寺庙不允许月经期女性进入；在伊斯兰教和印度教中，月经期女性不能进入寺庙、不能在厨房工作、不能佩戴鲜花、不能与其他人接触等。印度还有些村庄，因为月经使女性一个月中有几天不能工作，就有很多妇女因此摘除子宫，于是这个村子全年无休的女性劳动力受到了企业的青睐。

女性一生中有400多次月经。每次月经只有1个卵子排出，大部分都没有受精并发育成胚胎，直至50岁左右绝经。女性在出生时有800 000个卵子，但随着年龄增加，卵子数目大量减少。女性在35岁之前怀孕十分重要，因为35岁之后卵子质量会降低，部分会出现遗传和染色体的缺陷。

那么女性为什么会停经呢？有些人提出"祖母假说"(grandmother hypothesis)：已绝经的老年女性，可以为其孙辈提供更多帮助，从而增加后代存活率；若不绝经，她们晚期的卵子质量都会偏低而导致遗传缺陷的风险增加，所以停经可能也是演化所致。可是实际上我们的女性祖先没有停经的现象，因为她们活得不够久。更可能的解释是女性不能再生的生殖细胞数量是有限的。

现代妇女停经后的激素替代疗法，可以使女性的皮肤更为光滑、降低骨质疏松及骨折的概率、促进阴道润滑、减少心血管疾病，但同时也增加了乳腺癌及子宫内膜癌的风险。

(二) 分娩困难

由于直立行走和跑步的需要，人类女性演化出较窄的骨盆，因而导致了生产时的困难。与此同时,由于思考和认知的需要,人类演化出体积越来越大的脑,刚分娩胎儿的大脑约占其身体的一半(图5-48),更进一步导致分娩困难。

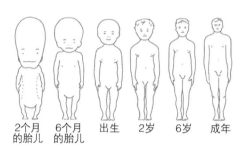

2个月
的胎儿　6个月
的胎儿　出生　2岁　6岁　成年

图5-48　人类头颅大小与身体比例随年龄变化示意图

为什么人类胎儿生下来看起来都是胖胖的? 研究表明,不同生物出生时脂肪储值一般都很少,但人类的胎儿与其他生物相比却显得特别丰腴,这是因为人有一个容量很大的大脑。大脑是人体器官中代谢率最高的,即使能量供应暂时中断,都会迅速受损。所以要保证有足够的能量供给大脑,胎儿才能存活。因为人类没有动物发达的毛发,所以更多依赖于皮下脂肪保暖;人类出生时的体脂率是14%,比其他物种高很多。在许多地区,由于婴儿的死亡率很高,自然选择倾向于留下那些通过增加食物摄取和能量贮存而体脂率较高的新生儿。在距离我们仅仅三四代的祖先时代,很多小孩一生下来就夭折了,只有较胖的小孩活下来,所以可以说这又是一次自然选择。此外,脂肪组织还可在婴儿感染时提供后备能量供应。假如有感染,婴儿脂肪就会起作用——自然选择以此弥补我们失去体毛的缺陷。

有些产妇选择使用麻醉剂进行无痛分娩,而不是"自然分娩",或者会与古老的信念——分娩应该是痛苦的相违背,从而产生矛盾心情而有一种失败感,甚至负罪感。其实这是完全没有必要的。分娩困难是演化过程中人类为直立行走而付出的代价。

(三) 哺乳

在现代社会,尤其是在经济发达地区,有许多婴儿突然从母乳喂养转变为奶粉喂养,这会造成什么演化上的变化呢? 人类的祖先都是母乳喂养,在这个快速发育时期,母乳不但给予孩子所需的营养,还提供很多免疫分子,以及更重要的亲子间通过授乳建立的亲密关系。母乳在婴儿免疫系统和肠道细菌的发展中也起着关键作用,同时降低了过度肥胖、2型糖尿病和心血管疾病的风险。比起母乳,奶粉喂养的孩子会比较肥胖，长大后较易患糖尿病、心血管疾病等。母乳喂养也是一种"天然避孕药"，因为母乳喂养可使催乳素（prolactin）的分泌增加，抑制了垂体分泌促性腺激素，延迟正常的月经恢复。有奶粉公司在非洲推广奶粉，很多新生儿的母亲不再用母乳喂养孩子，当地人又不会避孕，很快会再度怀孕，造成对家庭和社会很大的影响。人类的社会习惯变化很快，大家都用奶粉之后的影响很快可以显现。所以说，将母乳喂养替换为奶粉喂养，这种人为选择往往会很快反过来影响到人类自己。

演化产生的一些激素，如催产素会在分娩、哺乳和性交时从脑中释放，以促进个体间的联系交流，有利于我们祖先的繁殖。而如今这种分娩和哺乳行为的改变，减弱了母亲与孩子的亲密关系；加上互联网的广泛使用，更导致人际直接互动的缺乏，减少了催产素分泌，可能最终形成一个没有亲密关系的社会。

（四）性染色体与人类疾病

人类的 X 染色体和 Y 染色体与其他常染色体不同（图 5 - 49），是决定性别的第 23 对染色体，男性为 XY，女性为 XX。X 和 Y 序列最初是同源的，在演化过程中因彼此 XY 重组区域的减少而逐渐分开。Y 染色体仍然保留了假常染色体区域（pseudo autosomal region，PAR），与 X 染色体上的可对应区域保持同源性。PAR 是男性在减数分裂期间配对时，X 与 Y 染色体可以发生配对的区域。人的 Y 染色体包含制造正常精子所必需的 *SRY* 基因，但是 Y 染色体的体积与基因数量正在演化中逐步减少。X 染色体大约是 Y 染色体的 3 倍大，包含大约 900 个基因，而 Y 染色体仅有 55 个基因（图 5 - 50）。

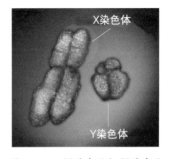

图 5 - 49 X 染色体与 Y 染色体

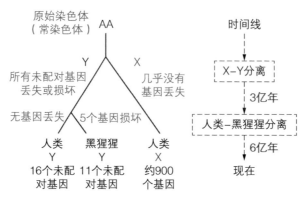

图 5-50　Y 及 X 染色体的演化

布莱恩·赛克斯(Bryan Sykes，1947—2020)在他的《亚当的诅咒：一个没有男人的未来》(*Adam's Curse：A Future Without Men*)一书中猜测,由于 Y 染色体中重组抑制的逐渐扩大,Y 染色体正在持续萎缩,同时伴随着男性精子数量的下降。他预言在 5 000 代(约 125 000 年)内,男性人类将灭绝。赛克斯认为,人类未来生存的选择之一是单性生殖:使用体外受精方法,将一个女性无核卵子与另一个女性的细胞核结合,然后将发育后的胚胎植入子宫。

虽然世界上任何相同性别的人之间的 DNA 只有 0.1% 的序列差异,但是任何一个男性与一个女性之间的 DNA 序列由于 X 和 Y 染色体的差异,却有 1.5% 的差别。这显示了男人与女人的生理及病理特性都存在很大差别。

(五) 性别特异性疾病

有些人类疾病是男性或女性特有的。比如,女性有多囊卵巢综合征(polycystic ovarian syndrom，PCOS)、乳腺癌、卵巢癌和子宫内膜癌,以及妊娠相关疾病(妊娠糖尿病、先兆子痫)等;男性则有睾丸癌及前列腺癌、色盲、血友病 A 等(图 5-51)。

女性特异性疾病中的 PCOS 患者表现出胰岛素抵抗和肥胖,可能是由于我们祖先演化出的"节俭基因"与现代生活方式不适应所致。在治疗 PCOS 的一个亚组患者中,减肥治疗给患者带来了希望。所以了解女性演化上的不适应可以更好地预防和管理疾病与生殖功能障碍。

由于红绿色盲是通过 X 染色体遗传的,因此红绿色盲在男性中更为常见。男性只有 1 条来自母亲的 X 染色体,如果该 X 染色体具有红绿色盲基因,他就会患

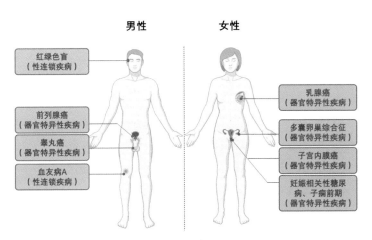

图 5-51　男、女性特异性疾病图示

上红绿色盲。而女性有 2 条 X 染色体，1 条来自母亲，1 条来自父亲；2 条 X 染色体都具有红绿色盲基因时，她才会患上红绿色盲。

在某些病的发病率上，男性与女性也存在很大的差异，这大部分是因性激素及生活方式不同所造成的。女性的骨质疏松症发病率比男性高 4 倍，自身免疫性疾病的发病率也比男性高 2 倍以上；此外，女性阿尔茨海默病及抑郁症的发病率也普遍比男性高。而男性患主动脉瘤的风险是女性的 6 倍，患食管癌、肝癌、口腔癌的风险是女性的 3 倍多，患胃癌的风险是女性的 2 倍。但目前对于男女之间因 X 与 Y 染色体基因不同所造成的不同疾病发病率及疾病危害程度，还需进一步研究。

如第三章讨论过，女性演化的另一个独特性在于环境对女性表观遗传可以跨 3 代人的影响。由于祖母怀孕时，其腹中女儿的卵母细胞已在胎儿的卵巢中发育，并且胎儿卵巢中的卵母细胞在其出生、成长、成熟后，可受精并成为第 3 代胚胎，因此在胚胎重编程过程中存留的任何表观遗传变化都可以保留在第 3 代中，这一点在第四章有述。举一个药物胎害的案例：己烯雌酚（diethylstilbestrol, DES）是一种小分子药物，1940—1971 年在美国被数百万孕妇服用以保胎。但是后来美国食品药品监督管理局向医生发生警告，因为 DES 在怀孕期间对胎儿有害。研究证明，怀孕时服用 DES 女性的孙女会有患早产、月经失调以及注意力缺陷等的风险。

（六）后代的性别选择

在受精过程中，含有 X 或 Y 染色体的精子会与卵子中的 X 染色体配对，成为女性胚胎中的 XX 染色体和男性胚胎中的 XY 染色体。确实是父亲的单精子决定了后代的性别。

对于人类来说,有不同的方式来"选择"后代的性别。最可靠的方法是在体外受精过程中进行胚胎活检,当胚胎有 16 个或更多细胞时取出一两个细胞,以确定有没有 Y 染色体(男性胚胎)。这种方法可以最大限度地减少对未来胎儿的伤害,通常在家庭患有性染色体相关疾病时使用。其他基于精子运动和密度的方法来选择男女胚胎不是很可靠。

对于养殖高产奶牛、优质肉母猪和产蛋量丰富母鸡的农民来说,最好只有雌性后代。这可避免农民杀死数百万只不生产牛奶、商业肉类或鸡蛋的雄性动物。最近的一项研究利用了 CRISPR 基因编辑方法来实现这一目标。CRISPR 方法由两部分组成:用来破坏基因组中靶基因的 CRISPR 酶复合物,以及特异性识别并引导复合物到染色体中对正确靶基因进行编辑的向导 RNA。为了仅杀死一种性别的胚胎,研究人员分离了 CRISPR 复合物,将酶基因的一半置于雄性小鼠的 Y 染色体中,将另一半的向导 RNA 置于雌性小鼠中。然后,他们选择了一种细胞分裂时很重要的称为拓扑异构酶 1(*TOP1*)的基因,作为设计向导 RNA 的目标,以除掉 *TOP1* 基因。当 X 染色体中有可找到 *TOP1* 的向导 RNA 的卵子与携带 CRISPR 酶的 Y 染色体精子受精时,酶和向导 RNA 重新结合,形成了定义雄性的 XY 组合。基因编辑后,雄性 XY 胚胎在植入子宫前只有几十个细胞时就会被杀死。当 CRISPR 酶复合体被放在雄性的 X 染色体上时,情况正好相反,所有的雌性 XX 胚胎都无法植入(图 5-52)。目前的研究只在啮齿类动物中进行。

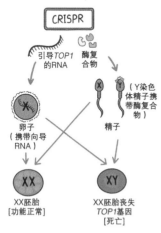

图 5-52 CRISPR 基因编辑控制性别

第六章

瘟疫：演化与人类流行病

在人类演化的近 15 万年中，传染病始终是人类的一大天敌。从农业革命、城市的诞生，直至工业革命，传染病一直是阻碍人口增长的一个很大因素。世界各地无数人死于传染病，比如 14 世纪暴发在整个欧洲的黑死病，夺走了当时欧洲总人口近 1/3 的生命，它对欧洲乃至全世界都有着极大的影响。人们在疫情后思想产生了重大转变，神权开始没落，中世纪固化的社会结构开始动摇，社会流动性增强，农民不再被束缚在土地之上，为后来的资本主义和人本主义的萌芽打下了经济基础；促进了欧洲文艺复兴运动的发展与传播，改变了欧洲文明的发展方向，也推进了科学技术的发展。直到工业革命开始，抗生素的发现，以及现代医学的突飞猛进，人类不再对传染病束手无策，才带来了人口数量的激增，大多数前沿的进展，都是在最近数十年才发生的(图 6 - 1)。

但是在人口爆炸的现象发生后，现在很多国家出现了新生人口减少及老龄化加剧。这种趋势始于欧洲，逐渐扩散至全世界。死亡率与后续生育率的下降，导致人口增长率先加速然后再次减缓，最终导致生育率降低、寿命延长的老龄化社会。比如日本，截至 2020 年 9 月，超过 65 岁的人口已占总人口的 28.7%。如果一个社会中大部分都是老年人，整个社会就会逐渐瘫痪。

如图 6 - 2，自 20 世纪中叶以来，全世界因传染病而死亡的人数已大大减少。1901 年，致死率最高的是细菌感染，占 10%～15%，但在 1947 年之后明显减少。呼吸系统疾病的致死率没有很大变化，但心血管疾病的致死率明显增加。肿瘤发病率呈增长趋势，这与环境污染有关，也与人的寿命增加有关。从这个角度来看，随着环境等外在因素发生巨大变化，人类基因的演化却变化甚微的情况下，就会产生很多问题。

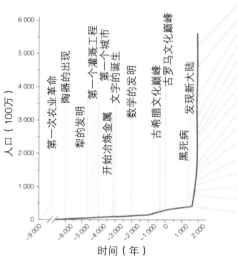

图 6-1 人口数量变化图

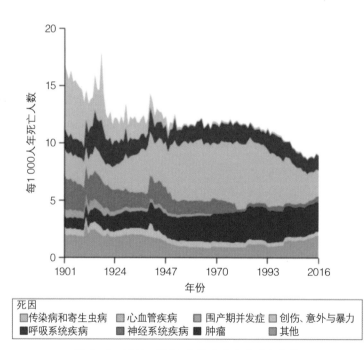

图 6-2 1901—2016 年因不同疾病死亡人数

值得一提的是,在过去传染病(如甲型肝炎、肺结核、流行性腮腺炎等)的发病率有所下降的 50 年里,自身免疫性疾病(如多发性硬化症)、炎症性疾病(如克罗恩病)和过敏性疾病(如哮喘)的发病率却显著增加(图 6‐3)。一名美国医生根据当时流行病学调查,提出卫生假说(hygiene hypothesis):幼儿时期因缺少接触传染源、共生微生物(如胃肠道菌群、益生菌)和寄生虫,从而抑制了免疫系统的正常发育,进而增加了罹患过敏性疾病的可能。

人类从农业社会进入工业社会,再进入到全球一体化社会,造成了急性传染病大流行。如何从演化角度去看待、预防与治疗流行性疾病,是很有价值的议题。我们会谈到天花的发病与种痘、疟疾与镰状细胞贫血的关联、霍乱、艾滋病与鼠疫的关系、流感病毒和2019 冠状病毒病等,以及人为选择造成的猪瘟,都与演化有着千丝万缕的联系。

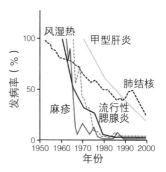

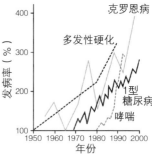

图 6‐3　1950—2000 年美国传染病及自身免疫性疾病发病率

一、天花

天花(smallpox)与牛的一种名为牛痘(cowpox)的病很相近,有很高的致死率。人感染了这种病毒之后,若还得以幸存,会在脸上留下很多的瘢痕。这种病毒传播迅速,主要通过呼吸道传播,导致皮肤、黏膜出血,造成所谓的"麻子"。中国是最早记载天花的国家。早在东晋时期,著名道医葛洪就在《肘后备急方》中记载:天花发病时会出现痘疹、水疱和脓疮,重者数日内就会死亡;轻者痘疹溃破后结痂脱落。在 18 世纪的欧洲,每年约有 40 万人死于天花,其中 1/3 的病例最终失明。在 20 世纪,天花导致多达 3 亿~5 亿人死亡。

有些历史学家认为,天花早在公元前 5 世纪已在地中海区域传播,也有人推测该病来自印度。天花的传播与全球人口数量的增加以及人口迁移有关。15世纪末到16世纪初,美洲大陆上生活着大量土著居民,西方人还没有抵达新大陆,因而当地从未发现天花。这也意味着,土著居民受流行病影响的风险更高,因为他们之前没有接触过这种疾病,使得他们不能获得某种形式的免疫力。而后欧洲人前往美洲时,将很多传染病带到美洲,例如英国军队抵达北美洲,把天花患者的衣服送给印第安人穿,导致美洲土著印第安人大范围感染和大量死亡。

为什么在欧洲与美洲的当地居民中天花的病死率会相差这么多呢?第1种假说是天花已在欧洲流行多年,许多人在未出生时,其母体接触到天花病毒,从而使胎儿建立免疫耐受。第2种假说是不同人群所处环境不同,欧洲畜牧业发达,接触到牛痘病毒(例如挤奶工直接接触携带牛痘病毒的奶牛或饮用含牛痘病毒的牛奶等)的概率大大增加,这也使得后来可以发明牛痘疫苗。而美洲印第安人以狩猎为主,并无发达的畜牧业,接触到这类病毒的概率非常小,所以在接触并患上天花后,病死率极高。

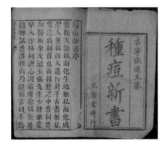

图 6-4 古书上对种痘方法的记载

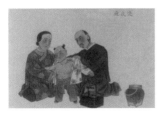

图 6-5 痘衣法

种痘始于唐代(图6-4)。唐代医学家孙思邈根据"以毒攻毒"的原则,取天花患者疮中脓汁敷于健康人皮肤的办法来预防天花。此时这些脓液中的病毒已无活性,他把这些死去的病毒涂于皮肤上,以产生"抗体"。清代皇室家谱《玉牒》中记载,顺治帝有8个孩子,其中4个死于天花。他的儿子康熙因得天花未死而留下了一脸麻子。1661年,康熙把一些富有种痘经验的医生调进皇宫种痘。1706年来华的法国耶稣会传教士从中国太医那里得到人痘接种的方法,向西方人介绍了中国的人痘接种技术,让孩子们出生时便"种痘"——使用患者的衣服以防止得天花(图6-5)。

可见在很久之前，中国便有了免疫的观念，种痘在中国非常普遍，但当时并未明确其中的机制。

疫苗(vaccine)的来源也很有意思。1796 年，一位英国乡村医生爱德华·詹纳(Edward Jenner，1749—1823)发现在牛身上有一种病毒，命名为"cowpox"，也就是牛痘病毒，可在牛群中造成流行传播的现象，但牛痘本身并不会使人患病。牛痘和天花病毒是同一类病毒，于是詹纳就把这种牛身上的病毒提取出来，让正常人暴露在这种病毒之下以预防天花，这也就是最早的疫苗。"vaccine"的词根"vacca"就是牛(cow)的拉丁文，因为它最开始来自牛痘。以牛的病毒来诱导抗体比较安全，而且不会造成感染。今天我们知道了：接种牛痘是使人体产生了可以抵抗天花病毒的抗体，而起到免疫的作用。

图 6-6 是最开始接种牛痘疫苗时的一幅漫画。漫画中，故意把接种牛痘的人画成了被牛"附身"的样子。这也从一个侧面反映了人们对疫苗的理解和感受。谈及当时的民众对牛痘病毒的态度，我们不难联想到在 COVID-19 流行的今天，对于到底是否需要接种疫苗在欧美还是个大问题。很多人不相信疫苗可以抵御疾病，而这和历史上大家对牛痘病毒的看法是类似的。为了抵御天花的发生，最好的办法便是包围接种——环式免疫(ring vaccination)，也就是把感染者全部集中起来，防止传播；并将患者附近的人群隔离出来，为他们注射疫苗。

疫苗确实是人类演化史上伟大的发明。接种疫苗可预防许多致命性疾病，除了天花，还包括脊髓灰质炎、乙型肝炎、水痘、麻疹、风疹、轮状病毒和带状疱疹。儿童进行免疫接种可以保护其免受特定疾病感染。中国的孩子自出生起就按照计划免疫的要求

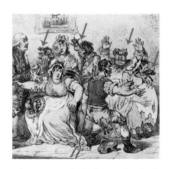

图 6-6 种牛痘——新接种法的神奇效果(英国漫画家詹姆斯·吉尔雷,1802 年)

接种疫苗。以 2017 年的上海市第 1 类疫苗接种程序为例,婴儿在出生时必须接种乙型肝炎疫苗和卡介苗。整个社区居民接种疫苗也可阻止传染病的区域传播。

群体免疫(herd immunity)(图 6-7)指当接种疫苗或生病后康复获免疫的人数达到一定比例后,可间接保护该群体中未接种疫苗人员的健康。接种疫苗与康复人群可获得免疫力,但是病毒仍可在其余人群中迅速传播。若获免疫力个体比例越高,则病毒传播力越弱,较易形成群体免疫。反之,接种人数越少,则病毒传播速度越快、范围越大。对于病原体而言,群体免疫是一种演化压力,可以最大限度地减少新型病毒株的突变演化,从而避免出现二次感染。通过世界范围内大面积疫苗接种所产生的群体免疫,人类于 1980 年宣布成功根除了天花。

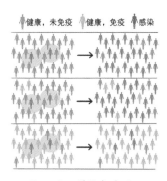

图 6-7 群体免疫原理

人乳头瘤病毒(human papilloma virus, HPV)疫苗是预防某些类型的 HPV 感染的疫苗,主要是用来预防宫颈癌。中国 2004—2005 年的研究指出,每年在 10 万人中大约有 2.5 例宫颈癌死亡病例。HPV 疫苗可预防 70% 的宫颈癌,但是接种人群仍然需要每年做巴氏涂片(Pap smear)以早期诊断。宫颈癌发病与 HPV

狂犬病是因感染狂犬病病毒引起的。该病毒通过受感染动物的唾液传播。受感染的动物可以通过咬其他动物或人来传播病毒。如果有人被病犬咬伤,首先要做的是以酒精或肥皂水清洗伤口或咬痕,在 24 小时内注射狂犬病疫苗和狂犬病免疫球蛋白。如果不进行上述处理,可能导致伤者大脑发炎,甚至死亡。

东晋医家葛洪在《肘后备急方》中提及:"凡捌犬咬人,七日一发,过三七日不发,则脱也,过百日乃为大免耳。"说明这种疾病的潜伏期为 1~3 周。《肘后方》载有"治卒有猘犬凡所咬毒方",也就是狂犬病的治疗办法,其中一个办法是:"乃杀所咬之犬,取脑敷之,后不复发。"这是一种降低病毒活性的原始疫苗疗法。

感染有关，而 HPV 感染主要由性交传染引起，所以与社会条件有关。虽然欧美国家建议 15 岁左右的女孩注射 3 剂 HPV 疫苗，在中国是否需要注射 HPV 疫苗应该由女孩及其父母共同决定。

但是疫苗也会引起罕见的严重过敏反应，并可能导致死亡，其症状包括呼吸困难、虚弱、荨麻疹、头晕和心跳加速。

二、疟疾

疟疾（malaria）是一种以疟原虫为病原，以受感染的按蚊（*Anopheles*）为主要媒介物传播的严重传染病。其临床特征为阵发性发冷、发热、出汗、贫血和脾大。

早在 3 000 年前的殷商时期，中国就有了关于疟疾流行的记载。中华人民共和国成立前，这种恶性传染病在我国肆虐，夺走了许多人的生命。目前疟疾仍在世界许多国家流行。据世界卫生组织统计，仅 2018 年因疟疾死亡的人数就达到 40.5 万人，且世界上仍有很多人口面临疟疾风险。

疟原虫的生命周期很复杂，在蚊子叮咬人的过程中，雌疟蚊唾液中的子孢子进入人体，并随血液进到肝脏，在发育成熟后会分裂成数以千计的裂殖子，破坏肝细胞并侵入红细胞（图 6-8）。疟疾的高致死率与广泛传播性使其成了近代历史上最具演化选择特点的疾病，因而许多对疟疾有抵抗力的基因被筛选出来，其中就包括最典型的镰状细胞血红蛋白。

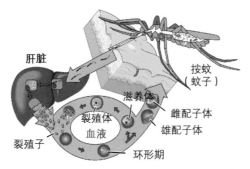

图 6-8　恶性疟原虫在人类宿主及按蚊中的生命周期

镰状细胞病（sickle cell disease, SCD）是一组通常由双亲遗传而来的血液疾病。其中最常见的一种类型称为镰状细胞贫血（sickle cell anemia, SCA）。正常情况下红细胞呈圆盘状且具有柔韧性，可以很容易地穿过血管（图 6-9）。而 SCA

者红细胞中的载氧血红蛋白异常,失去携氧能力;通常是在缺氧情况下,红细胞会变成镰刀状。这种类似镰刀或新月形状的红细胞在血管中运行受阻,可引起多种急性症状,如血管闭塞、感染、梗死等。SCA 为常染色体隐性遗传病。A 基因对应正常红细胞中血红蛋白 A(HbA)相应基因,S 基因即为 SCA 中红细胞血红蛋白(HbS)的相应基因,具有 SS 基因的纯合子患者的红细胞中血红蛋白为完全异常结构,这类患者通常寿命不超过 30 岁;而具有 AS 基因的杂合子个体,其红细胞中只有一部分血红蛋白具有异常结构,这类人群在一般情况下表现正常。只有在缺氧时,比如经过了剧烈活动或到高原空气稀薄的地方,就会引起体内一部分红细胞由正常变为镰刀状。

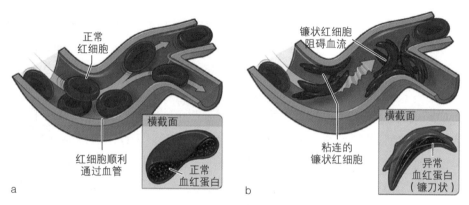

图 6-9　正常红细胞与镰状红细胞在血管中的流动情况

a. 正常红细胞;b. 镰状红细胞。

那么这种疾病与疟疾有何关系呢? 前面提到,疟原虫会侵入红细胞中发育,而镰状红细胞不同于正常红细胞,它比较坚硬且易破裂,这种特性使得疟原虫侵入其中后会过早破裂而不能继续繁殖。此外,聚合的血红蛋白会影响寄生虫消化血红蛋白的能力。因此在疟疾疫区,S 基因携带者,特别是 AS 基因的杂合子个体,则能在没有严重贫血的情形下保有对疟疾的抵抗力。在疟疾疫区及镰状红细胞贫血疾病的人口分布图中(图 6-10),我们看出这两者分布存在重合。所以从演化上来看,由于通过野生型等位基因掩盖有害隐性等位基因,自然选择在 2 份等位基因的完全缺陷性与拥有一份等位基因的优势性之间找到了平衡。

疟疾是一种可防可控的疾病。在预防方面,以杀虫药浸蚊帐及室内喷洒杀虫剂为主要手段的病媒控制,可以预防和减少疟疾传播;相关疫苗也在研发当中。在

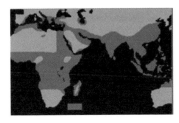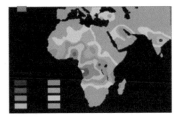

图 6 - 10　疟疾流行地区及镰状红细胞等位基因群体分布

a.棕色为疟疾流行地区；b.红色表示具有镰状红细胞等位基因的群体分布。

治疗方面，重症疟疾可以口服药物治疗，目前最有效的疗法是以青蒿素为基础的联合疗法（artemisinin-based combination therapy，ACT）。这个方法用速效青蒿素类化合物与不同类别的药物（包括苯芴醇、甲氟喹、阿莫地喹、磺胺多辛）结合使用。青蒿素是从菊科植物黄花蒿叶中提取得到的一种倍半萜内酯类化合物，被 WHO 认定为"世界上唯一有效的疟疾治疗药物"。我国科学家屠呦呦（1930—　）因创制新型抗疟药青蒿素，获得 2015 年诺贝尔生理学或医学奖。

三、鼠疫

鼠疫（plague），亦称黑死病（black death），是由病原体鼠疫耶尔森菌（*Yersinia pestis*）引起的疾病，可以在人与人之间直接传播（肺鼠疫），也可以通过跳蚤传播（腺鼠疫或败血性鼠疫）。据记载，人类历史上暴发过 3 次鼠疫大流行：第 1 次暴发于公元 542 年的东罗马拜占庭，此后在地中海地区肆虐 2 个世纪之久。第 2 次是 1348—1351 年在欧洲暴发，使欧洲人口减少近 1/3，鼠疫在这次大流行中被命名为黑死病。捷克人在 14 世纪黑死病大流行后，用人骨建造了一座教堂（图 6 - 11），呈现出如今令人讶异的人骨装饰品。第 3

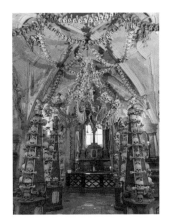

图 6 - 11　捷克人骨教堂（the Sedlec Ossuary）

次是公元 1664—1666 年的伦敦大瘟疫,直至 18 世纪才结束。

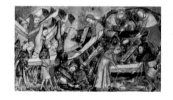

图 6 - 12　欧洲中世纪大瘟疫
（黑死病）

鼠疫作为欧洲历史上的三大灾难之一,7 000 多万人死于该病(图 6 - 12)。纵观鼠疫流行史,中世纪后欧洲仍暴发过多次鼠疫,但病死率却明显降低,且鼠疫于 18 世纪后几乎在欧洲绝迹,这又是什么原因? 第一,从演化角度来看,中世纪鼠疫大流行造成近 1/3 的欧洲人死亡,剩下的人对鼠疫具有免疫力,此后多次的鼠疫流行选择出了具有抗击鼠疫能力的人类及其后代。第二,欧洲鼠疫大暴发时,米兰大主教运用了隔离法,有效遏止了鼠疫的蔓延。大主教命令将最先出现病例的房屋门窗封死,建好围墙,其内的所有人,无论生死均不允许外出。隔离法的实施阻止了疫情在米兰蔓延,并进而广泛运用于全欧洲鼠疫防控措施中。第三,得益于公共卫生体系的建立:中世纪欧洲鼠疫大暴发之后,伴随着文艺复兴、宗教改革运动、欧洲社会转型,欧洲公共卫生医疗体系初步建立,个人洗浴、垃圾处理、害虫消灭等措施的采取,减少了鼠疫的再流行。

19 世纪末至 20 世纪中叶,中国人民也为抗击鼠疫做出了巨大的努力。1910 年 10 月 27 日,哈尔滨被鼠疫攻陷,时任东三省防鼠疫全权总医官伍连德(1879—1960),亲入疫区调研,确定这次疫情主要是通过人与人之间的飞沫传播,并将此次鼠疫命名为肺鼠疫(图 6 - 13),进而采取了包括佩戴口罩、交通管制、铁路检疫、公共消毒、疫区隔离、尸体火化等一系列防控措施,仅用了 3 个多月时间就将此次传染性极强的中国东北肺鼠疫疫情控制住了。

1894 年,法国生物学家亚历山大 · 耶尔森(Alexandre Yersin, 1863—1943)首次发现了鼠疫的

THE LANCET

Volume 182, Issue 4695, 23 August 1913, Pages 529–535

Originally published as Volume 2, Issue 4695

INVESTIGATIONS INTO THE RELATIONSHIP OF THE TARBAGAN (MONGOLIAN MARMOT) TO PLAGUE. *

Wu Lien Teh (DIRECTOR AND CHIEF MEDICAL OFFICER, NORTH MANCHURIAN PLAGUE PREVENTION SERVICE; MEDICAL OFFICER OF THE FOREIGN OFFICE, PEKING, AND LATE PRESIDENT OF THE INTERNATIONAL PLAGUE CONFERENCE, 1911.), G.L. Tuck, M.A., M.D., B.C. CANTAB., LL.D. PEKING (DIRECTOR AND CHIEF MEDICAL OFFICER, NORTH MANCHURIAN PLAGUE PREVENTION SERVICE; MEDICAL OFFICER OF THE FOREIGN OFFICE, PEKING; AND LATE PRESIDENT OF THE INTERNATIONAL PLAGUE CONFERENCE, 1911.)

http://dx.doi.org/10.1016/S0140-6736(01)76466-5, How to Cite or Link Using DOI

Permissions & Reprints

图 6-13 伍连德 1913 年发表在《柳叶刀》上关于鼠疫的报道

病原体——鼠疫杆菌,并在第 2 年研制出了有助于治疗鼠疫的血清。为了纪念他,鼠疫杆菌又被命名为鼠疫耶尔森菌。1928 年,英国细菌学家亚历山大·弗莱明(Alexander Fleming, 1881—1955)发现了世界上第 1 种抗生素——青霉素。抗生素的发现为治疗鼠疫做出了巨大贡献。目前,鼠疫成功治疗的关键便是及早发现和及时施用有效的抗生素。大多数鼠疫杆菌分离株都对链霉素敏感,然而从马达加斯加分离到了一种演化出的多药耐药(multidrug resistant, MDR)菌株。这种 MDR 菌株对链霉素、氯霉素、氨苄西林、大观霉素、卡那霉素、四环素、磺胺类药和二甲胺类药都具有耐药性,所以若发生 MDR 菌株的感染,在选择有效的抗生素时必须谨慎,避免使用上述几种抗生素。

四、艾滋病——寄主抵抗性演化

艾滋病,即获得性免疫缺陷综合征(acquired immunodeficiency syndrome, AIDS),自 20 世纪 80 年代初发现以来,这种致命的疾病对全人类的健康造成了巨大危害。截至 2019 年年底,全球死于艾滋病者已累计达 3 269 万例。

艾滋病病原体为人类免疫缺陷病毒(HIV),主要存在于作为传染源的感染者和艾滋病患者的血液、精液、阴道分泌物、乳汁等体液中,可通过性接触、血液和血制品、母婴传播 3 种途径传播。在我国 20 世纪 80 年代后期开始,为了缓解城市中的"血荒"问题,政府采取了计划献血的政策,同时发展血液制品行业。因为不严格的单采血浆法——将采到的人血经离心机分离后,取走血浆用于医药公司制成血液制品,再将红细胞回输给献/卖血者。一些非法采血站有时会将前面的供血者分离后的血直接输给后面的供血者,这样若是供血者中有一个是 HIV 携带者,就有极大可能将病毒传染给其他人。此外,重复使用受污染的针头也会导致病毒传染。

HIV 是一种单链 RNA 病毒,属于病毒科慢病毒属,为直径 100～120 nm 的球形颗粒,由核心和包膜两部分组成。其在人体细胞中的感染过程如图 6-14 所示。HIV-1 感染人体后,会吸附在靶细胞细胞膜的 CD4 受体和共同受体 CCR5 上,在辅助受体的协同下进入宿主细胞,随后胞质中病毒 RNA 反转录为双链线性 DNA 并进入细胞核内,在整合酶的作用下整合到宿主细胞的染色体 DNA 中。这种整合到宿主 DNA 后的病毒 DNA 也被称为前病毒,可被活化而进行自身转录形成 2 种 RNA,分别是子代基因组 RNA 与病毒 mRNA。后者在细胞核蛋白体上转译成病毒的结构蛋白(Gag、Gag-Pol 和 Env 前体蛋白)和各种非结构蛋白,这些病毒蛋白与子代基因组 RNA 再进一步组合,最后形成具有传染性的、成熟的病毒颗粒。

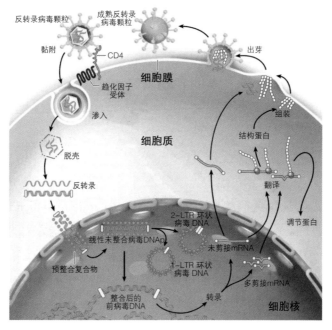

图 6-14　HIV 感染过程

说到鼠疫和艾滋病,我们很难将两者联系在一起。然而在演化史中,两者有着特殊的关联。HIV-1 进入靶细胞需要的辅助受体 CCR5,是 HIV 入侵人体细胞的一个重要结合位点(图 6-15),在感染人体的过程中起关键作用。而具有 *CCR5*

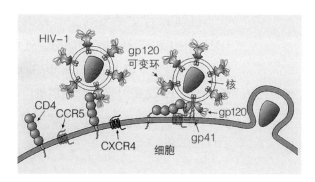

图 6-15　HIV-1 通过 CCR5 受体入侵人体细胞

基因有 32 个碱基对缺失的纯合子（CCR5Δ32），其表达产物无法被 HIV 识别和结合，可对 R5 型 HIV 引起的艾滋病免疫，所以 CCR5 也就因此成了人们治疗和预防艾滋病的靶点。

由于天花在欧洲大陆肆虐，可能在人群中产生了突变的 CCR5 等位基因，并在北欧传播（目前此研究仍不明确）。在当今的欧洲某些地区，携带这种保护性等位基因的人口多达 20%。这些有 CCR5 受体突变而丧失功能的人，即使感染 HIV 也不会发病。同样，也有人提出这种基因突变与鼠疫感染有关，但假说还需更进一步证实。从演化观点来看，研究者认为鼠疫存活者及其后代有部分存在缺陷的 CCR5 等位基因，这也在一定程度上赋予了这些人免疫 HIV 的特性。

目前已有案例使用 CCR5 缺陷个体骨髓干细胞来治疗已经被 HIV 感染的白血病患者。2007 年广为人知的"柏林患者"——蒂莫西·雷·布朗（Timothy Ray Brown，1966—2020）同时患有艾滋病和白血病，接受了异体 CCR5 缺陷的造血干细胞移植后，发现不但可以治疗白血病，其原本所患的艾滋病也被治愈了，原因是有 CCR5 基因突变的造血干细胞提供了对 HIV 的抵抗。

但是最近出现的首例免疫 HIV 基因编辑婴儿诞生，即研究人员声称经过对 CCR5 基因的编辑和修改，使婴儿出生后能够天然抵抗 HIV 的感染，这种做法会产生不可逆的突变和后代遗传，以及无法预测的严重后果。因为基因编辑有可能脱靶或删掉其他基因。更重要的是，这些接受基因编辑的婴儿被 HIV 感染的机会本就几近为零。这种践踏人类伦理法规基本底线的研究是应被禁止的。实际上，假如这项技术能进一步完善而保证不脱靶，就可以用来治疗患有不同单基因突变造成的遗传性疾病。

目前针对艾滋病尚无有效的治愈手段。加之HIV 是一种变异性很强的病毒,所以采用最多的是高效抗反转录病毒治疗(highly active antiretroviral therapy, HAART),俗称"鸡尾酒疗法"。其机制也是基于演化原理。详细内容可参考第二章关于艾滋病治疗的阐述。

五、霍乱

霍乱是一种急性腹泻性传染病,由摄入受到霍乱弧菌污染的食物或水引起。其致命性极强,可引起患者严重急性水样腹泻,能在数小时内造成严重脱水,甚至死亡。

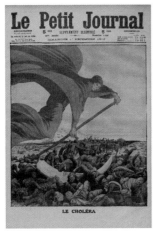

图 6-16 杂志封面表现霍乱的致命性

霍乱最初的暴发始于 1817 年的印度,后来通过贸易路线蔓延至东南亚、中东、欧洲和东非等地。此后每隔数年或数十年,这种致死率极高的传染病暴发就会再次上演(图 6-16)。仅在过去 200 年间,历史上就发生了 7 次霍乱大流行。在现存的诸多文学作品中,例如威廉·萨默塞特·毛姆(William Somerset Maugham, 1874—1965)于 1925 年出版的长篇小说《面纱》(The Painted Veil),就描述了当时中国南方一处地方霍乱疫情肆虐,人民饱受疫情之苦的情景。而现实往往比文学更加残酷,如今霍乱每年可导致 130 万～400 万例病例,以及 2.1 万～14.3 万例死亡。

1846—1860 年发生的霍乱大流行,是历史上第 3 次霍乱的大规模暴发。大流行开始于印度,之后传播到世界各地。沙俄帝国共有超过 100 万人死于此次霍乱。1854 年的疫情最为严重,伦敦地区有超过 1 万人死亡,英国医生约翰·斯诺(John Snow, 1813—1858)在伦敦贫民区内确定了霍乱的传播途径是污染的水源而非空气。他绘制了伦敦霍乱病例地图,并发现在一个居民区的水泵旁有聚集病例。他说服了当地官员移除了水泵的把手,此后当地霍乱病例迅速下降。

2016 年 9 月也门报告了一例霍乱病例,此后有超过 110 万例感染和 2 300 例死亡。研究人员在世界不同地点、不同时间收集了上千例霍乱患者的样本,对 1 203 个病菌基因组序列做了系统演化的研究,绘出了霍乱病菌 81 个分离株的最大演化树。有意思的是,这个演化树不单单有 DNA 配对比较的资料,也包括每个病菌在不同时间演化的信息,可以更清楚地了解病菌的演化过程。另外,因为每个细菌取样的地点不同,也可以了解霍乱是如何传播的。T12 亚系起源于印度,之后传播到非洲。T13 亚系在印度首先发现,其次是东非,然后出现在也门。

因为了解到也门的病菌来源于印度,就可以利用医疗人员在印度已经发现的治疗这种病菌的药(多黏菌素 B)用于治疗也门患者,能更有效地抑制疫情的传播。

六、寨卡病毒先天综合征

寨卡病毒(Zika virus, ZIKV)属于黄病毒科,与登革病毒(dengue virus)、黄热病病毒(yellow fever virus)、流行性乙型脑炎病毒(epidemic encephalitis type B virus)及西尼罗河病毒(West Nile virus)相近。它造成了很多人发生先天性寨卡综合征(congenital zika syndrome, CZS)以及其他的神经系统并发症。寨卡病毒通过蚊子作为中间宿主传播;感染寨卡病毒的主要临床表现为高热。研究发现,孕妇感染后会导致胎儿出现小头畸形——头颅会比正常孩子小(见图 4 - 13)。

寨卡病毒最早在 1947 年发现于乌干达,继而出现在撒哈拉以南的非洲,并逐渐向各个地区传播。20 世纪中叶抵达东南亚。21 世纪时在太平洋岛屿上广泛传播,并出现在南美洲。从 2014 年开始,其不断向北扩散,于 2015 年波及墨西哥。利用生物演化树分析寨卡病毒感染情况,可以看到该病毒所致疾病在美洲的流行以及传播情况,并可以看出它在不同时间所处的演化位置。在此有两点需要考虑,一是病毒基因组序列的相关性;二是序列所处的时间和地点。将两者结合,我们可以知道病毒在人类社会的传播特征。2015 年,寨卡病毒在巴西暴发传播。研究发现,巴西寨卡病毒的基因组出现在系统发生树的所有分枝上。图 6 - 17 中最易发生突变的位点标于分支上(黑色圆圈),红色圆圈表示演化树上多于 1 个位点的变异。演化树提示:寨卡病毒传播暴发后迅速扩散,正如一种全新的病毒被突然引入

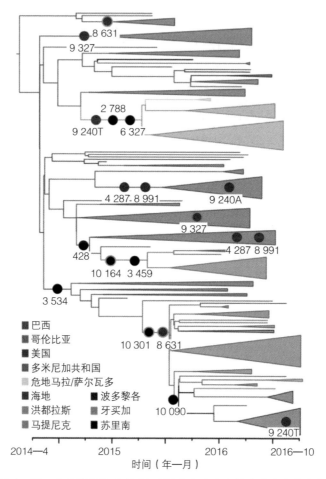

图 6-17　次要等位基因频率＞5％的非同义变异的系统发生分布

一个无免疫的人群中会发生的情况一样。再来看看寨卡病毒出现在不同地区的时间点,若能预测寨卡病毒出现在某一地区的可能时间,就可以帮助我们理解病毒的播散路径和疾病流行情况。

　　寨卡病毒对人类造成巨大的危害。演化论为我们对该病毒的了解提供了新的视野,也在一定程度上为更好地控制病毒播散起到了指导作用。

七、流感

　　流行性感冒病毒简称流感病毒(influenza virus),是一种 RNA 病毒,包括人流

感病毒和动物流感病毒两类。人流感病毒分为甲
(A)、乙(B)、丙(C)3 型,是流行性感冒(简称流感)的
病原体。甲型流感病毒经常发生抗原变异,可以进一
步分为 H1N1、H3N2、H5N1、H7N9 等亚型[其中的
H 和 N 分别代表流感病毒两种表面糖蛋白,即血凝素
(hemagglutinin, HA)和神经氨酸酶(neuraminidase,
NA)]。

　　1918 年 H1N1 流感毒株分 3 波暴发,感染了 5 亿
人,约占当时世界人口的 27%(图 6-18)。由于第一
次世界大战的原因,第二次大流行比第一次更致命
(图 6-19)。自然选择倾向于在普通人中传播毒力较
低的类型,因为重病患者(传染源)往往都只能待在家
里;战场则相反,病情和缓的士兵留守驻地,而病情严
重的士兵则被送往人群相对拥挤的火车及野战医院,
大幅增加了致命病毒的传播。

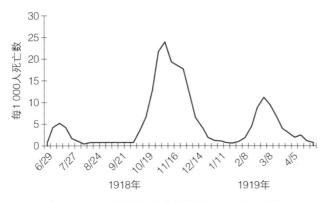
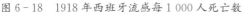

图 6-18　1918 年西班牙流感每 1 000 人死亡数

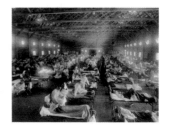

图 6-19　第二次流感大流行

　　2005 年,科学家们利用埋葬在阿拉斯加永久冻土
层中流感患者的组织,对 1918 年的流感病毒进行了测
序。2007 年有一篇报道,实验猴被解冻的流感病毒感
染后,引起免疫系统的过度反应,造成"细胞因子风

暴"(cytokine storm)而死亡。这也许可以解释为什么1918年的流感对免疫系统更强、更年轻、更健康的人产生了严重的影响。

在健康个体中,流感通常是局限性的。患有复杂流感的个体可以接受抗病毒治疗。神经氨酸酶抑制剂奥司他韦和扎那米韦可以抑制病毒从感染细胞中释放,并降低病毒复制速度。在预防流感方面,有并发症和高风险人群可以提前接种流感疫苗。

流感病毒的演化方式复杂。它通过宿主在物种间传播,拥有极强的适应力,基因反复重组又令病毒不断变化,产生新病毒。所谓新病毒,是指人流感病毒被人体细胞吞噬,病毒的基因从壳体蛋白中释放出来,在经过宿主细胞对基因的加工以及突变后形成新的壳体蛋白,新病毒就此"诞生"。壳体蛋白是构成病毒壳体结构、保护病毒的蛋白质。在流感病毒演化过程中,病毒的表面蛋白会改变形状,以便病毒更容易入侵免疫系统,并对药物产生耐药性。

流感病毒在鸟类和其他一些动物中存在地域性,而且高度可变(图6-20)。每次大流行就会出现一些新突变形式,这些突变形式在人群中出现免疫逃逸,而成功地从动物宿主中过渡到在人类宿主中繁殖。流感的病死率不高,但是每年都会造成流感传播流行,从鸭、猪等宿主传至人,种类多、变异较快,若在人群中大量传播会产生严重后果。所以如何针对不断变异的病毒迅速研制出疫苗和大量抗体就成为一个重要的科研课题。

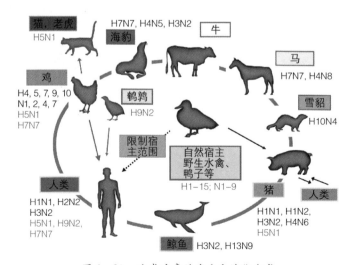

图6-20 流感病毒的宿主和演化方式

关于流感病毒的演化,目前学界公认的观点是:野生鸟类是流感病毒的主要携带者,病毒从它们传播至驯化的鸟类和其他物种(包括人类)中。

八、猪瘟

非洲猪瘟(African swine fever, ASF)是由非洲猪瘟病毒(African swine fever virus, ASFV)感染家猪、野猪等引起的一种急性、出血性、烈性传染病。因为人类人为选择造成的猪聚居现象也造成了猪的流行病。非洲猪瘟病毒属于 DNA 病毒,结构相对复杂,具有 24 个基因型和 150 多种病毒蛋白。被该病毒感染的动物会出现高热和内出血,超过 90% 的感染猪在 1 周内死亡。该疾病通过接触感染动物的血液或尸体传播。猪瘟病毒可以在尸体中存活数月,甚至数年。虽然人类不会感染此病毒,但如果食用感染了猪瘟病毒的猪肉干或脯,也可能感染这种病毒。非洲猪瘟在 1921 年由肯尼亚首次报道,于 20 世纪 60 年代传入欧洲,70 年代传入南美洲,一直存在于撒哈拉以南的非洲国家,大批驯养的猪是该病毒的理想繁殖宿主。

中国是养猪及猪肉消费大国,生猪出栏量、猪肉消费量都位于全球首位。每年种猪、猪肉制品进口总量庞大,与多个国家有贸易往来。2018 年 8 月,中国东北首先报道出现非洲猪瘟这种高传染性、高致命性的疾病,随后迅速席卷全国,造成超过 100 万头猪死亡或被集中处理。

中国科学家已于 2020 年报道了一株人工缺失 7 个基因的非洲猪瘟弱毒活疫苗,经实验室研究评价,该疫苗对家猪具有良好的安全性和有效性。此疫苗有望在控制非洲猪瘟病毒的传播中发挥重要作用。非洲猪瘟病毒的传播会对人类的健康、社会经济造成巨大影响。从演化论的视角出发,有助于我们了解病毒的起源与传播,并为进一步研发病毒相关疫苗提供科学基础。虽然这种病毒目前在人类不传播,但从演化角度看,一旦该病毒可以跨过人-猪的宿主屏障,在人体中传播就会引起巨大影响。

九、2019 冠状病毒病

2019 冠状病毒病(corona virus disease 2019, COVID-19),简称新冠肺炎,是

2019年由一种新型冠状病毒(SARS-CoV-2)引发的急性传染病。该病传播途径多样且传播力极高,病毒迅速在全球急速扩散蔓延,引起2019冠状病毒病大规模暴发。这是人类历史上罕见的、致死人数最多的重大流行病之一,对人类生命健康造成了极大威胁。

根据目前流行病学调查显示,COVID-19的潜伏期一般为1～14天,多在感染后3～7天出现临床症状。有文献报道最长潜伏期可达24天。该疾病常见临床症状包括发热、咳嗽、呼吸困难、肌肉酸痛、乏力及味、嗅觉丧失等。大多数患者症状较轻,预后良好,但部分严重患者可出现呼吸窘迫、休克,难以纠正的水、电解质紊乱和器官功能衰竭等(图6-21),多见于老年及伴有慢性基础疾病患者,预后较差。病毒的传染源除了动物和患者外,无症状感染者是其重要的传染源之一。其传播途径广泛,除通过近距离飞沫传播和接触传播外,在封闭空间内还可通过气溶胶及空气传播等。

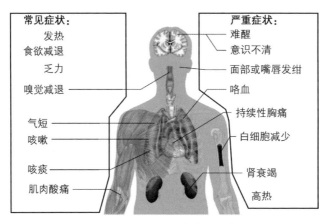

常见症状:
发热
食欲减退
乏力
嗅觉减退
气短
咳嗽
咳痰
肌肉酸痛

严重症状:
难醒
意识不清
面部或嘴唇发绀
咯血
持续性胸痛
白细胞减少
肾衰竭
高热

图6-21 新冠肺炎患者临床表现

SARS-CoV-2属于RNA病毒中基因组最大的冠状病毒中的β属。每组基因组长度约30 000个核苷酸,其中2/3用于编码16种非结构蛋白,形成多聚体,行使复制酶和翻译功能。剩下的1/3编码9种辅助蛋白和4种结构蛋白:刺突蛋白(S)、包膜蛋白(E)、膜蛋白(M)和核衣壳蛋白(N),这与严重急性呼吸综合征冠状病毒(sever acute respiratory syndrome coronavirus, SARS-CoV)及中东呼吸综合征冠状病毒(Middle-East respiratory syndrome coronavirus, MERS-CoV)有很高相似度(图6-22)。

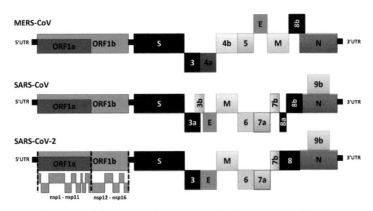

图 6 - 22 MERS - CoV、SARS - CoV 和 SARS - CoV - 2 的
基因结构

SARS - CoV - 2 结构蛋白中最为特殊的是刺突蛋白(S)，其包括 1 个 S1 与 2
个 S2，共 3 个亚基，以三聚体的形式在病毒表面形成特殊的花冠结构，主要功能是
促进病毒包膜与宿主细胞表面受体血管紧张素转换酶 2(angiotensin - converting
enzyme 2，ACE2)介导的抗原蛋白和膜融合(图 6 - 23)。

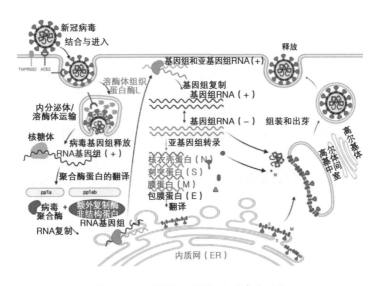

图 6 - 23 SARS - CoV - 2 的感染过程

与其他冠状病毒相比，SARS - CoV - 2 刺突蛋白的 S1 和 S2 亚基交界处有一
个多碱基酶切位点(RRAR)，可以被弗林(Furin)和其他蛋白酶识别，从而对 S 蛋

白进行切割。酶切位点的作用尚不明确,但是在流感病毒也观察到类似结构,表明这种酶切位点很可能会增加病毒的致病力;另一个独特的结构是其 S 蛋白上面的 O-连接型聚糖结构,可以与蛋白质连接,这种结构可以产生一个"黏蛋白样结构域",可能作为其对免疫的屏障(图 6-24)。

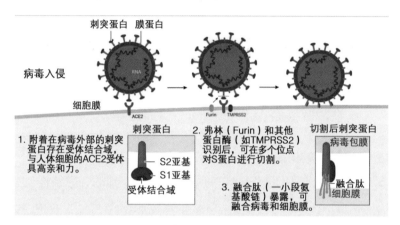

图 6-24　S 蛋白与 ACE2 结合示意图

值得一提的是,S 蛋白容易产生突变,主要在于其刺突蛋白受体结合域(recepter-binding domain, RBD),这也导致 SARS-CoV-2 与其他冠状病毒一致性相对较低。从基因角度分析,如图 6-25 可以看出,SARS-CoV-2 与同为 β 属

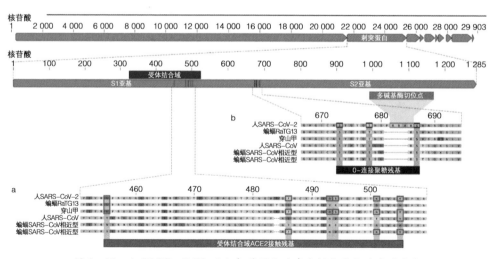

图 6-25　人 SARS-CoV-2 与相关冠状病毒中刺突蛋白的序列对比

冠状病毒 SARS‐CoV 的 S 基因序列同源性较低。与之对比明显的是，取自云南的中华菊头蝠中的蝙蝠冠状病毒 RaTG13，与 SARS‐CoV‐2 相似度很高（其全基因组同源性达 96.2%，其中 S 基因序列同源性为 93.1%），而同源性更高的是源于广东穿山甲的一种冠状病毒（其与 SARS‐CoV‐2 受体结合域的氨基酸序列相似性高达 97.4%）。根据现有的研究结果来看，SARS‐CoV‐2 与 SARS‐CoV 虽有同源性，但其最初的自然宿主可能是蝙蝠。在这之后，SARS‐CoV‐2 有可能在蝙蝠或穿山甲之类的野生动物中进行不断的演化。

2021 年 9 月，法国巴斯德研究所及老挝大学的研究人员，分析数百种菊头蝠（horseshoe bat）身上的病毒，发现了迄今最接近 SARS‐CoV‐2 的病毒，其中 3 种分别命名为 BANAL‐52、BANAL‐103 及 BANAL‐236，其可致人体感染的 RBD，比起上述云南发现的 RaTG13，与 SARS‐CoV‐2 更相似；而 BANAL‐236 的 RBD 更与 SARS‐CoV‐2 几乎相同，进一步证明 SARS‐CoV‐2 可能从蝙蝠传染至人体。现在研究的冠状病毒中，无一种病毒的棘带有 SARS‐CoV‐2 独有的弗林酶剪切位点，而 SARS‐CoV‐2 的这一特征，使得学界推论其不可能是实验室创造的产物。研究人员表示，弗林酶剪切位点可能在冠状病毒早期传播过程中与其他动物宿主或在患者体内结合而成，是很典型的演化"意外"突变的产物。该研究引证可感染人体的冠状病毒，可能早已存在于自然界，通过更多样本分析，将有助了解 SARS‐CoV‐2 的起源。

虽然欧美部分人群因政治立场宣称 SARS‐CoV‐2 是人造病毒，其实中国的病毒学家在早期对 SARS‐CoV‐2 已有深入研究，并公布了病毒的基因序列。这使得全世界能够及时正确诊断 SARS‐CoV‐2 并追踪病毒突变，更能够及时制造疫苗，并研发治疗药物，此举是对全世界人类健康的重大贡献。

目前对于 COVID‐19 尚无特效的治疗方式。对于危重患者，在临床上主要以维持患者生命指征为目标进行对症支持性治疗，可以采用包括蛋白酶抑制剂因地那韦、沙奎那韦、洛匹那韦等抗病毒药物及单克隆抗体药物。对有严重呼吸窘迫症状的患者，也可采用体外膜肺氧合（extracorporeal membrane oxygenation，ECMO）等体外生命维持治疗。

研究人员使用全基因相关联分析（genome-wide association study，GWAS）比较了 49 562 名 COVID‐19 患者的基因组，其中包括 13 641 名因感染住院的患者和 6 179 名重患者，另外再与约 200 万名对照个体的基因组进行比较研究。这种比较指出了基因组中的 13 个位置：其中 4 个基因区的变异与 COVID‐19 的易感性相关，而其他 9 个基因区的变异与疾病严重程度相关。例如，酪氨酸激酶 2（tyrosine kinase 2，

TYK2)的等位基因可以增加对其他病毒感染的易感性。携带这种 TYK2 等位基因的人,因患 COVID-19 而住院的风险增加。此外,与肺部疾病有关的二肽基肽酶 9 (dipeptidyl peptidase 9, DPP9),其中一个等位基因已知可以增加肺组织瘢痕的风险。还有溶质载体家族 6(solute carrier family 6)成员 20(SLC6A20)可以与 ACE2 受体相互作用,而影响 SARS-CoV-2 进入人体细胞。寡腺苷酸合酶(oligoadenylate synthase, OAS)能够激活降解病毒 RNA 的酶,而降低病毒的感染概率。

RNA 疫苗

mRNA 疫苗通过利用 mRNA 指导细胞制造特定抗原蛋白以诱导人体产生特定抗体。为避免 mRNA 降解,需包裹脂质纳米颗粒,帮助其顺利进入人体细胞并被翻译成蛋白质。对 mRNA 中部分核苷酸(尿嘧啶)进行简单的修饰后形成的假尿苷(pseudouridine)可使 mRNA 逃逸免疫系统的监控。此外,修饰性核苷酸序列和数量可促进核糖体读取 mRNA 并将其翻译成蛋白质。

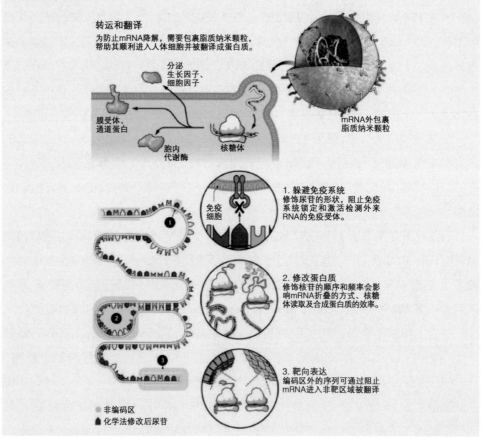

转运和翻译
为防止 mRNA 降解,需要包裹脂质纳米颗粒,帮助其顺利进入人体细胞并被翻译成蛋白质。

分泌
生长因子
细胞因子

膜受体、
通道蛋白

胞内
代谢酶

核糖体

mRNA外包裹
脂质纳米颗粒

1. 躲避免疫系统
修饰尿苷的形状,阻止免疫系统锁定和激活检测外来 RNA 的免疫受体。

免疫
细胞

2. 修改蛋白质
修饰核苷的顺序和频率会影响 mRNA 折叠的方式、核糖体读取及合成蛋白质的效率。

3. 靶向表达
编码区外的序列可通过阻止 mRNA 进入非靶区域被翻译

● 非编码区
▲ 化学法修改后尿苷

通过肌内注射 mRNA 疫苗后，注射原位中巨噬细胞反应性增强，促进机体对抗原的免疫识别。这些抗原进一步被 B 细胞受体识别，从而促进 B 细胞克隆增殖，产生大量特异性中和抗体。此外，抗原还可被树突状细胞（抗原提呈细胞）捕获并吞噬，进而迁移到注射原位附近的淋巴结中，表达的抗原肽可通过 MHC Ⅰ 或者 MHC Ⅱ 途径提呈给 T 细胞，从而引发细胞免疫应答。

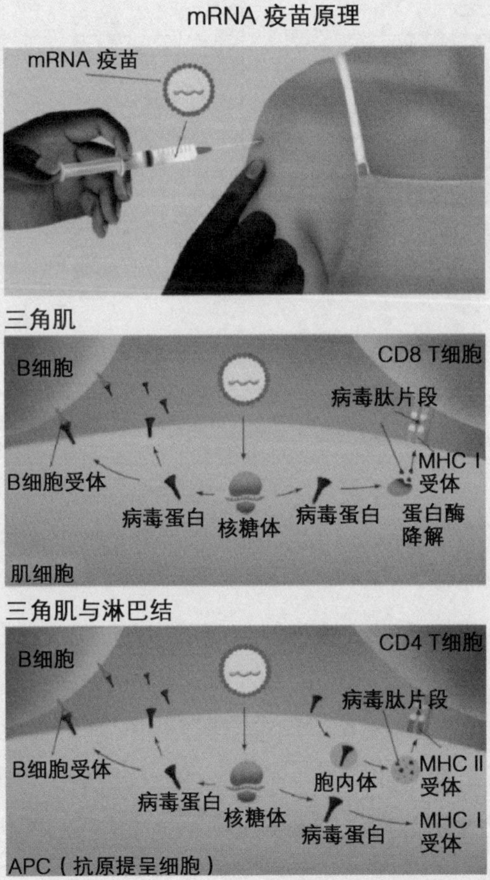

mRNA 疫苗原理

目前至少有 4 种不同的方法用于制造 COVID - 19 疫苗（图 6 - 26）。

第 1 种为核酸疫苗，包括 DNA 和 mRNA 疫苗。其通过将编码特定抗原蛋白的核酸序列导入人体，经体细胞产生蛋白质后诱发免疫应答产生保护力。RNA 方法有效性高、制造时间较短，并且易于设计新的序列以应对突变型 SARS - CoV - 2。但是单链 mRNA 稳定性较差，疫苗保存及运输有一定困难。

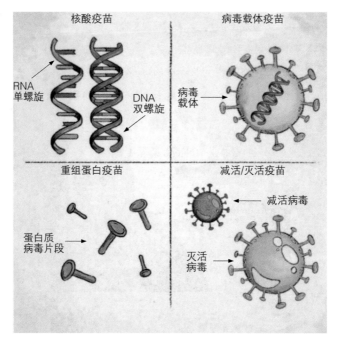

图 6 - 26　COVID - 19 疫苗 4 种主要类型

在数千万人使用后已经证明:COVID - 19 mRNA 疫苗是安全有效的。科学家们现在正在应用这种易于制备的疫苗来对抗季节性流感和其他传染病,甚至癌症。

第 2 种方法是利用经人工改造后的腺病毒(adenovirus)作为载体诱导体细胞表达 SARS - CoV - 2 抗原肽,可以诱发人体产生抗体,称作腺病毒载体疫苗。这种疫苗易于制造,但也可能产生载体病毒非特异性抗体,因此很可能无法通过多次接种疫苗以产生足够的保护性抗体。

第 3 种为重组蛋白疫苗,即采用生物化学等方法表达并纯化大量 SARS - CoV - 2 的抗原蛋白制备而成的疫苗。这些蛋白片段通常不具有生物毒性,但是保留了其抗原性,即可诱发免疫应答产生抗体。这种疫苗可行性高,但是制造周期较长。

第 4 种疫苗较为传统,主要包括减毒活疫苗与灭活疫苗。其原理是利用物理或化学法减弱或者完全消灭 SARS - CoV - 2 的生物活性。这种疫苗的制造周期较长,但其制备工艺成熟。

通过研究病毒及病毒演化特点,可以更好地指导人类预防及治疗。因为全世界的人为选择,包括隔离治疗、病重者和普通人接种疫苗,目前 SARS - CoV - 2 的演化趋势显示其在传染力方面增加，但是很重要的方面是其致死率在逐渐降低，虽然这场"战役"还在继续，但是相信胜利终会到来。

十、超级微生物的持续演化

由于第二章中讨论过的耐药微生物的持续演化，一些"超级微生物"一直在持续致病。沙门氏菌通过食物和水传播。大多数感染沙门氏菌的人都会出现腹泻、发热和胃痉挛。在美国，该致病菌已造成 120 万起食物中毒事件，并造成 500 人死亡。

淋病是由淋病奈瑟菌引起的。尽管许多感染者没有任何症状，但若没有得到及时救治，它可能会导致不育等长期并发症。另一种金黄色葡萄球菌是皮肤和软组织感染（如脓肿、疖和蜂窝织炎）的主要原因。虽然大多数感染并不严重，但金黄色葡萄球菌可引起严重的血液感染、肺炎或关节感染。有些金黄色葡萄球菌对包括与青霉素相关的多种抗生素都具有耐药性。

耳念珠菌是一种酵母菌。许多人可被这种真菌感染而不自知，但它会迅速传播并对患其他疾病的人造成致命的血液感染。一旦感染这种酵母菌就很难从体内将其清除，且许多耳念珠菌对一种或多种常见的抗真菌药物都有耐药性。

第七章

今昔：演化与人类慢性病

为什么经过如此漫长的自然选择，人类的单基因遗传病依然没有被完全筛选清除呢？从演化角度来看这个问题：首先，隐性基因在杂合情况下不表达其决定的性状，则不受自然选择影响；其次，有害等位基因可通过反复突变持续存在于人群中，尤其是在生育高峰期后才引起表型(例如亨廷顿病)；最后，也是最重要的，环境与基因变化速度不匹配，导致出现肥胖、高血压、结核病、佝偻病、白化病、维生素 C 缺乏症(坏血病)、贫血、自身免疫性疾病及哮喘等慢性疾病。

一、营养过剩、肥胖及糖尿病

现代社会，肥胖与糖尿病发病率居高不下，造成了很严重的健康问题。其实肥胖与演化存在密切关系。人类祖先需要在野外寻找食物，为了适应食物稀缺的生存环境，人体内许多基因发生突变，并演化出许多机制，使得人类即使仅摄入少量食物，所获能量也会尽可能地积攒下来，以备不时之需。人类祖先在摄取食物后得到快感，也促使他们继续寻找食物。这种与食物存储相关的基因称为"节俭基因"。

节俭基因假说是 1962 年由美国遗传学家杰姆斯·尼尔(James Neel，1915—2000)提出。他认为："在人类演化的特定时间点，能够鼓励摄入并储存大量食物的基因变异对人有益。"因为在那时，食物资源匮乏，人们生存的第一要素是摄入并储存养分；但在营养过剩的现代社会，这些基因却具有很强的"破坏性"，增加了肥胖和糖尿病的患病率。例如：位于南太平洋的萨摩亚群岛居民的祖先需要到其他岛屿寻找食物,往往航行数周才能抵达,所以能够储存较多能量的人才可以存活下来,并延续后代。能够在漫长的"岛间航行"中存活下来的萨摩亚人是被自然所选择的,他们有节俭基因,其后代在食物供应充足的现代社会就更易肥胖。同样,在阿拉伯等富裕的国家,其祖先居住于环境恶劣的沙漠地区,演化出了节俭基因。他们的后代衣食无忧,爱吃有糖分的食物,不必操心工作,也不运动,因此整个族群有一半以上的人都患有糖尿病。这也是用演化论的观点,从另外一个角度来解释糖尿病等临床疾病,并探究其终极的原因。

在其他生物中也存在上述现象。帝企鹅不会飞行,只能在水中游,或在陆地上行走。它们每年为了交配繁殖迁徙至较内陆的地方。它们往往在交配期有 90 天不进食,依靠消耗身体储存的脂肪生存。所以帝企鹅的基因可以帮助它们储存食物的能量,使在极端恶劣的环境下得以存活。

现代人的欲望在很大程度上仍然是祖先遗留下来的"精神遗产",但我们已经显著地改变了生存的环境。因而欲望并不能再与演化过程中产生的"有利"的行为相符合。这是演化上的不适应,人们已经演化出某个特征或习惯来,但是环境变得太快,这些习惯马上就会失去其原本的功用。适应性特征(adaptive trait)和快速变化的环境之间出现了不匹配(mismatch)。俄罗斯、加拿大和美国居民肥胖者占比较高,呈现肥胖大国。中国的肥胖率不算太高,大约为 10%,但因为食物丰富,青年一代越来越胖。

肥胖与 2 型糖尿病密切相关。瑙鲁(Nauru)是大洋洲的一个岛国,因岛上海鸟粪堆积形成的磷矿资源丰富,采矿业的繁荣使其成为人均收入全世界最高的国家之一。但如今当地已经成了全世界代谢失衡人口最多的国家之一,90% 的成年人超重,超过 40% 的 55~64 岁成年人患有 2 型糖尿病。

我们吃糖时,舌头可以品尝到甜味,同时大脑中也会有相关神经通路发生改变,产生快感(图 7 - 1)。人类演化出的节俭基因,使我们喜欢吃甜食。人类食用的蔗糖大多从甘蔗中提取,印度提取蔗糖历史已有 2 000 年,欧洲只有 1 000 年,看似久远,但在人类演化史上不过刹那,所以糖在世界普及距今很近。今天一个人一天从饮料、蛋糕、冰激凌等中摄取的糖分,可能是我们祖先几个月所获取的总和。糖的无限量供应,人类还不能这么快适应。科学家们研究发现有一个基因 $PPAR\alpha$,是会影响胰岛素信息通道的转录因子。这个基因的一种亚型广泛存在于肥胖率和 2 型糖尿病患病率高的南太平洋岛国汤加居民中。所以在演化的过程中,节俭基在强化代谢神经传入（MNA）信号的模型中，PPARα介导的迷走神经感觉传入激活脂肪信号，该信号传入投射到右侧节状神经节、后脑、黑质和背侧纹状体。糖类（碳水化合物）的信号产生于葡萄糖氧化过程中，并激活一个未知的门静脉传感器，从而诱导一个信号，激活投射到纹状体的中脑多巴胺神经元。单独的皮质网络可整合MNA信号与意识。

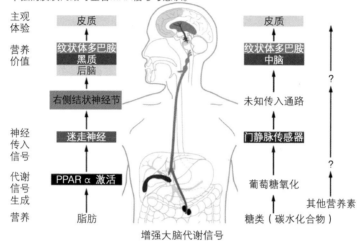

图7-1 大脑的信号转导通路

因是彼时蜜糖，今之砒霜。

对很多现代人来说，可乐等甜饮品是生活中不可或缺的。然而大多数人不知道的是：一罐可乐含有近40克糖，远远超过了营养学专家所建议的每天30克糖的摄入量。当血糖突然升高时，胰腺中的胰岛会产生胰岛素，使血糖降低至正常水平。对于正常人来说，只要血糖稍有升高，胰岛素就会适量分泌，维持血糖的正常水平；也就是说，当人们每喝一口可乐，胰岛素就被释放。但机体产生胰岛素来控制血糖水平的能力是有限的，渐渐地这一机制便会疲劳并受损。这会造成了胰岛素抵抗，增加了罹患2型糖尿病的风险。当然，有人反对饮用这样的多糖饮品，认为它有害健康，于是公司相应地推出了所谓的无糖可乐。不含糖，它对健康的影响就减小了吗？其实也不尽然。它含有人造甜味剂，而这些甜味剂可能会引起不良反应。

果汁看似对人体很健康，但事实也并非如此。摄食新鲜水果，除了丰富的维生素之外还含有大量的纤维。而所谓的"果汁饮料"去除了几乎所有的纤维。回到演化的观点，纤维有许多好处，比如可以减慢食物的吸收，促进肠道的蠕动，增加饱腹感和减少摄食量，增加促进肠道内的益生菌，减少罹患结肠癌、糖尿病和心脏病的风险。富含纤维的食物需要花更长时间咀嚼，而这对于牙床的发育很有帮助。

回到所谓的无糖饮料。体内的多个节俭基因中还有可以影响脑中的一个可以由葡萄糖激发的欣快中心(pleasure center)(图7-2)。大脑中已经有人类祖先演化出的一套机制，当我们摄入糖时，多巴胺的通道会被激活，这会增加吃糖的欲望。有趣的是，研究表明人们沉迷手机的原因与吃糖相似，每次点击屏幕都会刺激多巴胺分泌，并诱导我们重复并逐渐上瘾。

那么喝无糖饮料可以减肥吗？一般情况下，人类祖先吃含糖类(碳水化合物)的食物时，糖类经消化后产生的葡萄糖会缓慢释放，激活门静脉及其他糖感受器，产生的信号经不同神经传导机制进入大脑，并产生多巴胺。所以这是一个刺激通道，使得人类对甜食产生欲望。无糖饮料中的人造甜味剂，虽然能够满足人味蕾对于甜味的需求，但却并不能满足大脑的糖分需求(glucose drive)，这使得我们想吃更多的糖。尽管吃了这些甜味剂，大脑仍觉得不够，因而想要再吃、再喝，于是反而促使吃了更多的食物。

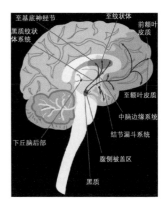

图7-2　大脑的欣快中心

1型和2型糖尿病都会导致血糖升高，称为高血糖。高血糖会破坏大动脉和小动脉的内壁，形成斑块(plaque)，斑块会堵塞动脉，使含氧气的血液很难流入眼睛、肾脏、小腿和足。这种情况称为动脉粥样硬化(atherosclerosis)。当动脉粥样硬化影响小腿和足时，称为外周动脉疾病(peripheral arterial disease，PAD)，如果不治疗就会导致坏疽和截肢。糖尿病的血管并发症包括高血压、心脏病和卒中。尽管糖尿病和肥胖并不一定同时出现，但肥胖的糖尿病患者通常会出现更严重的症状。

2型糖尿病的发病和预后，受到个人生活方式的影响。1986年，中国大庆的33家诊所被随机分配，为577名糖耐量受损成人提供3种干预措施(饮食、运动或饮食加运动)中的一种,为期 6 年。在 6 年的干预期间里,参与者增加了蔬菜摄入量,并降低了酒精和糖摄入量。参与者又被随访了 30 年之久。3 个干预组的结果表明:糖尿病(A)、心血管疾病(CVD)事件(B)、复合微血管疾病(C)、心血管疾病死亡(D)和总死亡的累计发生率,与对照组相比都有所下降(图 7 - 3)。这正是用演化上生活习性返璞归真(原始)的观念来预防糖尿病。

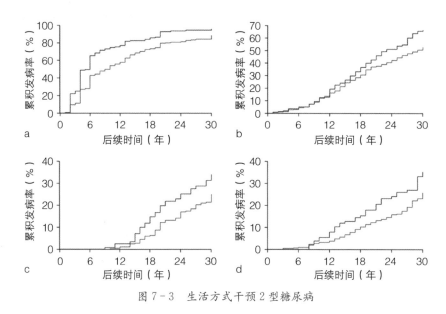

图 7 - 3 生活方式干预 2 型糖尿病

一对照;一干预。a. 糖尿病;b. 心血管疾病(CVD)事件;c. 复合微血管疾病;d. 心血管疾病(CVD)死亡率。

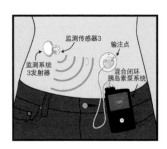

图 7 - 4 实时血糖监测和胰岛素泵

混合闭环系统(hybrid close-loop system)已成功用于糖尿病患者中,可有效地降低血清葡萄糖:将葡萄糖传感器和发射器连接到患者的腹部,传感器检测到的葡萄糖水平被传输到可将胰岛素注入患者体内的泵;胰岛素输注速度根据葡萄糖水平进行调整(图 7 - 4)。在不久后的将来,患者可以使用智能手机,或可穿戴设备的生理或活动传感器,来提供重要的生理行为数据。这些数据可用于改善血糖和个性化治疗糖尿病。

除胰岛素治疗外，肠促胰岛素（incretin）和肠促胰岛素降解酶抑制剂，是糖尿病的二线治疗方法。葡萄糖依赖性促胰岛素多肽（glucose-dependent insulinotropic polypeptide, GIP）和胰高血糖素样肽‐1（glucagon-like peptide-1, GLP‐1）是从肠道上部（GIP、K 细胞）和肠道下部（GLP‐1、L 细胞）分泌的肠促胰岛素。在摄入营养后肠促胰岛素刺激胰岛素分泌，同时抑制胰高血糖素（glucagon）的释放。与之相反，二肽基肽酶‐4（dipeptidyl peptidase‐4, DPP4）负责肠促胰岛素的降解。DPP4 抑制剂可以增加肠促胰岛素水平，抑制胰高血糖素释放，从而增加胰岛素分泌，降低血糖水平。临床试验表明，GLP‐1 激动剂和 DPP4 抑制剂均可用于治疗糖尿病（图 7‐5）。

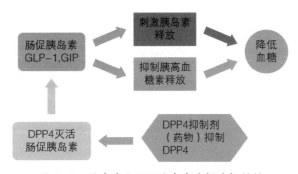

图 7‐5　胰岛素和肠促胰岛素降解酶抑制剂

大家可能会有疑问，为什么有的人吃很多的米面，但却不长胖？这里要强调演化的遗传适应。研究表明：人类中约 12% 的基因具有拷贝数变异（copy number variation）现象。α 唾液淀粉酶（salivary α-amylase）是唾液中一种启动淀粉消化的钙结合酶。α 唾液淀粉酶基因位于 1 号染色体的基因簇上，该基因簇包括 α‐唾液淀粉酶 1 基因（*AMY1*）、2 个胰 α‐淀粉酶 2 基因（*AMY2A* 和 *AMY2B*）及一些相关的假基因。唾液淀粉酶基因的拷贝数与唾液淀粉酶蛋白的水平成正相关。更多的 *AMY1* 基因意味着更多的淀粉酶，也就是说能够更有效地降解糖类（碳水化合物）。不同物种中拷贝数不同，比如大猩猩吃极少量的淀粉，只有 2 份 *AMY1* 拷贝数；黑猩猩的近亲倭黑猩猩（bonobo）的所有 *AMY1* 基因均发生了突变，这使得这些蛋白质无法产生正常的功能，变成了假基因。

生活在农业社会的人们（如日本人），平均拥有 7 份 *AMY1* 拷贝；而生活在北极圈附近以鱼类为主要食物的人（如雅库特人）平均仅拥有 5 份拷贝。这便能解释演化中为了适应饮食结构不同的人群,会有不一样的 *AMY1* 基因拷贝数 (图 7 - 6)。即使在同一个族群里,拷贝数也会略有差别。因此有些 *AMY1* 拷贝数 比较低的人,摄入同量的淀粉却不会像拷贝数较高的人那样容易发胖。

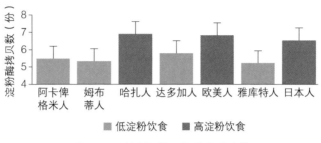

图 7 - 6 *AMY1* 拷贝数的地区差异

在谈到人类各种食物时,我们也要重视现代食物中的食品添加剂及其不良反 应。美国儿科学会报告提及美国允许使用超过 1 万种添加剂来保存、包装或改变 食物的味道、外观、质地或营养成分。

一些添加剂直接添加到食品中,而间接添加剂可能包括来自塑料、胶水、染料、 纸张、纸板,以及用于加工和包装的不同类型涂层的化学品。添加剂包括双酚类物 质,如双酚 A 用于硬化塑料容器和金属罐,可以像体内的雌激素一样发挥作用,引 起性早熟、影响生育能力、增加身体脂肪,甚至影响神经和免疫系统;邻苯二甲酸 盐使塑料管和乙烯基管变得柔韧,可增加儿童肥胖,会影响男性生殖器发育,并 导致心血管疾病;全氟烷基化学品(PFC)用于防油纸和纸板食品包装,可能会降 低免疫力、出生体重和生育能力;硝酸盐/亚硝酸盐用于保存食物和增强颜色,特 别是在腌制和加工肉类中,会干扰甲状腺激素的产生和血液在体内输送氧气的 能力。

我们该怎么办? 建议购买更多新鲜水果和蔬菜,减少摄入加工肉类。由于 热量会导致塑料中的双酚 A 和邻苯二甲酸盐泄漏到食物中,因此避免用微波炉 加热塑料中的食物或饮料。还要尽量避免将塑料放入洗碗机清洗。瓶装水在运 输过程中通常会受热,因而应尽可能使用塑料的替代品,比如玻璃或不锈钢 水杯。

二、高血压

(一) 过量盐摄入

古代交通不便，只有海边的人才能获取食盐。春秋时期，管仲在齐国的经济改革中创立了食盐专卖，使盈利"百倍归于上"。《汉书》记载："吴煮东海之水为盐，以致富，国用饶足。"当时盐由国家管制，一般老百姓不能私自买卖。除了海水之外，四川的一些井水也是咸的，井水也可以用来煮盐(图 7-7)。在发明冰箱之前，人们使用食盐腌制的方法来长期保存食物，使人类的饮食不再完全依赖季节，人口也因此快速增长。除了对基本生理的需求之外，我们也从缺盐的祖先继承了喜欢吃咸味食物的基因。如今盐依然是主要的调味品。

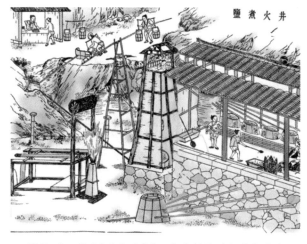

图 7-7　明代《天工开物》一书中描绘的火井煮盐法

可是，喜欢吃盐也会引起一个演化遗留下来的问题。同节俭基因一样，因为盐变得容易获取，目前世界上有高达 1/4 的人口深受因高盐摄入造成的高血压之苦。由于长久以来盐的稀缺，到了盐可以充分摄食时，许多人要求食物"重口味"，而影响到健康。

(二) 尿酸酶突变、高血压和痛风

肉类含有大量嘌呤(purine)，尿酸是嘌呤代谢过程产生的终末产物。在大多

数哺乳动物中,尿酸被尿酸酶(uricase)分解为尿囊素(allantoin),所以血清尿酸水平较低。然而,在中新世时期(2 000 万年前),类人猿祖先基因发生了突变,导致尿酸酶完全丢失功能。因此,人类和类人猿的尿酸水平高于大多数哺乳动物(图 7-8)。早期人类的低钠和低嘌呤饮食不会使其血清尿酸及血压升高;然而,随着现代人饮食习惯的改变,包括红肉、海鲜、豆制品等高嘌呤食物摄入量的增加,人类血清尿酸水平也随之显著增加,这也是高血压发病率增高的原因之一。当过多的尿酸结晶并沉积在关节中时,就会出现疼痛和炎症(痛风)。几项随机实验表明,使用黄嘌呤氧化酶抑制剂(别嘌呤醇)或促尿酸排泄剂(丙磺舒)降低尿酸的同时可以降低血压。

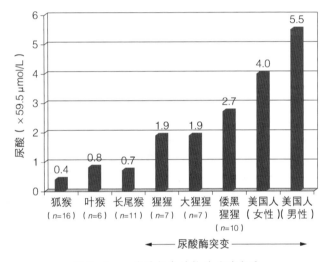

图 7-8 一些灵长类动物的尿酸水平

高血压对动脉壁造成的过度压力会损害血管和器官。不受控制的高血压会导致并发症,包括心脏病发作或卒中、动脉瘤、心力衰竭、肾脏血管变窄且功能变弱、痴呆,以及眼睛血管壁变厚、变窄或撕裂。就像预防糖尿病一样,保持与我们祖先相似的生活方式可以帮助控制高血压,包括少吃盐、定期进行锻炼、保持健康的体重和限制饮酒量。

用于治疗高血压的药物包括:①利尿剂,帮助肾脏排除体内的钠和水;②血管紧张素转换酶(angiotensin converting enzyme, ACE)抑制剂(图 7-9),通过阻止使血管收缩的血管紧张素Ⅱ的形成来帮助松弛血管(由于一次演化的意外事件,细胞膜上的 ACE 也是 COVID-19 进入我们细胞的切入点);③血管紧张素Ⅱ受体

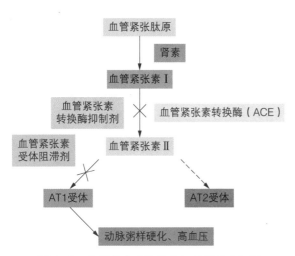

图 7 - 9　血管紧张素转换酶抑制剂作用机制

阻滞剂（angiotensin Ⅱ receptor antagonist），通过阻断血管紧张素Ⅱ使血管收缩的作用来松弛血管；④钙通道阻滞剂，有助于松弛血管肌肉；⑤β受体阻滞剂，拮抗交感神经系统的过度激活。

三、人类聚居与结核病

结核病（tuberculosis，TB）是一种由结核分枝杆菌（mycobacterium tuberculosis，MTB）引起的慢性疾病，主要影响肺（图 7 - 10），也会感染其他组织。现在这种传染病比较少见，但在一部分高龄人群中仍然可以见到。在大多数情况下，感染结核的患者并没有明显的临床表现，但有 10% 的潜伏感染会转为急性结核病。对于这部分患者而言，若不进行治疗，则有50% 的死亡率。患者的临床表现包括慢性咳嗽、咳痰、咯血、发热、盗汗和消瘦。由于会导致患者的体重下降，在历史上结核病曾被称为痨病。

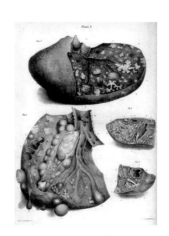

图 7 - 10　结核感染的肺

结核分枝杆菌主要通过空气传播。其在机体内

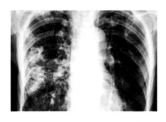

图 7 - 11　结核病的胸部 X
线重构表现

长期存在,呈慢性发病,最重要的病理特点是:结核分枝杆菌在组织(特别是肺)中形成瘢痕样的结核肉芽肿,肉芽肿由聚集的巨噬细胞、T 细胞、B 细胞、成纤维细胞等所组成,其诊断主要通过 X 线片(图 7 - 11)。

　　研究人员从公元前 3 000 年的埃及木乃伊脊柱中发现了结核感染的迹象。在欧洲,结核病的患病率从17 世纪初开始逐渐上升,在 19 世纪时达到顶峰——结核病所致死亡占到了所有死亡人数的 25%。1882年,德国微生物学者罗伯特·科赫(Robert Koch,1843—1910)发现了结核分枝杆菌是导致结核病的细菌。到了 20 世纪,由于卫生、营养和生活条件的改善(特别是在一些发达国家),结核病的发病率明显下降。1921 年,一种用于结核病的疫苗——卡介苗(bacille Calmette-Guérin, BCG)问世,用减毒活结核分枝杆菌让人体产生抗体。随后出现链霉素、异烟肼、利福平等抗生素投入使用,使得结核病发病率进一步下降。然而尽管有这些措施,结核病的治疗仍然是个难题。到 2018 年,该病仍未被完全消除,目前仍有 1/4 的世界人口感染了结核分枝杆菌。为了消灭体内的结核分枝杆菌,人们需要长期使用多种抗生素,但结核分枝杆菌很容易对药物产生耐受性,特别是当在某一位患者身上使用了太多的药物时,很容易出现耐药性结核病(drug-resistance tuberculosis)。

　　结核病又被称为"浪漫病"(romantic disease)。我们知道有很多诗人、作家,如约翰·济慈(John Keats, 1795—1821)、珀西·雪莱(Percy Shelley, 1792—1822)和乔治·奥威尔(George Orwell, 1903—1950)等,都受结核病所扰——或自身感染,或身边的人患病。这确实是一种很常见的病。画家奥斯卡-克劳德·莫奈(Oscar-Claude Monet, 1840—

1926)的妻子,也罹患结核病。中国名著《红楼梦》中也有结核病的典故,王夫人说晴雯得了"女儿痨"(女性青春期结核病),要把晴雯火化——"女儿痨死的,断不可留",害怕疾病传播。林黛玉常年咳嗽、消瘦、郁郁寡欢,可能也是深受结核病之苦。

人们对结核分枝杆菌如何与人类共同演化进行了探究,试图解释这种细菌得以在人体内长期生存、临床表现不明显、有极强的传染性以及容易产生耐药性的原因。事实上,这些也正体现了结核分枝杆菌在演化上获得的成功。科学家对结核分枝杆菌的系统发生进行分析,在一些现代的谱系中发现了具有更快、更强的传播性及疾病进展的菌种。这些结果向我们显示,结核分枝杆菌逐渐演化成更具传播潜力和更长潜伏期。

四、佝偻病与白化病——对阳光照射的不适应

第五章我们谈到了维生素 D 代谢与人类肤色的演化,这里要讲到与其有关的一种疾病——佝偻病。饮食中缺乏足够的维生素 D,维生素 D 摄入不足,或皮肤过黑阻挡了紫外线,以及照射的阳光太少等原因,会导致儿童的骨骼矿化异常,不够坚硬,走路时腿便会发生变形(图 7 - 12)。该疾病的症状包括双腿弯曲、生长发育迟缓、骨痛、额头大等。现代人只要摄入含有足量维生素 D 的鱼肝油就不会得此病。所以,佝偻病的发病率越来越低。

意大利的美第奇(Medici)家族作为历史上托斯卡纳(Toscany)的统治者,以及列奥纳多·达·芬奇(Leonardo da Vinci, 1452—1519)和伽利略(Galileo, 1564—1642)的赞助人,是意大利文艺复兴的"第一家

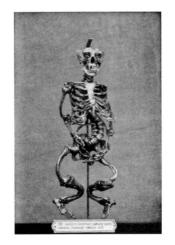

图 7 - 12 佝偻病患者的骨骼

族"。他们的孩子大多幼年夭折，但是骨头留存了下来，后来用 X 线检查后发现：9 个孩子中 6 人有明确的佝偻病表现，包括手臂和腿骨的弯曲。孩子们被大而宏伟的豪宅包围着，无法像同龄人那样能够接触足够的阳光；由于晒太阳太少，维生素 D 摄入不足，骨质矿化异常，因而头颅软化，很容易受伤。以前还有所谓的"蓝色血液"（blue blood）的说法，也就是贵族血统，正因为他们不晒太阳，皮肤很白，手臂上的静脉很清晰，血液看上去像蓝色的。因此皇家贵族虽然把孩子们保护得很好，但也导致他们很容易患佝偻病。

还有一件很有趣的事，可以支持维生素 D 和皮肤色素之间关系的假说。在北极生活的人群中有一部分人肤色相对较深，如因纽特人——这与他们生活的纬度似乎很不相符。因为我们先前讨论过生活在高纬度地区的人们倾向于有较浅的肤色。但事实上这些生活在北极的人主要以鱼为食，摄入高维生素 D。既然这些人可以通过饮食获得足够维生素 D，演化对于他们皮肤颜色（也就是对于紫外线的接受）便没有了正选择力。他们可以不再高度依赖阳光合成的维生素 D。但反过来，对于一些生活在欧洲的亚洲移民而言，他们患维生素 D 缺乏症的风险更高。这是很有意思的现象，人们不能适应环境，是因为我们的环境变化太大了。

白化病也是由基因突变形成的。白化病的表现不只是皮肤白，患者的头发、眉毛、睫毛也是白的，视网膜无色素，虹膜和瞳孔呈现淡粉色，畏光。不仅是人，孔雀（图 7 - 13）、长颈鹿、袋鼠、熊猫等动物也存在白化病。人有 5 种基因突变可导致白化病，其中最常见的是眼皮肤白化病 1 型（oculocutaneous albinism type 1，OCA1）和眼皮肤白化病 2 型（OCA2）。OCA1 患者在

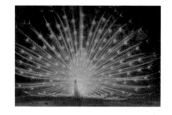

图 7 - 13　白化病孔雀

编码酪氨酸酶的基因 *TYR* 上有一个隐性突变,即这种疾病是隐性遗传的。有酪氨酸酶的细胞能将酪氨酸转化为黑色素,从而赋予皮肤、头发以及眼睛颜色。白化病患者没有黑色素的保护,容易因强烈的阳光导致失明,同时患皮肤癌的概率也很高。

五、坏血病——航海贸易所致的不适应

说完了维生素 D,让我们来看一看维生素 C 与演化。维生素 C,又称抗坏血酸,是一种重要的抗氧化剂,在合成胶原蛋白的过程中也起辅助作用。胶原对很多器官的形成很重要。缺乏维生素 C 会导致坏血病,即维生素 C 缺乏症,这种疾病早期见于远洋航行时的探险者。因缺乏维生素 C 而导致贫血、疲劳、自发性出血、四肢疼痛、身体某些部位肿胀和皮疹,有时可导致牙龈溃疡和牙齿脱落(图 7 - 14)。

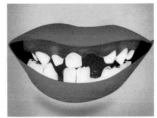
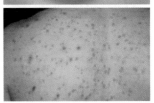

图 7 - 14 坏血病表现

坏血病与航海史有密切联系。15 世纪克里斯托弗·哥伦布(Christopher Columbus, 1451—1506)西行远航,当他与船员们在一望无际的大海中航行几个月后,便发现许多水手出现了坏血病的症状。继哥伦布之后,葡萄牙航海家斐迪南·麦哲伦(Ferdinand Magellan, 1480—1521)率领船队环绕地球 1 周,由于航海时间的漫长,船员中有 2/3 因坏血病死亡。一直到 18 世纪,这种情况才出现了转机。此时英国人横渡重洋,在世界各地经商与殖民,但船员仍有罹患坏血病而死亡的危险。当时有一位年轻的船医詹姆斯·林特发现坏血病都发生在平日不食用新鲜蔬果的普通船员身上,而包含他自己在内的船长与高级船员们,却不患坏血病,因此他认为新鲜蔬果或许可以治疗坏血病。后来,他们遇上了满载柳橙与柠檬的荷兰

货船,林特医生就买了柳橙与柠檬来治疗坏血病患者,效果非常好。后来的航海家陆续使用了这种方法,有效预防了坏血病。

人类和其他高等灵长类动物、豚鼠、大多数蝙蝠及一些鸟类和鱼类,都缺乏维生素 C 生物合成酶 L-古洛糖酸内酯氧化酶(L-gulonolactone oxidase, GLO)。从图 7-15 中可以看到,维生素 C 的合成也是哺乳动物的一个古老特征,而这一特征在 3 类哺乳动物种系中缺失——蝙蝠、豚鼠及高等灵长类动物(图中灰色部分)。尽管豚鼠和高等灵长类动物的基因组内仍然保留着与 GLO 序列类似的序列,但是由于这些动物的饮食习惯发生了变化,GLO 相应的基因序列发生突变,不能编码具有生物功能的 GLO。

可以推测,因为我们的祖先有足够的维生素 C 摄入,并不需要自身合成维生素 C,久而久之这个基因便被丢失了,演变为假基因。而远航船员因长时间无法食用富含维生素 C 的新鲜果蔬,才会发展为坏血病。

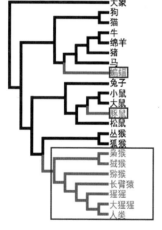

图 7-15 哺乳动物合成维生素 C 功能的系统发育树

六、农业社会与贫血

贫血(anemia)是人体血液红细胞数量,或其中的血红蛋白浓度低于正常水平,不能携带足够氧气满足生理功能需求而产生的一类疾病,表现为疲劳、虚弱、头晕和呼吸急促等症状。贫血可以分为多种类型,包括营养性贫血、再生障碍性贫血、地中海贫血等。营养性贫血中的缺铁性贫血(iron deficiency anemia, IDA)最为常见,是由各种原因导致机体铁摄入不足、吸收障碍或消耗过多,引起红细胞生成不足而导致的贫血。它影响到世界上几乎所有的人口,最主要的发病人群是妊娠期妇女和儿童,占总发病人数的约 90%。

"茹毛饮血"形容原始人不会用火，连毛带血地生吃禽兽的生活。而大约距今12 000 年前，人类社会由原始的狩猎-采集模式开始向农业模式转变，其饮食结构也发生了巨大的变化。从主要摄食富含铁的鲜肉转变为缺乏铁的谷物等，由此造成贫血的多发。这其实也是因为我们的基因对于环境不适应导致的。

妊娠期对铁等营养物质需求增加，饮食不合理和吸收不良导致造血原料缺乏，也会引起贫血。女性除妊娠期外，因月经期过长或经血量过多致使失血过多，临床也常见缺铁性贫血。

贫血较容易治疗，目前通过口服补铁剂、静脉注射铁剂或联合营养干预。在日常生活中，我们可以多摄食肉类、蛋类、豆制品、牛奶、菠菜和其他富含铁的食品。

七、现代社会与自身免疫性疾病

自身免疫性疾病是指人体免疫系统对自身成分(如器官、组织、腺体或细胞)错误识别为外来病原体(如病毒、细菌或真菌)而发生免疫反应或免疫反应性增强，产生自身抗体，从而损害自身组织的病理过程。人类有超过 100 种自身免疫性疾病，患病率为 3%～5%，女性患病风险是男性的 2 倍左右。常见的自身免疫性疾病包括多发性硬化(multiple sclerosis，神经系统功能异常)、毒性弥漫性甲状腺肿(Graves 病)、1 型糖尿病、银屑病(牛皮癣)、类风湿关节炎、炎症性肠病和系统性红斑狼疮(systemic lupus erythematosus，SLE)(图 7 - 16)。

现代社会中自身免疫性疾病的发病率大幅增加，可能与遗传、环境因素、生活方式、饮食和感染有关。人类的演化一直受到外来病原体的影响，因此许多与免疫功能及免疫相关疾病密切联系的基因也随之演化。在 2 个不同的人群中，环境抗原的差异会导致不同的免疫细胞和等位基因的演化，以及随后的免疫反应(图 7 - 17)。例如，亚裔和非洲裔人群中 FCGR2B 基因多态性与系统性红斑狼疮易感性有关；但是另一方面，此基因可能为此类人群提供抵御疟疾的能力。不同族群的免疫相关基因中某些等位基因存在差异，也导致他们对传染病的免疫反应存在异质性。这些基因变异在增强针对某些传染病免疫力的同时，也增加了罹患某些自身免疫性疾病和炎症性疾病的概率。

大多数自身免疫性疾病呈慢性发病，通过治疗缓解症状，其中药物治疗包括非甾体抗炎药和免疫抑制剂。这类药物通常不能根治疾病，而是主要降低患者对自

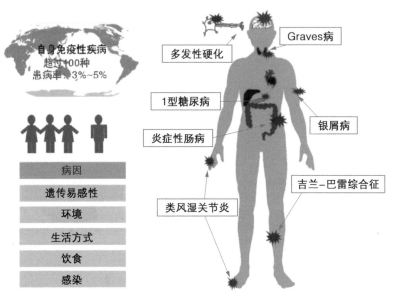

图 7 - 16 自身免疫性疾病

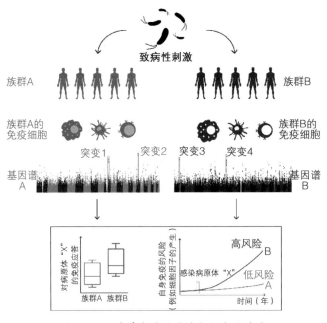

图 7 - 17 自身免疫性疾病与祖先的关系

体组织的免疫反应,因此存在许多不良反应,这也限制了它们的广泛使用。

八、现代社会与哮喘

哮喘是一种气道慢性炎症疾病,诱发因素包括各类变应原(例如尘螨、花粉、冷空气等),或剧烈运动、情绪压力等刺激。哮喘的症状包括呼吸急促、咳嗽、喘息或胸闷。哮喘发作期间,气道膨胀,支气管平滑肌收缩,吸气与呼气受阻。多次发作会导致气道内壁或支气管长期肿胀和发炎,随后气道结构改变,肺功能下降(图 7 - 18)。

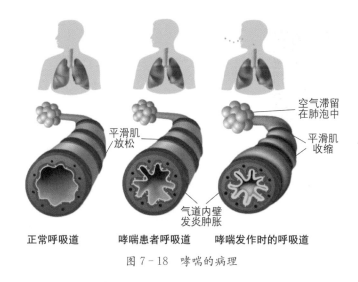

正常呼吸道　　　哮喘患者呼吸道　　　哮喘发作时的呼吸道

图 7 - 18　哮喘的病理

关于现代社会哮喘和过敏性疾病发病率增加的普遍解释有第六章所述的"卫生假说"。个人卫生情况改善的同时可能减少了接触人体有益肠道菌群的概率。与上述观点相辅的还有饮食习惯的改变,西方人每日摄入纤维的量远低于非洲经济较落后人群,前者过敏、哮喘或结肠癌的患病率却远高于后者。并且许多研究发现,哮喘发病率与肥胖之间存在相关性。

哮喘通常无法治愈,但可以使用吸入皮质类固醇药物,或避免接触变应原等方法减轻症状。科学家发现肺组织内白三烯(leukotriene)在哮喘发作时增加,而使气道肌肉收缩并分泌过多的黏液。白三烯受体的抑制药物现在被用来减轻哮喘症状。目前的治疗仍主要是对症治疗。

第八章

宿敌：肿瘤——体细胞的演化

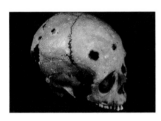

图 8-1　约 3000 年前的多发性溶骨性病变颅骨

在约 3000 年前的人类骨骼中，就发现了肿瘤的踪迹，如图 8-1 所示的一位成年男性的颅骨，其中多发性溶骨性病变可能是多发性骨髓瘤（multiple myeloma）所致。大约 2500 年前，希腊医生希波克拉底（Hippocrates，公元前 460—前 370）使用"carcinos"与"carcinoma"来描述肿瘤，这 2 个词在希腊语中都有"螃蟹"的意思，可能是因为恶性肿瘤的浸润性生长方式和转移特征让人联想到螃蟹张开钳子横冲直撞的凶猛形象，这也是"cancer"一词的起源。后来另一位希腊医生克劳·盖伦（Claudius Galenus，129—199）将肿瘤称为"oncos"（希腊语意为"肿胀"），为肿瘤学这门学科提供了现代名称。这也是如今使用"oncology"一词的来源。

1976 年彼得·C. 诺威尔（Peter C. Nowell，1928—2016）提出：肿瘤发生就是人类体细胞的演化过程。这个过程存在自然选择现象，也存在治疗时人为选择的现象，但是却不存在个体演化时的性选择现象。如此说来，肿瘤细胞的演化过程更像是单细胞生物无性生殖的演化。

一、体细胞突变及自然选择

我们可以用演化的原理来看一些体细胞逐渐演变为肿瘤的过程。从研究物种及人类演化而得到的很多观念，都可以应用到肿瘤演化的研究上。可以将每个人类的体细胞当作一个生物的个体：单个体细胞内，如果有驱动肿瘤生成的基因突变，这个细胞就像一个生物个体一样，通过偶然突变所带来的种种新能力去适应环境，进而发展种群。这类基因突变的细胞将与正常体细胞竞争资源，并与免疫细胞"斗智斗勇"；如果它们能在不断的"战争"中取得胜利（自然选择），或转移到其他组织（就像生物的迁徙）并发展壮大，就成为我们所认知的恶性肿瘤，也就是癌。人类身体中有复杂多样的细胞，虽然它们拥有同样的基因，但是功能却千差万别。在这些细胞分裂的过程中，可能会出现过度增殖而导致肿瘤发生。造成细胞过度增殖的有 2 组基因：①细胞癌基因（cellular oncogene），又称原癌基因（proto-oncogene），这类基因在正常情况下处于低表达状态，发挥重要的生理功能，但在致癌条件下，原癌基因被异常激活，转变为致癌基因（oncogene），诱导细胞发生癌变。如原癌基因 $C\text{-}erbB\text{-}1$，被异常激活以后其产物跨膜受体——表皮生长因子受体（epidermal growth factor receptor, EGFR）表达显著增加，对于肿瘤细胞的增殖、修复、演进起重要作用。如今，针对 EGFR 表达所研发的 EGFR－TKI 靶向药物在肺癌治疗领域取得了巨大成功。②肿瘤抑制基因（tumor suppressor gene），也称为抑癌基因（antioncogene），在生理状态下参与抑制细胞过度增殖、促进细胞分化、维持染色体稳定等功能，遏制肿瘤形成，如 $p53$。若发生双等位基因突变使其失活，就可造成细胞过度增殖，进而发生肿瘤。如图 8-2 所

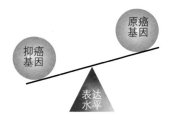

图 8-2 原癌基因与抑癌基因

示,这2种基因就似天平的两端,它们相互制约,维持正负调节信号的相对稳定。这是一个动态平衡过程。

在肿瘤干细胞的原癌基因(功能增强)或肿瘤抑制基因(功能减弱或丧失)的初始突变之后,肿瘤细胞所受到的环境选择压力与所有生物体的演化相似,其中包括资源可用性(与脉管系统之间的距离)和掠食者捕捉(来自宿主的免疫攻击),就像生物在自然选择下得到资源和逃避天敌一样。图8-3演示了癌细胞克隆演化(扩增)中的选择压力:主要出于环境因素的影响,细胞出现突变,生长速度超出控制;癌细胞和正常细胞之间竞争养分(癌细胞通过 *hFWE2* 和 *hFWE4* 基因表达 Flower-Win 蛋白,获取对周围正常细胞的竞争优势;而选择性抑制 Flower-Win 蛋白可阻止癌细胞的增殖和转移。某些突变可能造就具有超级竞争力的癌细胞,它们可以杀死周围野生型细胞,从而在细胞竞争(cell competition)中胜出。

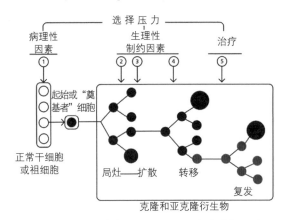

图8-3 癌细胞克隆演化(扩增)中的选择压力

①→⑤表示时间顺序。

有趣的是,肿瘤细胞之间也存在激烈的竞争:瘤体中存在不同层次的肿瘤细胞亚群,这些亚群之间也会相互竞争。当然,最具竞争力的关键亚群就成为日后肿瘤演进、转移、抵抗治疗的中坚力量。这样一来,临床可见的原发病灶与转移病灶/转移灶与转移灶之间驱动基因突变差异化的现象便可以得到合理解释。

二、肿瘤驱动及转移基因

1911年,美国微生物学家弗朗西斯·佩顿·劳斯(Francis Peyton Rous,

1879—1970)发现将鸡的肿瘤细胞提取液注射到健康的鸡体内，会诱发同样的肿瘤产生(图 8－4)。由此发现了劳氏肉瘤病毒(Rous sarcoma virus，RSV)，这也是人类发现的第 1 种致癌病毒。RSV 中的 $v\text{-}Src$ 基因可以编码一种酪氨酸激酶而致癌。而在人类中也存在与 $v\text{-}Src$ 高度相近的一种原癌基因 $c\text{-}Src$，属于 Src 家族激酶家族，两者为高度保守的同源基因。在演化过程中，RSV 有可能从我们的身体中窃取这个基因并用它来促进病毒自身的繁殖。

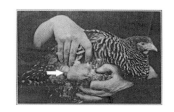

图 8－4　鸡的肿瘤细胞提取液诱发肿瘤

　　科学家们已经证明肿瘤发生是由一组肿瘤驱动基因(cancer driver gene)所驱动的。例如酪氨酸激酶(tyrosine kinase，TRK)突变可以导致肿瘤。TRK 家族包括 TRKA、TRKB 和 TRKC 3 种蛋白(图 8－5)，它们分别由 $TRK1$、$TRK2$ 和 $TRK3$ 基因编码。TRK 与人体细胞增殖、分化、代谢、凋亡等密切相关，其信号通路的改变主要包括基因融合、蛋白过度表达、单核苷酸改变和剪接变异。其中 TRK 基因与其他基因的融合是最常见的致癌驱动因素，在多种肿瘤中都有发现。这是因为当 TRK 基因与其他基因发生融合，异常的 TRK 融合蛋白可不依赖于配体，持续激

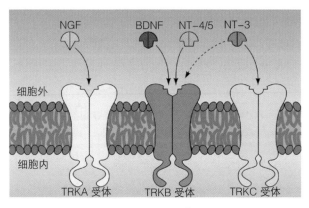

图 8－5　TRK 家族

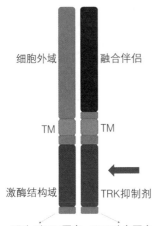

细胞外域　　融合伴侣

TM　　TM

激酶结构域　　TRK抑制剂

野生型TRK蛋白　TRK融合蛋白

图 8 - 6　TRK 基因融合及
　　　　　TRK 抑制剂作用
　　　　　示意图

活下游多条信号途径,促进肿瘤细胞的增殖和转移。知道了致癌的机制后,目前临床上可以使用 TRK 抑制剂进行 TRK 靶向治疗(图 8 - 6)。

此外,肿瘤驱动基因也显示出组织特异性:某些驱动基因的改变只出现在来自一种或几种组织类型的肿瘤中,只有少部分驱动基因,如端粒酶反转录酶(telomerase reverse transcriptase, TERT)、肿瘤蛋白 p53(tumor protein p53, TP53)等编码的蛋白质表现出广泛的组织分布。

肿瘤细胞常出现杂合性缺失(loss of heterozygosity, LOH)的现象,这使得隐性基因得以表达。抑癌基因的杂合性缺失会导致肿瘤的发生。当一个等位基因明显异常或缺失时,便不再有抑制功能,这类人罹患肿瘤的风险也就大大增加。例如突变型 p53,因为 TP53 基因(编码肿瘤抑制因子 p53 的基因)的缺失和染色体断裂会抑制凋亡反应,致使细胞呈现永生化并大量分裂。

犬类会罹患一种很特别的肿瘤——犬传染性性病肿瘤(canine transmissible venereal tumor, CTVT)。这种古老的肿瘤已经在犬类之间通过性交传播了 6 000 年却不致命,因为通常会被宿主的免疫系统清除。图 8 - 7 中,研究人员利用来自世界各地的 546 个 CTVT 样本,用其 DNA 外显子组测序追踪了 CTVT 的漫长演化历程。是什么基因促使犬的正常细胞分化为肿瘤呢? 在 CTVT 系统发育树的基干中识别出了几种“驱动程序”突变基因,分别是 SETD2、CDKN2A、MYC、PTEN 和 RB1 等。其中 SETD2、CDKN2A、PTEN 及 RB1 都是抑癌基因,而 MYC 是原癌基因。在漫长的演化过程中,多数“过客”突变都被过滤掉了,唯有真正诱发肿瘤的“驱动”突变被保留下来。

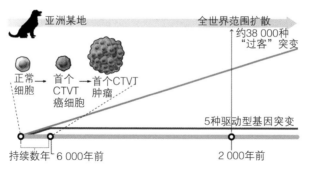

图 8-7　犬传染性性病肿瘤(CTVT)的演化历程

　　大部分肿瘤干细胞开始都是处于未分化的状态,但在不同环境影响下所致的
变化不同。在图 8-8 中分析了良性基底细胞癌和侵袭性鳞状细胞癌的组织结构,
以及驱动这 2 种模式发生的不同作用力。a 区域中胚胎小鼠皮肤基底膜中存在标
示为蓝色的肿瘤干细胞。b 区域中,胚胎中的肿瘤细胞带有 SmoM2 突变,因过度
拥挤产生压力,并与非突变细胞的边界产生张力。这 2 种作用力使得基底膜弯曲,
可以在基底膜细胞增殖活跃的条件下形成芽状肿瘤,是一种良性、非浸润性的基底
细胞癌。而在 c 区域中,胚胎中的基底膜细胞带有 H-Ras 突变,其增殖情况较前
者低下,但是其下方的基底膜较硬,且上层细胞由于角蛋白生成过多,所以硬度增
加。此时位于中间的肿瘤细胞在双向压力作用下,首先可能产生波浪状褶皱结构;
再者,这些作用力可能会使基底膜破裂,肿瘤细胞随之从破裂处侵袭下层组织,形
成一种恶性、浸润性基底细胞癌。上述 2 种导致的皮肤癌具有不同的组织形态及

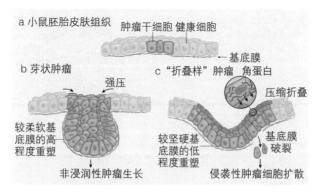

图 8-8　良性基底细胞癌和侵袭性鳞状细胞癌的结构及
　　　　驱动作用力

疾病结局。从演化的角度看,可以了解细胞在不同原癌基因功能增强后,其所处环境不同,后续变化也不同。

如果肿瘤是由单个细胞的一个或一系列突变引发的,而且这种突变发生的可能性会随着时间的推移而增加,那么可以推断大型和寿命长的动物(如大象)会比寿命短且体型小的动物(如小鼠)罹患肿瘤的概率更高。可事实并非如此,这种理论被称为"佩托悖论"(Peto's paradox)。一种可能性是,有些生物体新陈代谢较慢,使得细胞产生比较少的诱变副产品——活性氧。另外,一些生物细胞分裂频率低,也会减少有丝分裂时发生错误复制的概率。有意思的是,*TP53* 作为非常重要的抑癌基因,在大象中有 20 个拷贝,而在人类中仅有 1 个拷贝,所以抑癌基因高表达也可能是大象肿瘤发病率低的原因。

不同类型的肿瘤在转移过程中表现出显著差异。如图 8 - 9 所示,肺癌转移通常发生于最初诊断后数月,而前列腺癌和一些乳腺癌亚型则在初诊后数十年才出现远端器官的转移。不同类别肿瘤常见的转移部位也不尽相同,肺癌和乳腺癌转移所累及的器官主要包括肝脏、脑和骨骼;而结肠癌最常转移到肝脏,并由此转移

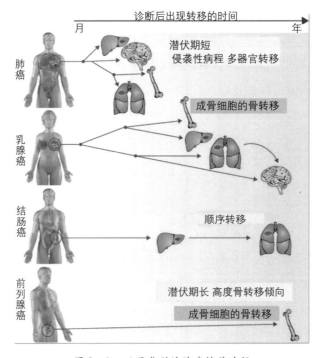

图 8 - 9　不同类型的肿瘤转移过程

到肺。

　　肿瘤转移需要肿瘤细胞离开肿瘤原发组织，但很少可以成功转移并在远端器官中定植。那么转移性克隆是如何扩张，又如何产生足够的转移细胞并成功种植到远端器官中的？有一种解释是，在肿瘤进展早期或晚期，原发肿瘤中具有转移表型的突变，可能使细胞获得转移至远端器官的能力，即细胞间黏附性减弱、获取转移所需能量及从基底膜破裂并成功脱离。另外，肿瘤细胞需要具有适应性优势的突变，帮助其在新环境中适应并且生存下来。就像演化一样，肿瘤细胞转移也有瓶颈效应。

三、环境及社会变化造成的体细胞突变

　　几乎所有的个体及人体组织中都有不同程度的体细胞突变，其中出现突变数量最高的是皮肤（阳光照射）、肺（空气污染或吸烟）和食管（食物刺激），都是同环境接触密切的部位，这表明周围环境因素可以影响人体细胞从而产生突变。这也有助于我们思考肿瘤最开始生成的原因。例如，如今很多人大大减少了水果和蔬菜的摄入，转而食用人工饮料及加工产品，以致纤维素摄入量不足。而这些纤维素可促进肠胃蠕动，具有防癌作用，纤维素摄入不足会导致罹患结肠癌的风险增加；含有不健康添加剂甚至致癌物质的加工食品也会促使食用者的患癌风险增加。

　　1945年8月，日本广岛遭受原子弹袭击后，大量放射性物质使很多当地人患上白血病和甲状腺癌。肝癌最常见的致病因素是乙型肝炎病毒（hepatitis B virus，HBV）和丙型肝炎病毒（hepatitis C virus，HCV），病毒进入人体后引起慢性感染，反复发生炎性损伤与修复，最终可以进展为肝硬化和肝癌。远古时期人类祖先是不吸烟的，但是现代人吸烟，于是患肺癌的概率也大大增加。从图8-10可以看出，美国香烟消费趋势与男性肺癌病死率高度相关。在1980年禁烟运动的10～15年之后，男性肺癌发病率与病死率均呈现下降趋势，女性肺癌死亡人数也趋于平稳。

　　吸烟是目前较为明确的肺癌危险因素之一，香烟中的60多种致癌物可以直接破坏人体细胞DNA并发生突变。2020年发表在《自然》（Nature）上的一篇文章，对来自16名受试者的单个支气管上皮细胞的632个集落的全基因组进行了测序。吸烟是突变负荷的主要影响因素，儿童及非吸烟人群突变负荷较少，但长期吸烟人群的突变负荷非常高，通常每个细胞会增加1 000～10 000个突变。有吸烟史的

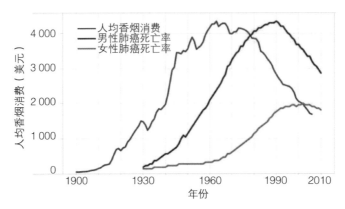

图 8-10　美国 18 岁以上人群人均香烟消费和年龄标化肺癌病死率趋势

人,即使戒烟,其突变负荷依然居高不下。虽然人类已知吸烟所带来的弊端,然而目前在许多国家烟草行业仍很兴旺,吸烟人数也依然居高不下。

　　N-乙酰基转移酶(N-acetyltransferase, NAT)分为 NAT1 与 NAT2,作为人体一种重要的代谢酶,其主要存在于肝脏,催化乙酰基团从乙酰辅酶 A 转移到芳香胺等物质(图 8-11)。乙酰基团可以促进代谢副产物的排泄,这对于药品、食品添加剂和其他环境致癌物(如香烟焦油)的代谢和排泄尤为重要。由于异生物质(xenobiotics)代谢基因的多态性,每个个体代谢异生物质的速率不同。这些多态性改变了 NAT1 和 NAT2 的稳定性和催化活性,从而改变了药物和异生物质的乙酰化速率。这种特性称为乙酰化表型。流行病学研究发现 NAT2 的多态性与各种肿瘤有关,可能由环境致癌物代谢引起。根据 NAT 多态性,人可分为快乙酰化表型(fast acetylator)和慢乙酰化表型(slow acetylator)。

　　慢乙酰化 NAT2 基因型与患膀胱癌风险增加有关。最慢的乙酰化单倍型 NAT2*5B 最初可能在 6 500 年前从亚欧中西部的人类中演化出来,这表明缓慢的乙酰化在此人群中具有演化优势。而此基因型却与现代人患膀胱癌的易感性相关,表现出对健康的不利。鼻咽癌在世界大部分地区很少见,但在中国南方特别是广东地区是一种常见的恶性肿瘤,当地的饮食习惯被认为是其重要因素。此外,环境因素、Epstein-Barr 病毒和遗传因素也与鼻咽癌有关。Epstein-Barr 病毒 DNA 已被用作早期检测和监测疾病的生物标志物。

　　为什么现代女性罹患乳腺癌及子宫癌的人数一直在增加? 现代女性 60 岁患乳腺癌的风险比古代女性增加了很多倍,主要是因为现代女性月经初潮年龄提前,

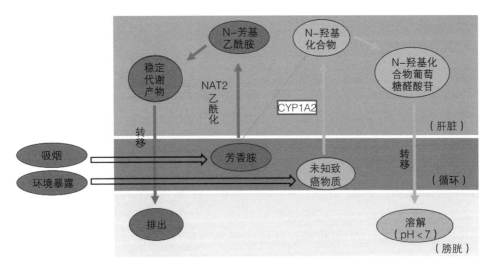

图 8-11　肝内代谢芳香胺等致癌物过程

寿命延长,生育子女减少,经历月经周期的次数增多等导致女性乳腺及子宫处于高雌激素水平的状态增加,不断刺激乳腺及子宫内膜增殖,基因突变与修复失衡均使患乳腺癌及子宫癌的概率增加。黑猩猩和其他灵长类动物只在怀孕和泌乳时乳腺才会长大;人类是唯一在青春期后就有乳房的灵长类,人类女性独特的"固有"乳房在性选择上扮演了重要角色,但这也增加了乳腺细胞增殖和基因突变概率,进而提高了患乳腺癌的风险。另外,排卵次数的增加使得卵巢上皮修复增加,因修复卵巢上皮细胞增殖次数过多,也使得卵巢上皮癌发病率增加。从演化角度可以发现,这些肿瘤的增多都是因为我们的祖先基因与现代人所处的环境不匹配引起的。

在肿瘤演化过程中,基因组变化包括点突变、拷贝数变化以及结构变异。表观遗传变化包含干扰 DNA 甲基化与染色质转录可及性(accessibility)。以上因素都可以产生亚克隆多样性。除此之外,肿瘤周围微环境对肿瘤演化带来很大影响:免疫系统可能会识别并清除肿瘤细胞亚克隆所表现出的新型抗原类型,这对于肿瘤细胞来说是一种负向选择。因此,肿瘤在适应周围环境中产生变异——适应性变异(adaptive variation),以逃逸免疫反应。例如,人类白细胞抗原位点的杂合性缺失或者下面会谈及的免疫检查点(immune checkpoint)分子表达上调,这些突变可以使肿瘤以及其亚克隆产生适应性优势,这对肿瘤演化产生正选择效应,帮助肿瘤细胞得以生存壮大。除此之外,肿瘤细胞亚克隆的协同、肿瘤与基质细胞间的相互作用可以使得部分肿瘤细胞更好地适应环境,为该群体带来正选择并推动肿瘤演化(图8-12)。

肿瘤活检与液体活检:传统上,肿瘤活检是在肿瘤发展的不同阶段和后续治疗时进行的。最新的无细胞(cell-free)DNA液体活检和随后的DNA测序使人们能够更好地了解肿瘤的演化。肿瘤活检提供了关键的病理信息和非DNA信息的评估,但其需要时间比DNA测序长,并且可能受到肿瘤样本有限的影响。相比之下,液体活检需要的时间短,侵入性较小。虽然液体活检不能提供非DNA生物标志物信息以及组织形态学信息,但是通常与肿瘤活检显示一致的信息。随着单细胞测序的进展,液体活检可以分离出单个肿瘤细胞,允许多次采样以追踪肿瘤细胞的演化途径。

四、人体发育与肿瘤

每个人的身体中在不同时间都会有一些细胞发生异常突变,但这并不意味着肿瘤随时都会发生。这些少数派"异端"最后能否发展为肿瘤受很多条件控制,只有在这些机制都失败的情形下,肿瘤才会真正形成并扩散。一般来说,这种概率非常小:体细胞的过度增殖会受到细胞分化、老化程序的抑制;在这2个程序都失效的情况下,身体的免疫系统也可以及时发现这些存在异质性的肿瘤前期细胞,并将之清除。

一些肿瘤与特定的人体发育时期直接

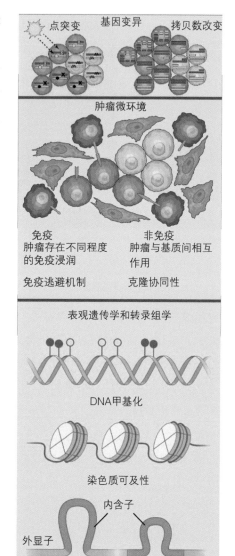

图8-12 肿瘤演化过程中的变化

相关,这就可以解释某些肿瘤的特殊年龄分布。增殖扩散趋势特别显著(恶性程度极高)的肿瘤通常于儿童期高发,如肾母细胞瘤、横纹肌肉瘤等。骨肉瘤是一种好发于长骨干骺端(骨生长发育的位置)的高度恶性肿瘤,易患年龄正是青春期前后骨骼快速生长的时期。相反,大多数上皮性肿瘤(如肺癌、食管癌、结肠癌等)的风险随年龄增长而增加,因为这些组织会在人一生中不断进行代谢修复,且多重突变的风险也会随之增加。

在中国,女性中乳腺癌和肺癌发病率位居前列,胃肠道癌次之;男性最常见的癌症是肺癌,其次是胃癌、肝癌、结直肠癌和食管癌等。

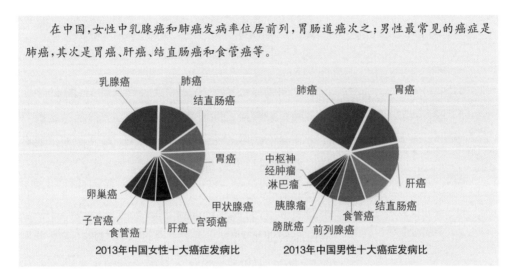

2013年中国女性十大癌症发病比　　　2013年中国男性十大癌症发病比

五、肿瘤的治疗

从演化的角度看肿瘤的治疗:可以将肿瘤的发生进程画成一个演化树,从图8-13中可以发现肿瘤的发生是一个突变至多个突变的过程。具有高亚克隆多样性的肿瘤包含更多的遗传变异,也易于对治疗产生耐药性。这意味着在治疗前需要进行多次组织检查来评估肿瘤中主要亚克隆的表型,即找到演化树根部最基础的突变,从而可以抑制关键的突变,优化靶向治疗。值得注意的是,经过化疗后复发的优势肿瘤克隆的基因型和表型与治疗前不同。肿瘤转移更是一个演化瓶颈,类似于种群演化中的始祖效应,转移的肿瘤细胞只包含原发肿瘤遗传多样性的一部分,并面临着适应新组织环境的挑战。

肿瘤治疗所引起的细胞群瓶颈可能会削弱肿瘤生长。在治疗后,许多白血病患者表现出微小残留病变,其中残存的极少数白血病细胞群仍然是一个稳定的亚群,

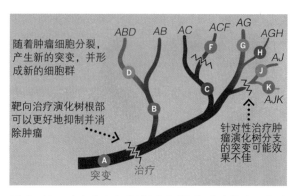

图8-13　肿瘤系统发育树(演化树)与治疗策略示意图

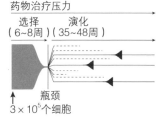

图8-14　肿瘤治疗所引起的
细胞群瓶颈

但不会像肿瘤细胞那样呈指数级增长趋势(图8-14)。第1种有关种群稳定性的假设是:化疗后选择出的特性可能会干扰肿瘤细胞增殖。例如,如果一种抗癌药物只杀死增殖细胞,那么静止细胞可能在治疗后幸存并保持静止状态。第2种假设是:在细胞群瓶颈足够小的情况下,有适应性缺陷的细胞通过遗传漂移出现在白血病细胞群中。因为小细胞族群演化速度非常慢,所以白血病细胞的克隆增殖可能需很长时间才能使其再次突变扩增。

　　就像个体演化一样,在肿瘤生长中,许多遗传或者表观遗传的变化在演化上都是中性的。用单细胞测序的方法,我们可以了解哪些肿瘤细胞的突变是被选择出来的,哪些是中性的漂移现象。如此,我们可以改进治疗肿瘤的方法,定向抑制被选出的肿瘤细胞;也可以依据肿瘤生长的微环境及其特定背景来研究这些致癌突变是中性或有适应力的,这有助于预测和防止克隆扩增,以及寻找通过人为改变微环境来抑制致癌突变的方法。

　　近年来,单细胞测序技术有很大的进步,研究者也开始将其应用于肿瘤活检,即取得人体不同部位以及不同病程阶段的肿瘤组织,然后用单细胞测序来研究肿瘤的完整演化生命树,可以进一步找到肿瘤演化的重要突变瓶颈以对因治疗。在将来的肿瘤治疗中,这项技术的新发展也可能逆转致癌基因和肿瘤抑制基因启动子的甲基化,成为有效的治疗手段之一。

肿瘤的治疗最早采用手术切除,但是不能保证完全切除病变组织,所以肿瘤通常会复发;而且手术这种局部治疗手段对于癌症这样的全身性恶性疾病有先天的局限性,而对晚期转移性肿瘤和难以实施手术的部位更无能为力。后来又使用放疗与化疗这样的细胞毒治疗手段杀死癌细胞,可是这些方法同时影响正常细胞功能,带来骨髓增生抑制、脱发与呕吐等不良反应,无异于以毒攻毒。化疗虽然是系统性抗肿瘤治疗手段,理论上全身有效,但遵循一级动力学特点,即只能杀灭一定比例的癌细胞,残存的肿瘤细胞为以后的治疗失败埋下伏笔。加上令患者难以耐受的不良反应和快速诱导的多药耐药(MDR),单纯化疗对于多数恶性实体瘤的疗效是有限的。放疗利用精确定位的高能射线能有效杀伤局部的肿瘤细胞,但其本身的局限性与手术一致,而且缺氧酸性的环境、处于 G_0 期的休眠肿瘤细胞都会显著降低放疗的效果。

生殖器官的肿瘤往往依赖性激素的刺激生长,可以采取抗激素的内分泌疗法,例如早期的去势手术,以及目前乳腺及子宫肿瘤用抗雌激素的药物,前列腺肿瘤用抗雄激素的药物。

20 世纪 70 年代,随着分子生物学和计算机技术的发展,人们对于肿瘤的信号转导通路有了深入的认识,由此开启了靶向治疗的时代。1997 年,美国食品和药品管理局(FDA)批准利妥昔单抗用于 CD20 阳性恶性 B 细胞淋巴瘤的治疗;1998 年,批准曲妥珠单抗用于治疗人类表皮生长因子受体 2(human epithelial growth factor receptor2,HER2)阳性的乳腺癌等。靶向治疗的发展如火如荼,为癌症患者的预后带来了革命性的改善。比如,晚期肺癌在细胞毒治疗时代中位总生存期(overall survival,OS)为 10 个月左右,而在靶向治疗时代,具有治疗靶点的肺癌患者的生存期得以大大延长。

如果说之前抗肿瘤治疗的着眼点都是肿瘤细胞,那么,近年来开展的最新的治疗方法终于开始瞄准肿瘤生存的环境,利用免疫检查点抑制剂去阻断负性免疫调节机制,使得免疫细胞的杀伤力得以增强。这种利用人体免疫系统对抗疾病的治疗方法,称为免疫疗法,就像自然选择中利用天敌来清除肿瘤细胞。虽然免疫治疗获得了巨大成功,但也应该清楚地看到,现在的免疫治疗还远未达到我们的期望,不良反应也常常"神出鬼没"(免疫增强的开关一旦被打开,就难以驾驭,各种免疫相关性不良反应可能发生）。因此,在改造肿瘤生存环境的思路上,还需要很多探索。

近年来的实验证据表明,细胞分裂也与第五章谈到的节律基因有关,但准确的机制有待进一步阐明。一旦生物钟破坏导致整个节律的变化,便和肿瘤的发生密切相关。因为在肿瘤细胞中,调控生物钟的基因规律是紊乱的。昼夜节律同样对疾病治疗有显著影响,所以对于肿瘤的放、化疗,在一天某一个时间点给药,与另外一个时间点给药相比,可能产生不同的结果。这是一个值得研究的有趣问题。

(一) 肿瘤免疫治疗

在体细胞演化为肿瘤细胞的过程中,一些肿瘤细胞需要逃逸自身免疫系统的攻击。免疫检查点是免疫系统的抑制性信号通路,对于免疫强度双向调节至关重要,可防止免疫系统过度增强,攻击正常细胞。然而一些肿瘤细胞可以通过表达激活免疫检查点的基因来保护自己免受攻击。

程序性死亡蛋白-1(programmed death-1, PD-1)是 T 细胞和 B 细胞表面的一种蛋白,具有调节免疫系统对人体自身细胞反应的作用。程序性死亡蛋白配体-1(PD ligand-1, PD-L1)信号通路的激活可以抑制 T 细胞活性来下调免疫反应,并促进正常细胞免疫耐受,此机制可以防止自身免疫性疾病。反之,如果肿瘤细胞表达 PD-L1,此机制则使这类肿瘤细胞逃逸免疫系统的监视和杀伤。

PD-1 结合 2 种配体,除了上述的 PD-L1,另外还有 PD-L2。PD-L1 不仅表达在免疫细胞,以及胸腺、脾脏等免疫细胞丰富的器官,其也表达在许多肿瘤细胞上。PD-1 抑制剂和 PD-L1 抑制剂是一组免疫检查点抑制剂(immune checkpoint inhibitor, ICI)抗癌药物,可以阻断存在于细胞表面的 PD-1 和 PD-L1 免疫检查点蛋白的活性(图 8-15)。近年来,免疫检查点抑制剂被广泛应用于肿瘤免疫治疗。该疗法基于干扰 PD-1/PD-L1 信号通路的功能,在治疗多种晚期肿瘤方面有良好的效果。

还有些其他的免疫检查点受体。例如,TIGIT(具有免疫球蛋白和 ITIM 结构域的 T 细胞免疫受体)也是一种免疫检查点受体,可以抑制 T 细胞活化,促进 T 细胞衰竭。抑制 TIGIT 功能会增加 T 细胞增殖来治疗某些肿瘤。

另一种相关的免疫疗法是使用单克隆抗体来中和受体酪氨酸激酶的信号传导。如前所述,HER2 是具有酪氨酸激酶活性的人类表皮生长因子受体家族的成员,这种受体原癌基因的扩增或过度表达已被证明在不同类型癌症的发生和进展

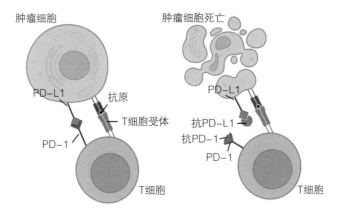

图 8-15 免疫检查点(以 PD-1 为例)抑制剂治疗机制

中起着重要作用；针对 HER2 的单克隆抗体已成功用于治疗某些乳腺癌和胃癌。有趣的是，一种三管齐下的方法治疗胃癌获得成效，患者接受了化疗与针对 HER2和前面提到的 PD-1 的抗体(防止其与 PD-L1 结合)可以抑制肿瘤生长。

另一种肿瘤免疫治疗方法是对 T 细胞进行基因改造，以对肿瘤细胞进行更加精准有效的打击和消灭。这种嵌合抗原受体 T 细胞治疗(chimeric antigen receptor T cell therapy，CAR-T 细胞治疗)，先从患者或异体供者的血液中获取T 细胞，然后利用基因工程技术将可与患者肿瘤细胞膜上特殊蛋白质结合的受体基因引入 T 细胞中，这种特殊受体被称为嵌合抗原受体(CAR)(图 8-16)。这些

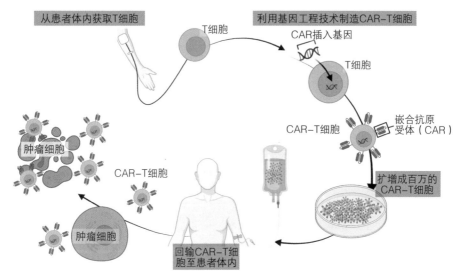

图 8-16 CAR-T 细胞治疗示意图

改造后的 T 细胞经体外扩增后回输至患者体内,发挥靶向杀伤肿瘤细胞的作用。CAR‑T 细胞治疗已经成功用于治疗许多种血液肿瘤,目前正在研究用于治疗其他类型的肿瘤。

(二) 非基因毒性与基因毒性药物联合治疗

在微生物的演化机制中存在一种现象,即暴露于恶劣环境下产生的压力,可能使部分微生物产生 DNA 双链断裂(double strand break, DSB)而增加 DNA 突变率,从而适应环境并存活下来。这种应对外界压力的演化策略也被称为应激诱导突变(stress-induced mutagenesis, SIM)。研究人员发现在人体肿瘤耐药性中也存在这一从细菌到人都保守的机制(图 8‑17):早期肿瘤细胞在使用抗激素和其他非基因毒性疗法的压力诱导下,肿瘤细胞的增殖能力降低,其 DNA 损伤水平会出现暂时性升高,但是这种压力同样诱导其产生 DNA 双链断裂与增加 DNA 突变。肿瘤细胞通过上述机制可以更好地适应环境(如同微生物中的应激诱导突变机制),并产生耐药性、过度增殖。这种机制在微生物与肿瘤细胞的演化中都是保守的。了解此机制也可以应用于肿瘤的治疗:在肿瘤治疗早期使用非基因毒性疗法;待肿瘤细胞产生突变与耐药性后,再使用基因毒性药物进行联合治疗,以增强抗肿瘤作用。

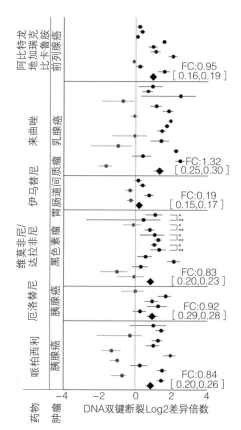

图 8‑17 评估乳腺癌、黑色素瘤、胰腺癌等患者使用非基因毒性疗法后 DNA 双键断裂水平

(三) 适应性疗法

另一种由演化观念引申出的适应性疗法(adaptive therapy)，即采用持续的低剂量化疗计划，目的是保持肿瘤大小不变，以及稳定疾病状态，使其呈现慢性病的特征，延长患者生存期，同时也可降低治疗时药物对人体造成的毒性(图 8-18a)。其主要原理是保留大量的药物敏感肿瘤细胞亚群并维持这些敏感性细胞(可控肿瘤细胞)的数量在瘤体中的优势。因为肿瘤组织内养分有限，优势的敏感细胞群可以在竞争中抑制耐药性细胞(不可控肿瘤细胞)的快速增殖，达到控制肿瘤的目的。另一种疗法与第二章讨论过的 HIV 感染抗生素鸡尾酒疗法很相近。如果药物对部分肿瘤细胞已经无效了，可以同抗生素用药一样轮换使用两种药物，采用小剂量用药抑制肿瘤生长，防止扩大，并产生较小的不良反应(图 8-18b)。这样不会产生大量的细胞死亡(诱发内环境危象)，又可以使肿瘤细胞生长减缓。

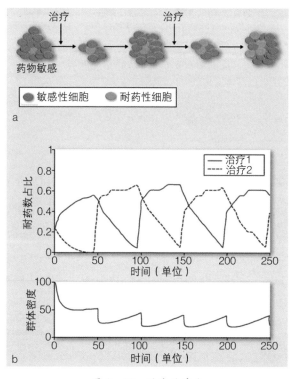

图 8-18 适应性疗法

a.持续低剂量化疗；b.合并治疗期间肿瘤耐药占比与群体密度。

如图 8 - 19 所示,与使用广谱抗肿瘤药卡铂(carboplatin)相比,长期使用自适应疗法可以稳定携带卵巢癌细胞系小鼠的肿瘤负荷。与其相反,如果立即杀死所有对药物敏感的肿瘤细胞,只会给耐药细胞提供更多的养分,最终肿瘤变得"势不可挡"。

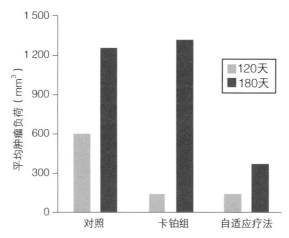

图 8 - 19　适应性疗法与卡铂治疗携带卵巢癌细胞系小鼠 120 天及 180 天的肿瘤负荷

(四) 表观遗传疗法治疗肿瘤

在肿瘤发展中,DNA 甲基化也发挥着重要作用。如图 8 - 20 中,与正常细胞相比,肿瘤细胞的抑癌基因启动子区域被 DNA 甲基转移酶(DNA methyltransferase, DNMT)诱导高度甲基化,抑癌基因的转录被抑制、关闭,使得细胞脱离正常分裂周期,最终导致肿瘤的发生。与抑癌基因相反,正常细胞中原癌基因启动子区域甲基化是一种抑制性调节机制。当原癌基因启动子被 TET 酶(ten-eleven translocation methylcytosine dioxygenases)调低甲基化时,会激活并过表达原癌基因,进而导致肿瘤的发生。

CRISPR - Cas9 基因编辑技术可以利用人为设计的 sgRNA (small-guide RNA),引导 Cas9 蛋白对目的基因进行定向切割。在此基础上,研究人员发明了一种新型技术——CRISPR off,包括利用切割活性丧失的 Cas9 蛋白(dCas9)和 DNA 甲基转移酶(Dnmt3A、Dnmt3L)。CRISPR off 在特定基因启动子表达后会

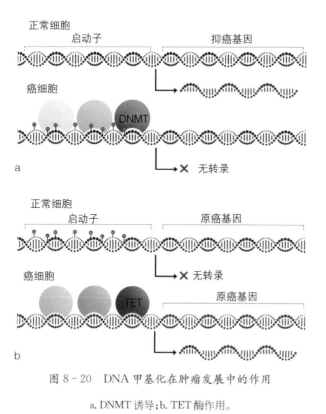

图 8-20 DNA 甲基化在肿瘤发展中的作用

a. DNMT 诱导；b. TET 酶作用。

诱导高度特异性的 DNA 甲基化,从而"沉默"或"关闭"基因。这些作用是通过调节细胞分裂和分化来完成的,例如 CRISPR off 可以通过沉默多能干细胞中的特定基因,将多能干细胞诱导分化为神经元。研究人员发现在 sgRNA 引导下 CRISPR off 能够使绝大多数基因"沉默"。并且,以上沉默机制也可以通过另一个抵消基因沉默的 CRISPR on 技术逆转。在不久的将来,CRISPR on 方法可用于降低肿瘤细胞中抑癌基因启动子的甲基化;相反,CRISPR off 方法可用于增加原癌基因启动子的甲基化。这 2 种方法都可用于抑制肿瘤生长。

如果能再更进一步了解癌细胞从发生到发展的一系列遗传及表观遗传演化,以及这样的演化如何令肿瘤细胞能够逃逸我们身体免疫系统的攻击之后,癌症的预防及治疗都将出现突破性进展,使癌症不再是人们谈及色变的疾病。

第九章

领悟：演化论在医学和其他相关领域的应用

本章会讨论如何将演化理论应用到其他医学相关领域。追寻基因的演化可以帮助破解刑事案件，或找出人类的历史轨迹。在了解血红蛋白演化后，可以在镰状细胞贫血患者中启动胚胎血红蛋白表达以作为新的治疗方法。也可以用演化的原理在试管内引起基因突变及重组，再经过人为选择的方法筛选出有效的药物。我们还会重点讨论用演化的观点来寻找新的激素及受体，激素信号传导通道中的关键分子磷酸二酯酶(PDE)的基因如何演化变成 10 多个不同的酶，以及研究这些酶演化中的功能及组织表达特殊性，进而合成新的药剂或治疗方法。因为不同生物经过千万年演化出不同的独特机制，我们还会谈到如何应用仿生学的原理，设计出对人体更有用的仪器及治疗方法。

一、用共同祖先 DNA 追踪人群

(一) 破解刑事案件

用人类共同祖先 DNA 的观念，可以利用互联网的人类基因库与个体的 DNA 比对，来破解刑事案件。每个人的 DNA 不仅仅代表自己，同时还包含着祖先的遗传信息。例如，30 年前曾发生过一起杀人案，犯罪现场残留的血迹或者其他含有其 DNA 的样品。如今人们可以通过检测 DNA，用现代计算机系统进行演化分析，利用 DNA 的亲缘关系锁定犯罪嫌疑人，并且将其绳之以法。甚至根据共同祖先观念，在核实犯罪嫌疑人身份时，其实并不需要犯罪嫌疑人本人的 DNA，只需要在他众多的亲缘关系中寻找到 DNA 的交集,便可以锁定罪犯(图 9 - 1)。事实上,一个人群中只需要有 2% 的人已经做过 DNA 测试,就可以确认几乎所有人的身份。所以用这个方法可以很容易找到线索,破解时间久远的悬案。

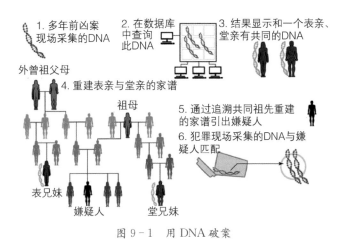

图 9 - 1 用 DNA 破案

在美国,曾有一件荒诞之事因 DNA 检查曝光于世:一名专职于试管婴儿的美国医生在做试管婴儿时,竟将自己的精子用于授精。婴儿们长大后,想要寻找自己的生父,于是通过 DNA 分析法在互联网上的人类基因库与自己的 DNA 进行比对。结果发现,这名医生竟同时是 50 名试管婴儿的共同父亲。所以说,从演化的角度进行 DNA 分析,解决了很多困惑多年的棘手案件,让嫌疑人无处可逃。

(二) Y 染色体追踪成吉思汗的后裔

不像常染色体,人类 Y 染色体上的 DNA 序列模式(单倍型)可不受改变遗传给男性后代,所以追踪男性 Y 染色体上的单倍型可重新"还原"人类祖先的历史。目前生活在中亚的男性中,约有 8% 携带的 Y 染色体单倍型可以追溯到大约 1000 年前居住在蒙古的一个特定男子。用这项研究可以找到成吉思汗的所有子孙。这一血统是通过一种社会选择形式传播的。用同样的方法,科学家也在寻找曹操的后代家族。

二、血红蛋白基因簇和胎儿血红蛋白治疗*

血红蛋白是红细胞中的含铁氧运输金属蛋白,具有 4 个多肽链,每条链包含 1 个血红素基团,可以结合 1 个氧分子。除了 α 球蛋白基因外,人类 β 球蛋白基因簇由位于 11 号染色体上的 5 个基因组成,负责产生氧转运蛋白——血红蛋白的 β 部分。该基因簇不仅包含 β 血红蛋白基因,还包含 δ、γ - A、γ - G 和 ε 血红蛋白基因。

胚胎中最常见的血红蛋白由血红蛋白 2 条 ζ 和 2 条 ε 链组成。一旦胚胎发育成胎儿,胚胎血红蛋白分子就会被胎儿血红蛋白(α2γ2)取代。胎儿血红蛋白会保留在新生儿的血液中,直到 6 个月大,然后被成人血红蛋白 α2β2 和 α2δ2 取代(图 9 - 2)。所有这些血红蛋白基因都是演化过程中基因复制的结果,并具有不同程度的携氧能力。所有血红蛋白基因的表达都受增强子区的基因座控制区(locus control region, LCR)控制(图 9 - 3)。

在 β 地中海贫血成人患者中,血液中的血红蛋白太低会导致缺氧,患者出现贫血、皮肤苍白、虚弱、疲劳,甚至更严重的并发症。有人假设:出生后如果持续产生胎儿血红蛋白,可以减轻由于成人血红蛋白基因突变而导致的镰状细胞贫血和 β 地中海贫血。因此,一直有科学家在寻找一种逆转从胎儿到成人血红蛋白发育转变的疗法。转录因子 BCL11a 是发育时间血红蛋白转换所必需的因子,它通过调节上游增强子区的 LCR 与血红蛋白 Hb 基因启动子的结合,来抑制红细胞中的胎儿 γ 血红蛋白的表达。

这一治疗靶点可以对造血干细胞进行一次性遗传修饰,永久重建 γ 血红蛋白的表达,用以代替缺陷或失活的成人 β 血红蛋白基因(图 9 - 4)。2012 年,E. B. Esrick 等使用慢病毒基因添加抑制性短发夹(hairpin) RNA 来抑制造血干细胞中 BCL11a 蛋白的合成。镰状细胞贫血患者在输注用病毒转导的自体细胞后,症状获得改善。H. Frangoul 等还通过 CRISPR - Cas9 切割破坏了 BCL11a 基因的转录。在灌注 BCL11a 增强子改变后的自体造血干细胞后,患者症状也有改善。

---

* 胎儿血红蛋白治疗是一种对 β 地中海贫血成人患者进行的基因治疗,使他们重新产生胎儿血红蛋白以弥补成人血红蛋白的缺失,达到治疗目的。

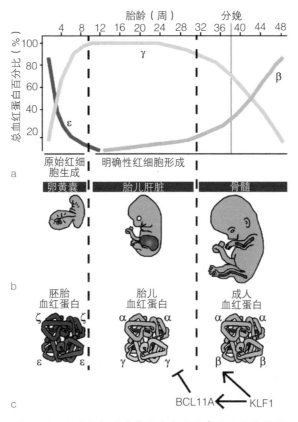

图9-2 人类红细胞生成和血红蛋白表达的发展模式

a. 各型球蛋白随胎龄变化；b. 红细胞生成场所；c. 血红蛋白构成的变化。

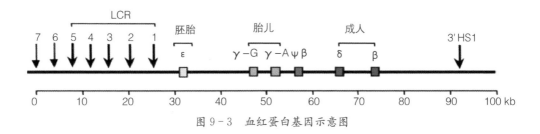

图9-3 血红蛋白基因示意图

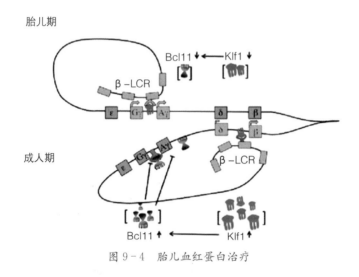

胎儿期

成人期

图 9-4　胎儿血红蛋白治疗

三、用 PCR 实现基因突变和等位基因重组以演化出新的蛋白质

聚合酶链反应(PCR)使用一对短的寡核苷酸引物,以目的 DNA 序列为模板,利用 DNA 聚合酶和 4 种脱氧核糖核酸进行 DNA 的体外合成反应。PCR 技术具有灵敏度高、特异性高、操作方便和重复性好等特点,能够在几个小时内获得多达几百万拷贝的目的 DNA(图 9-5)。该技术在 20 世纪 80 年代中期由美国凯利·穆利斯(Kary Mullis, 1944—2019)发明。在很多实验室 PCR 都是常用的方法,上面所谈到的罪犯及祖先鉴定都需要用这个技术。穆利斯也因此获得 1993 年度诺贝尔化学奖。

在 PCR 中,双键 DNA 首先要加热到 90℃才能分离,然后加入与模板 DNA 互补的引物,以及聚合酶和 4 种脱氧核糖核酸就可以生成新的 DNA。经过多个重复周期后,可以得到非常高量的 DNA。可是在经过高温分键的阶段,一般生物聚合酶都会失去活性。最后,研发公司在美国黄石公园的高温泉水中找到了一种耐热的细菌,再从这些细菌中抽取抗热的聚合酶,这样才能完成 PCR。

因为在演化的过程中,基因突变扮演一个很重要的角色。有些研究者利用功能不完善的聚合酶来做 PCR,用这种方法可以得到很多点突变的基因,然后再用人为的方法选择它们的功能。

基因突变和自然选择常依赖于减数分裂中等位基因的染色体重组。然而从演

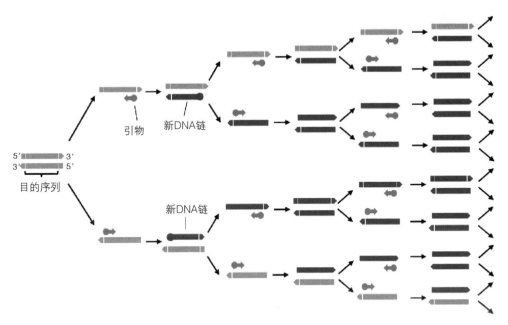

引物

新DNA链

5′　3′
3′　5′

目的序列

新DNA链

图 9-5　PCR 原理示意图

化角度使用 PCR 技术可以在体外实现一种更佳的基因演化方案。演化论的本质是在不断变化中进行基因突变以及重组的选择。因此，可以通过 PCR 扩增特定的 DNA 片段，用 DNA 两端引物，中间的模板片段用酶切断，用 DNA 片段作为模板，使基因发生人为重组进行演化。科学家们超越了男性和女性之间的 2 对 DNA 在减数分裂中的重组。这种方法的优点在于丰富了基因的多样性，并对产生的新基因进行再选择。多个模板不同基因组变化的多样性远超过减数分裂，这为基因选择提供了更大的选择基数。不同于减数分裂，通过分子序列重组可以有效地混合来自不同物种的序列。这样，生物界无法实现的跨物种基因序列重组可以在体外实验中实现，新的基因功能也可以被测试。

1999 年发表在《自然》(Nature)上的文章介绍利用人类免疫分子 Hu-IFN-αs 进行人为演化。人类的干扰素(interferon, IFN)是一个基因家族，共有 20 多个同种同源基因。这些基因表达的蛋白质具有抗病毒和抗增殖活性，可作为抗癌和抗病毒治疗剂。使用前面提到的方法，超过 20 个人类 $i-αHu-IFN-α$ 基因的 DNA 被重组，用于衍生出在鼠细胞中具有增强抗病毒和抗增殖活性的变体。在第 1 轮重组循环中获得了比 $Hu-IFN-α2a$ 活性提高 13.5 万倍的克隆。在第 2 轮

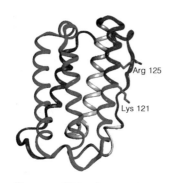

Arg 125

Lys 121

图 9-6 IFN-CH2.2 的 Cα 主链模型

选择性改组后,最活跃的克隆相对于 Hu - IFN α2a 提高了 28 万倍。通过对其功能的测试,专家选择出具有抑癌能力的基因,并对其做单克隆,从而演化出一个比原来功能增强 13 万倍的 IFN 基因。因此,利用这种方法就可以更迅捷地演化出抗滤过性病毒和抗癌的新药(图 9-6)。

四、用演化的观点来探究受体与配体

(一) 用受体与配体共同演化的观念研究激素的基因组学

1. 利用蛋白质环状结构来追溯配体的演化

在演化上,配体与受体存在共同演化的现象。研究发现,胱氨酸结蛋白(cystine knot protein)是激素转化生长因子-β(transforming growth factor beta, TGF - β)、骨形态发生蛋白(bone morphogenetic protein, BMP)、生长分化因子(growth differentiation factor, GDF)、血小板衍生生长因子(platelet derived growth factor, PDGF)、糖蛋白激素亚基(glycoprotein subunit)等的基本结构(图 9-7)。胱氨酸形成环形结构使得其蛋白质很稳定,这种结构对于其与受体结合非常必要。TGF - β 家族配体的二级结构类似于"手"(2 个 β 折叠 b1 - b4 和 b5 - b9,4 个 α 螺旋)。可以推导出这个家族蛋白质的结构通式,除了组成环结构的胱氨酸数目及连接环结构之间的二硫键是确定的,其他部分的结构均可以发生变化。在氨基酸直线排列的层面,这类有共同祖先的分子都有 C1 -(X)n - C2 - X - G - X - C3 -(X)n - C4 -(X)n - Cs - X - C6 的序列。

　　有了结构通式,就可以运用计算机程序从各种生物的基因组里寻找,看是否还有类似排列结构的分子,以及类似的新基因,这就为寻找同源基因甚至所有同源基因的祖先提供了一条途径。研究者们想探究最早的基因是如何进行演化的,演化使得蛋白质序列形成了一种三维空间的变化,从而让这些分子可以变成配体,与对应的受体结合。

　　早在 12 亿年前,生物就已经有像 $TGF-\beta$ 的基因,在昆虫与人"分家"之后新出现了黏蛋白(mucin)相关基因,在果蝇与人"分家"之后演化出新的基因,如 BMP 拮抗蛋白 *antagonist* 基因等。根据蛋白序列的演化时间进行排列,就可以绘制出各种生物最早拥有类胱氨酸结蛋白结构的时间树(图 9-8)。

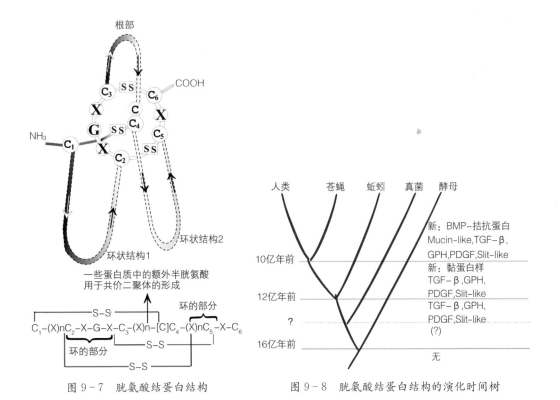

图 9-7　胱氨酸结蛋白结构

图 9-8　胱氨酸结蛋白结构的演化时间树

　　因此,从演化的角度做研究,可以从各种不同的基因,通过共同的蛋白质序列,找到可能相关的多个基因。将蛋白质序列排序,可以发现这几个基因都是相近的同源基因,红色意味着这些序列是保守的,这些基因都有共同祖先。如今这些基因拥有稍显不同的功能,是因为这些基因在演化过程中发生了序列和功能上的变化

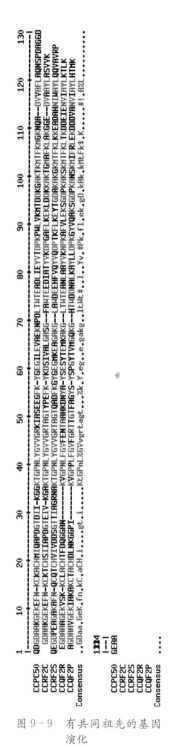

图 9－9　有共同祖先的基因
　　　　　演化

（图 9－9）。红色表示一致或功能相近的氨基酸。

2. 基于蛋白质序列的系统发育树构建

从这个角度看，研究者们不是在研究一个生物的表型变化，而是在研究其 DNA 及氨基酸的变化，以及每个基因与基因之间的关系。运用 TGF－β 家族配体的演化痕量分析，研究者发现人有 58 个基因的编码产物属于 TGF－β 家族配体，这 58 个基因有一定的同源相关性。因此，可以将这个配体家族基因画成一棵树，构建基于蛋白质等级的系统发育树，寻找序列之间的关系。虽然研究者最初发现 TGF－1、BMP－3、GDF－10 等时，认为它们是不同种类的蛋白质，但最终发现它们同属于 TGF－β 家族配体，它们都拥有共同的祖先(图 9－10)。

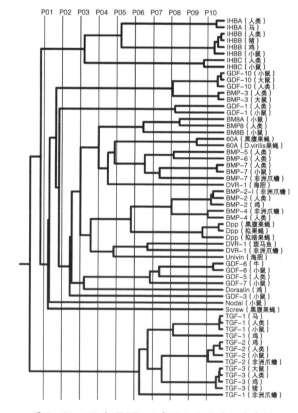

图 9－10　58 个 TGF－β 家族配体的系统发育树

由以上实验,可以总结出关于演化追踪(evolution trace, ET)分析的几个步骤:①通过比较源自共同节点蛋白质的共有序列来构建系统发生树。②基于共同的演化时间,将关键残基分为 3 类:绝对保守、类别特异性和中性。绝对保守残基对蛋白质关键结构有重要作用,在演化过程中不可以改变;类别特异性表示在序列比对中占据保守位置的残基,但在亚组之间保守性质不同且执行不同的功能;中性残基则在蛋白质结构中可以发生随机变化。③将 ET 分析的结果映射到已知的蛋白质结构上,以鉴定重要氨基酸簇并区分埋藏和暴露的残基。

科学家们可以通过线性关系研究一个个氨基酸之间的变化,同时也可以从空间结构着手,将已知绝对保守的关键结构建成模型,从而获取与蛋白质有关的三维空间结构。

(二) 同种同源与异种同源基因的演化

再回头观察共同祖先基因可能的演化方式。如前所述,异种同源基因如 *Histone4* 在蔬果与人类的序列上几乎没有变化。这种基因在演化过程中经历了保守演化。由于地理和生殖隔离的影响,基因的启动子和蛋白质序列仅发生了细微的变化。

而同种同源基因,如黄体生成素受体(*LHR*)、卵泡刺激素受体(*FSHR*)、促甲状腺激素受体(*TSHR*)在演化过程中由于基因复制及启动子突变,经历了功能分化和组织特异性上的适应性演化,如今在身体的不同部位发挥着不同的作用(图 9-11)。

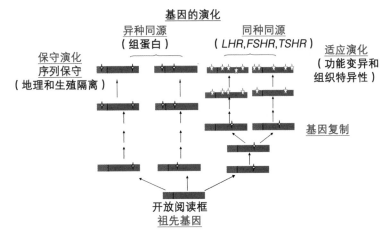

图 9-11　异种同源基因和同种同源基因

演化论对科学研究的指导意义大到难以估量,可以帮助在人类基因组中发现新的配体和受体基因,以及如何将与基因共演化的"孤儿"配体和受体进行配对。

(三) 寻找新的促肾上腺皮质激素释放激素同种同源激素

研究者们曾经研究过压力对激素的反应:人体下丘脑释放的促肾上腺皮质激素释放激素(CRH)刺激垂体排出促肾上腺皮质激素(ACTH),以增加肾上腺糖皮质激素分泌,从而产生应激反应(图9-12)。通过将整个基因组测序发现,CRH有2种受体,一种受体在垂体上,称为CRHR1;而另一种受体CRHR2在身体其他地方,如肠胃、脑等器官中。CRH与这2种受体均可结合。为什么演化上会存在2个序列如此相近、表达位置却完全不同的同种同源基因呢? 小鼠研究显示:CRHR1基因敲除后,小鼠应激反应消失,但CRHR2基因敲除后反而会增强应激表型。表明这2种受体具有互相拮抗的功能。

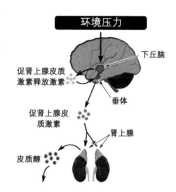

图9-12 激素对压力的反应机制

既然有2种具有相反功能的受体,那是否存在另外一个配体呢? 事实证明是的。已经有研究者在人身上发现一个与CRH较为相近的基因——尾促皮质肽(urocortin)。CRH和尾促皮质肽这两种配体与两种受体均可结合。除了两种受体是基因复制过程中造成的,其配体也应该如此。根据配体受体共同演化的观念,如果两种已知的配体和两种受体表现出相似的结合亲和力,那么一定有另外的配体可以分别识别这两种受体。

寻找未被发现的配体,研究者对比了人的CRH基因序列与基因组序列,预筛了二三十个候选基因。可是这些候选基因与CRH却只有接近30%的相近度。如前所述,异种同源基因如 Histone4,在不同的物种的序列几乎没有变化。用这二三十个可能的人的候选基因与河鲀的基因组序列进行比对，若河鲀中存在与人类候选基因高度相近的异种同源基因，则该基因的编码产物很有可能是 CRHR1 或者 CRHR2 的配体。结果证实有 2 个基因与人的基因存在 85% 的相似度。

因为这 2 种基因是异种同源基因，其与人的异种同源基因序列相差无几，那么这 2 种基因的前身早在人与鱼共祖先时期就已存在，且这 2 种基因无论对于人类或是鱼类的功能应近乎一致（图 9 - 13）。这 2 种新发现的基因，一种后来取名为抗应激激素（stresscopin），其功能与对抗应激反应相关；另一种基因表达抗应激激素相关肽（stresscopin-related peptide, SRP）。人的抗应激激素和 SRP 只与 CRHR2 结合。从这个结果可以推测，CRH 与抗应激激素、SRP 的基因存在共同祖先，CRHR1、CRHR2 也存在共同祖先。

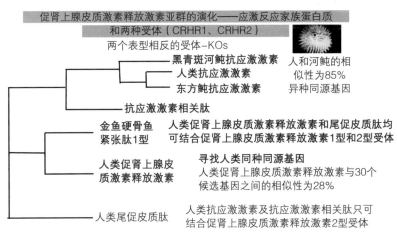

图 9 - 13 CRH 家族蛋白质亚群与两种受体（CRHR1、CRHR2）的演化

再从基因的生理效应出发，CRH 与脑垂体的 CRHR1 结合，引发应激反应。而人抗应激激素和 CRHR2 都存在于脑组织中，但作用部位不同。据此推测，在生物触发应激反应时，同时存在另一个拮抗应激反应的系统来对抗长期或过强应激反应带来的不良后果。如此可以解释这 2 种激素与 CRH 受体结合的不同情况。抗应激激素和 SRP 激活 CRHR2，但不激活 CRHR1。而 CRH 只存在于下丘脑，是作用于局部的激素。又因为 CRHR1 只存在于脑垂体，因此即使 CRH 均可结合 2 类受体，在发挥作用时只活化邻近区域的受体 CRHR1。

进一步探究抗应激激素的生理作用,结果显示抗应激激素可以降低血压,减少小鼠的食物摄入量,抑制胃排空,也可治疗充血性心力衰竭。

因此,从激素的基因组学研究中可以发现,运用演化论的思维思考科学问题,将对科学研究起到重要的帮助。

(四) LGR 受体及其配体

1. 糖蛋白激素及其受体的共同演化

从多基因序列比较,我们可以窥探演化过程中发生的重要事件。对于异二聚体糖蛋白激素(heterodimeric glycoprotein hormone, HGH)配体而言,早在 1.2 亿年前,它们就可能以单体的形式存在,且存在一个原始糖蛋白激素受体;经历了基因复制,并且随后产生了突变,糖蛋白激素单体基因演化为 α、β 两种基因,即使到了现在,比对 α、β 两种基因的序列,仍可发现它们的相近之处。α、β 两种基因形成的 α - β 二聚体激素配体可以与糖蛋白激素受体结合。大约在 9 000 万年前,β 基因又经复制突变,产生 TSH - β、促性腺激素(gonadotropin, GTH)- β 基因,与 α 结合,表达促甲状腺激素、促性腺激素,分别与促甲状腺激素(TSH)受体及 GTH 受体结合,这两种受体也是原始受体复制产生的;随着 *GTH - β* 基因的复制和演化,又产生了 *LH - β*、*FSH - β* 基因,与 α 结合表达卵泡刺激素(FSH)及黄体生成素(LH),分别与 LH 受体、FSH 受体结合。在以上演化过程中,α 基因在复制过程中保持不变,所有演化出的异二聚体糖蛋白激素都含保守的 α 基因片段,β 基因的变化使得表达的激素成为异二聚体(图 9 - 14)。

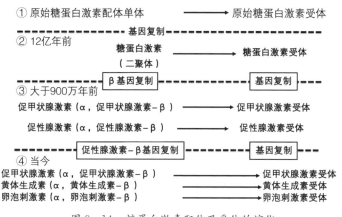

图 9 - 14　糖蛋白激素配体及受体的演化

LH、FSH、TSH 都是激素,激素的作用有赖于配体-受体的相互识别。这些激素的受体都属于 G 蛋白偶联受体。那么,在人的基因组中是否还存在其他类似的受体呢? 通过全基因组搜索,研究人员找到了 5 个被命名为 LGR(leucine-rich repeat-containing, protein coupled receptor)的受体。原始的 LGR 有 3 种,即 LGRA、LGRB、LGRC,在演化过程中逐渐形成多种多样的 LGR。由于不明确这些受体的激素,当时将其命名为 LGR4、LGR5、LGR6、LGR7、LGR8。有意思的是,当从演化上寻找信息时,便可以发现果蝇只有 3 种 LGR,其中 LGR1 对应 LGRA 亚组,LGR2 对应 LGRB, LGR3 对应 LGRC。因而研究果蝇可以帮助预测这些受体的功能。在其他动物也有类似的情况(图 9-15)。由于 LGR4、LGR5、LGR6、LGR7、LGR8 的配体不明,故称之为孤儿受体(orphan receptor)。

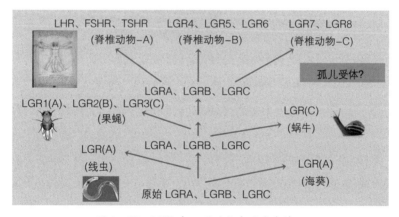

图 9-15 LGR 在不同动物中的存在情况

那么该如何去找它们的配体呢? 既然受体与配体必然是共同演化的,定能从中找到研究突破口。已知 FSH、LH、人绒毛膜促性腺激素(hCG)、TSH 都是异二聚体,它们有共同的 α 亚基,同样的 α 和不同的 β 结合可以形成不同的激素。那么人体内是否还能存在其他的 α 和 β 亚基呢? 不出所料,研究人员确实在人体中找到了 α2(因为已经有 1 种 α 亚基,故命名为 α2)和 β5(因为已经有 4 种 β 亚基,故命名为 β5)。如果将 α2 和 β5 结合,可以形成一个有功能的蛋白质,发现该蛋白质会刺激 TSH 受体,但不刺激 LH 或 FSH 受体。所以从这个角度出发,一个新的激素被发现了,根据它的性质命名为甲状腺刺激素(thyrostimulin)——能刺激 TSH 受体,功能包括局部作用以及其他外周组织,但不像 TSH 在血液中循环,主要是局部作用于甲状腺组织(图9-16)。实际上,演化过程早期,所有配体激素都是扮演旁分泌的角色,后来才演化出内分泌的激素。

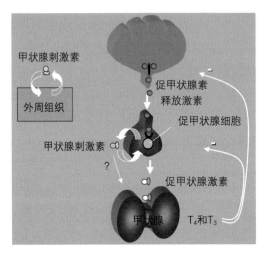

图9-16　甲状腺刺激素作用方式

2. 用演化观念制造新的长效糖蛋白激素

hCG是一种胎盘分泌的激素,临床可以用于测试妇女是否怀孕。该分子不存在于小鼠中,只在灵长类中演化出来。在研究该分子的序列时,发现其基因与LH-β的非常相近,只是多了一个小小的"尾巴"(也就是一段多肽)。而且还可以看到,"尾巴"变化的原因是在hCG-β有1个核苷酸缺失,导致翻译过程中没有如同LH-β那样在终止密码子处终止,而形成一个更长的C末端。在灵长类中,经过LH-β的复制,C末端延长而演化出了CG-β。与LH分子相比,hCG分子的特点在于其在体内可以留存更长的时间。LH在体内的半衰期仅15分钟,而hCG可达4小时。

基于上述内容,就可以设计一个很有意思的实验:首先,人为地制造CG分子的"逆"演化("reverse" evolution),即利用重组蛋白去掉CG多出来的一段CTP"尾巴",其仍可激活LH受体,改变之处在于作用时效的缩短,这就证明CTP"尾巴"正是使CG成为长效作用激素的原因。接下来再制造了一个加速演化的分子:将CTP"尾巴"加到FSH-β的相应位置上以增加FSH的作用时效(图9-17)。临床对于不孕患者促卵泡成熟治疗,需连续7~10天每天给其注射FSH,而长效FSH的发明可以大大减少患者的给药次数。当将CTP"尾巴"加到FSH-β的相

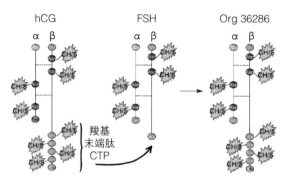

图 9 – 17　FSH – CTP 合成模式

应位置上后,FSH – β 仍然可以与 α 亚单位结合,形成二聚体,从而在体外激活 FSH 受体;而它在体内的作用时间明显延长。因而 FSH – CTP 可在体内作为长效作用的激素。目前这一药物已经上市。

通过上述分析,大家对于 LH、FSH、TSH、hCG 等已经熟悉了。亚基因组基因是有限的,那么对于上述提到的 5 个受体——*LGRB* 亚基因组的 *LGR4*、*LGR5*、*LGR6* 和 *LGRC* 亚基因组的 *LGR7*、*LGR8*,它们究竟有什么功能,它们的配体又是什么呢?

查阅文献得知,在小鼠中用 X 线敲除 *BRCA2*(遗传性乳腺癌相关基因)附近 550 kb 的基因片段后,小鼠患上了隐睾症。而 *BRCA2* 基因与 *LGR8* 在染色体中非常接近,*BRCA2* 突变并不造成隐睾症,由此推测造成隐睾症的基因并非 *BRCA2* 基因,而可能是 *LGR8*。又有文献报道称,有针对性地破坏、敲除 *INSL3* 基因可导致隐睾症。因而可以基于基因敲除小鼠的相近表型来配对孤儿受体与配体——从演化的角度出发,由于配体与受体是共同演化的,配体或受体其中之一缺失时,受损的功能应该是相同的。结合以上信息,推测 *INSL3* 基因、*LGR7* 或 *LGR8* 基因可能存在相关性,其生物功能与生殖系统相关。

已知 *INSL3* 基因所编码的蛋白质与胰岛功能无关。由于 *INSL3* 重组蛋白质一时难以合成,研究人员在对 *INSL3* 基因进行演化溯源后,发现它与一种表达松弛素(relaxin)的基因很相近,它们可能是共同演化的旁系同源配体和受体,在演化上是亚基因组。这体现了同种同源受体和配体的共同演化。松弛素可以从动物黄体中轻易提取。根据上文对 *INSL3* 和 *LGR8* 功能的分析,可以推测松弛素可能作用于 LGR7 或 LGR8。最终实验果然表明,松弛素可以与 LGR7 和 LGR8 结合,激活下游 cAMP 级联反应效应。从加入 0.3 nmol/L 松弛素产生 cAMP 的量比较,松弛素真正的受体应为 LGR7(图 9-18)。随后,研究人员又发现 INSL3(又称 Leydig 细胞松弛素)与 LGR8 的结合是特异性的,甚至是 1∶1 结合的,因此可以解释敲除两者中的任何一方都会产生同样的表型。继而 Relaxin3 与 LGR7 的配体-受体关系也浮出水面。

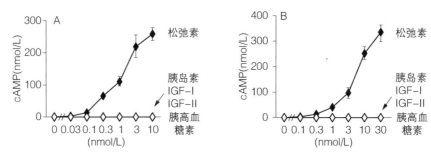

图 9-18　松弛素配体与 LGR7、LGR8 受体结合激活下游 cAMP 级联反应效应

　　了解了 LGR7、LGR8 两种受体的配体,余下还有 3 种受体的配体不明:*LGRB* 亚基因组的 3 种受体 LGR4、LGR5、LGR6。研究显示,LGR5 是小肠(图 9-19)、结肠、胃、乳腺、毛囊和性腺起源的成体和肿瘤干细胞的标志物。LGR4 也是成体干细胞标志物。因而可以推测这 3 种基因都是与干细胞相关的重要基因,在演化上它们是异种同源基因,序列很相近,功能也很可能相近。

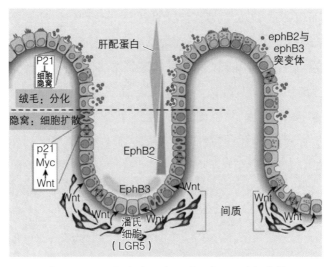

图 9-19　LGR 家族亚族 LGR5 为干细胞标志物

接下来请果蝇来帮忙。果蝇作为无脊椎动物，拥有 *LGRA*、*LGRB*、*LGRC* 3 种亚组基因，因此可以从果蝇身上寻找已知基因的同源基因。早在 1962 年，科学家就发现了一种名叫鞣化激素（bursicon）的激素，其结构是胱氨酸结蛋白，可以介导昆虫蜕皮时新角质层的晒黑（硬化和变黑）。研究人员又发现敲除控制果蝇 LGR2 受体后，果蝇在蜕皮后外骨骼不能硬化和变黑（图 9 - 20）。

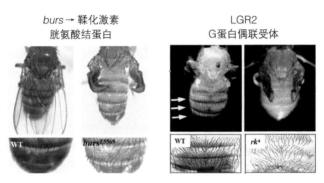

图 9 - 20　鞣化激素、rickets 受体介导昆虫硬化和变黑

这表明鞣化激素与受体之间的相关性，因此可以推测鞣化激素是 LGR2 的配体。而要寻找人 *LGRB* 亚基因组受体与配体，就要寻找人基因组中与配体鞣化激素相近的配体。从"鞣化激素样"配体候选物中，人们成功找到了 Norrin，其与 LGR4 发生特异性结合，使荧光素酶信号增高，而其他相近的候选物则无类似效果。至此，LGR 家族的各成员相对应的配体大部分都被找到。

（五）新生儿衰老综合征——用演化观念寻找新的增糖激素

新生儿衰老综合征（neonatal progeroid syndrome，NPS），也称为 Wiedemann-Rautenstrauch 综合征，是一种罕见的遗传性疾病，其特点为出生前后严重的发育迟缓、异常颅面特征（脸呈三角形、头发稀疏、尖下巴）、皮下脂肪减少（白色脂肪含量减少）、进食困难、肌张力低下，以及轻度至重度智力残疾。大多数情况下患病婴儿存活不超过 7 个月，极少数存活超过 20 岁。

新生儿衰老综合征是由原纤维蛋白-1（fibrillin-1，*FBN1*）基因突变导致的常染色体隐性突变性遗传病。*FBN1* 是一个结构基因，其表达产物是构成细胞外基质的重要成分,通过对患者的基因序列进行测定,发现其突变点集中在基因末端介于2641和2701两位点之间。研究者猜测这种基因末端的突变可能造成一种激素的缺失,从而引发新生儿衰老综合征。

后来,研究者在 *FBN1* 基因末端发现了一个调节肝脏葡萄糖释放的空腹诱导蛋白激素——白脂素(asprosin)。它是前原纤蛋白(profibrillin, pFBN1)的 C 末端切割产物,由白色脂肪分泌,在血液中循环,被募集到肝脏后会激活 G 偶联蛋白-cAMP 信息传导途径,导致葡萄糖快速释放。降低或中和白脂素这种葡萄糖蛋白激素,可能有助于 2 型糖尿病及代谢综合征的治疗。

在人体内还有一种被称为 *FBN2* 的同种同源基因。人的 *FBN1* 与 *FBN2* 基因的 C 末端区域编码具有相似序列的肽。它们具有 47% 的同一性和 67% 的相似序列的肽段(图 9 - 21)。从演化论的观点来看,*FBN1* 与 *FBN2* 两个基因有共同祖先(图 9 - 22)。

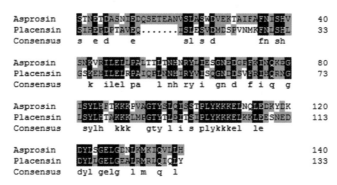

图 9 - 21　*FBN1* 和 *FBN2* 基因结构同种同源

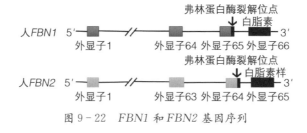

图 9 - 22　*FBN1* 和 *FBN2* 基因序列

不同的脊椎动物中的 FBN1 与 FBN2 蛋白质序列相近,但不完全一样。有趣的是,FBN2 C 末端弗林蛋白酶(furin)切点保守,其序列变化较少,人体内 *FBN2*

只在胎盘有表达,因此研究者将该基因表达的激素命名为胎盘增糖素(placensin),并发现随着妊娠期的进程,胎盘来源的胎盘增糖素逐渐增加,并促进葡萄糖释放和胎盘发育。在妊娠糖尿病患者血液中,胎盘增糖素增加更多(图9-23)。

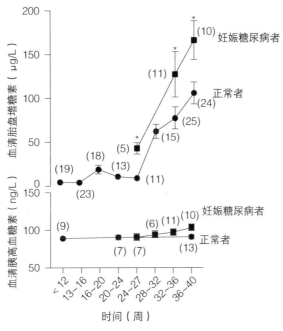

图 9-23　妊娠期血清中的胎盘增糖素变化情况

图中括号内数字为病例数。

(六) 用亚基因组演化概念寻找 GDF9 的受体

生长分化因子 9(growth differentiation factor 9, GDF9)作为 TGF-β 超家族中的一员,是卵母细胞分泌的一种生长分化因子,可刺激颗粒细胞及卵泡生长,对卵泡发育起重要的调节作用(图9-24)。作为一个功能明确的配体,其受体却是未知的。

将人的 TGF-β 家族同种同源的基因排列,可以发现 GDF9 属于同一亚群。从配体的角度来说,其演化具有相似性,因此可以从配体-受体协同演化的角度研究 GDF9 受体(图9-25)。

TGF-β 配体结合 Ⅱ 型受体并募集 Ⅰ 型受体以激活下游 Smad 蛋白,其编码基

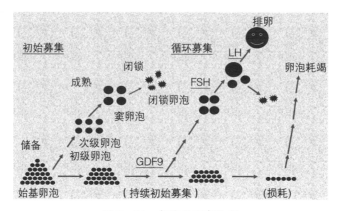

图 9-24　卵泡的发育过程

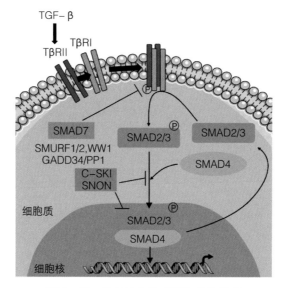

图 9-25　基于演化的 GDF9 受体研究

因的同种同源物有限,假设 GDF9 与相关 TGF-β/BMP 配体共享受体和下游信号
分子,则 GDF9 可能通过 Ⅱ 型和 Ⅰ 型受体发挥作用。在全人类基因组搜索 TGF-β
配体和受体亚组(配体,Ⅱ 型和 Ⅰ 型受体亚型),排除已经配对的配体和受体(Ⅰ 型
和 Ⅱ 型),从而可以预测 GDF9 配体亚组的受体,以及卵巢表达的 GDF9 受体。结
果发现,全基因组只有 7 种 Ⅰ 型受体和 5 种 Ⅱ 型受体,并且没有其他相似的基因,
因此 GDF9 配体很可能可以激活 Ⅱ 型(ACTR-2、ACTR-2B 等)和 Ⅰ 型(ALK-
1~7)的其中一种受体,然后激活下游 Smad 蛋白,通过 2 条通路,即 Smad1/5/8 或
Smad2/3,引起一系列生物效应(图 9-26)。

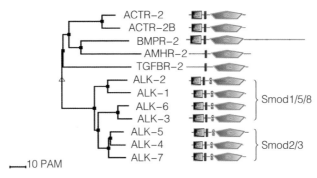

图 9 - 26 丝氨酸/苏氨酸激酶受体和下游 Smad 的系统
发育树

经搜索完整测序的人类基因组，没有发现任何新的 I 型和 II 型丝氨酸/苏氨酸
(Ser/Thr)激酶受体(图 9 - 27)。

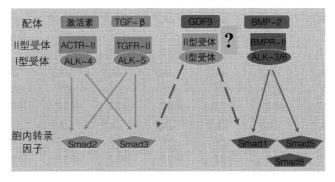

图 9 - 27 GDF9 与已知的丝氨酸/苏氨酸激酶受体相互作用

因此 GDF9 的受体很可能是已知存在配体的受体，配体与受体通过细胞外结构域进行结合。研究人员使用 ^{3}H 标记的胸苷酸标记颗粒细胞并加入 GDF9 观察其是否有分裂，结果发现 GDF9 刺激的颗粒细胞明显发生分裂(图 9 - 28)，但是同时添加 BMPR - II 外结构域可以抑制 GDF9 的效应。这些数据表明 BMPR - II 是 GDF9 的受体。为了进一步证明，研究人员再加入反义寡聚物

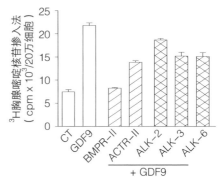

图 9 - 28 受体外结构域对颗粒细胞增殖
的调控

(antisense morpholino)减少颗粒细胞 BMPR-Ⅱ 数量,结果证明 BMPR-Ⅱ 数目越少,颗粒细胞的分裂程度越低,证明内源性的 BMPR-Ⅱ 存在于颗粒细胞,且在减少之后 GDF9 不能发生作用(图 9-29)。

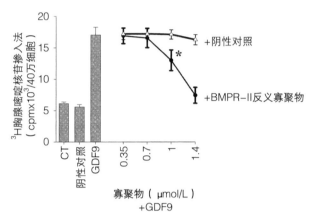

图 9-29 抑制 BMPR-Ⅱ 合成可抑制培养颗粒细胞中的
GDF9 信号

研究者发现,所有已知的 BMP/TGF-β 配体家族在细胞内只通过 2 条 Smad 转录因子通道来调控核内基因,所以 GDF9 与 BMPR-Ⅱ 受体结合后很可能激活 Smad1/5/8 或是 Smad2/3 这 2 条通路中的一条,而通路的激活可以激活相关转录因子及荧光素酶,产生荧光。在实验中证明其下游通路是 Smad2/3;在 P19 细胞中发现其对 GDF9 起作用,即添加 GDF9 会使得下游 Smad2/3 增加,而对另外一条通路无效。这就说明,P19 细胞存在 Ⅰ 型与 Ⅱ 型受体,且通过 Smad3 通路发挥作用。

明确 GDF9 作用的下游通路是 Smad2/3 与其 Ⅱ 型受体 BMPR-Ⅱ 之后,将如何知道这条通路中尚不明确的 Ⅰ 型受体呢(图 9-30)?

如果一种细胞有 Ⅱ 型受体,且下游可以通过 Smad2/3 通路作用,而这个细胞的 Ⅰ 型受体却无法作用,如果再加入已知丝氨酸/苏氨酸激酶受体系统发育树中 7 个不同的 Ⅰ 型受体,那么可以使得 Smad3 这条通路作用的便应是真正的 Ⅰ 型受体了。顺应这个思路,研究人员发现 COS 细胞株符合上述要求,如图 9-31 所示,在 COS 细胞中单独加入各个 Ⅰ 型受体 ALK-1~7 并使用 Smad3 的启动子荧光素酶,发现其中 ALK-5 受体在启动 Smad3 这条通路中的作用最为突出,而其他 Ⅰ

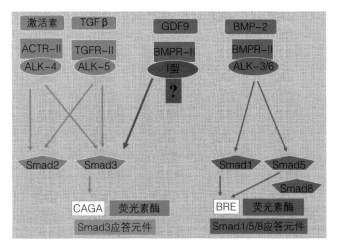

图 9 - 30　GDF9 与已知的 II 型受体 BMPR-II 及下游
Smad3 通路作用示意图

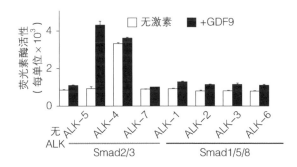

图 9 - 31　ALK-5 在非反应性 COS 细胞中的过表达

型受体却没有活性。以上结果证明 GDF9 的 I 型受体为 ALK-5。为进一步确定,研究者在颗粒细胞中加入 ALK-5 反义寡聚物减少 ALK-5 数量,发现可以阻断 GDF9 在其中的作用,同样证明这个受体的重要性(图 9 - 32)。常规地通过纯化寻找受体需要很多年,但使用以上实验可以简单且快速完成,这就告诉我们怎样从演化的角度来看一些生理上的问题,并且可以从不同的角度去解决这些问题。

(七) 激素拮抗剂的演化——可溶性受体成为功能性拮抗剂

　　类似阴阳协调的关系,人体要维持亢奋和松弛之间的一种平衡状态,许多激素也有与之拮抗的分子。除了编码跨细胞膜的受体外,一些受体基因也编码一些可溶性受体,没有跨膜片段,这种分子会分泌到细胞外发挥作用。作为功能性拮抗

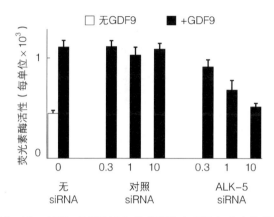

图 9 - 32　ALK - 5 RNAi 阻断 GDF9 在颗粒细胞中的作用

剂,除了通过受体介导的激素对机体功能的正向调节外,没有跨膜区而分泌到细胞外的受体片段也演化成对机体功能过度刺激发挥拮抗作用。比如,血管内皮生长因子(VEGF)作用于其受体,刺激下游信号传导。其受体一般情况下是由外显子第 13/14/15 的核苷酸来编码蛋白。但是演化上有一个偶然编码剪切现象,当 13后面只有一小段,不能接上 14、15 时,蛋白质会停止翻译,所以 VEGF 受体基因的差异编码剪接导致可溶性截短受体 sFLT1 的表达,称为可溶性 fms 样酪氨酸激酶- 1(soluble fms-like tyrosine kinase -1)。sFLT1 无跨膜区仍可与 VEGF 结合,可作为 VEGF 功能性拮抗剂。它通过拮抗过多的母体 VEGF 来维持胎盘血管的完整性。健康妊娠中的胎盘 sFLT - 1 表达增加 20 倍。在早发先兆子痫患者中,这种增加可能高达 43 倍。

(八) 通过基因复制演化新受体

前面所提到的都是千百万年演化的例子,下面介绍一个演化时间比较短的例子。一般在湖和河水中生长的鱼都是淡水鱼,但是因为环境的变化,有些鱼必须存活在盐度高的水域中。中国内蒙古的瓦氏雅罗鱼喜群游于水上层,故渔民称之为浮子鱼。雅罗鱼有着明显的洄游规律,江河刚开始解冻即成群地向上洄游产卵,然后进入湖岸河边肥育,冬季进入湖深水处越冬。位于内蒙古贡格尔草原上的达里诺尔湖,湖中的瓦氏雅罗鱼外形虽然未变,但为了适应高盐碱湖的环境,它们的基因已经发生变化,但尚未形成新物种。尽管成鱼已经适应了高盐碱湖的环境,但对鱼卵来说,这种环境却是致命的,所以该亚种繁殖时需要洄游到淡水河流中产卵。

研究人员发现为了适应环境，瓦氏雅罗鱼的利尿钠肽(natriuretic peptide, NP)受体基因拷贝数有了很大的改变(图9-33)。NP系统是脊椎动物调节渗透和离子稳态的关键内分泌系统，它由3种相关的激素[心房钠尿肽(atrial natriuretic peptide, ANP)、脑利尿钠肽(brain natriuretic peptide, BNP)和C型利尿钠肽(C-type natriuretic peptide, CNP)]和3种相关的受体(NPR1、NPR2和NPR3)组成。

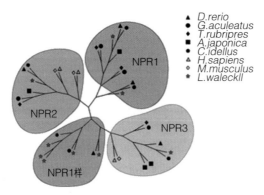

图9-33 在瓦氏雅罗鱼基因组中发现了9个特有的NPR基因拷贝(红点)

(九) 磷酸二酯酶基因演化和激素信号传递

如前所述，在许多生物系统中，刺激信号之后往往是抑制信号(生物界的阳与阴观念)，可以最大限度地减少过度刺激。环磷酸腺苷(cAMP)和环磷酸鸟苷(cGMP)是第二信使分子，可介导许多激素和神经递质的作用。磷酸二酯酶(PDE)基因是一个很大的酶基因家族(图9-34)，它们通过降低细胞内cAMP或cGMP的水平来抑制刺激信号，从而在调节细胞功能方面发挥关键作用。

在演化过程中，基因复制、可变剪接和序列修饰产生了11个PDE人类基因和20多种人PDE酶。PDE基因启动子和增强子区域的突变又导致这些基因在不同组织中的差异表达。我们可以用心肌细胞来阐述典型的激素信号传导模式。肾上腺素(E)或去甲肾上腺素(NE)刺激β-肾上腺素受体(β-AR)能激活腺苷酸环化酶(AC)并生成cAMP。随后，cAMP刺激蛋白激酶A(PKA)和cAMP激活的交换蛋白(exchange protein activated by cAMP, EPAC)，以诱导下游信号传导。另一方面，由对一氧化氮(NO)敏感的可溶性鸟苷酸环化酶(soluble guanylyl

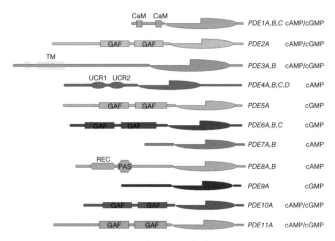

图 9-34　人磷酸二酯酶基因示意图

cyclase, sGC)或对 NP(ANP、BNP 或 CNP)敏感的 GC 受体产生的 cGMP 会刺激
cGMP 依赖性蛋白激酶 G(PKG),导致下游信号传导。不同的磷酸二酯酶(PDE2、
PDE3、PDE5、PDE9)可降解心肌细胞中的 cAMP 或 cGMP(图 9-35)。

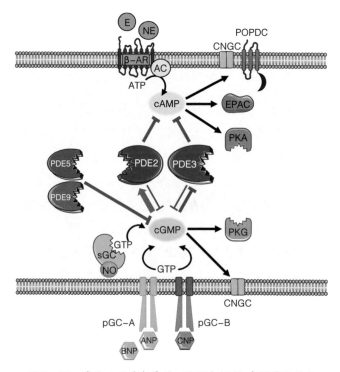

图 9-35　磷酸二酯酶介导的 cGMP/cAMP 串扰简化路径

不同激素和气体(阳)与PDE(阴)之间的这种复杂相互作用使器官功能达到最佳状态。PDE抑制剂已被广泛开发为药剂以增强身体功能。这些类型的药物是独一无二的,因为它们不是直接激活身体功能,而是增强了身体内源性信号系统的功能,并在衰老或病理状态下身体功能欠佳时使用。临床上使用的大多数PDE抑制剂是可逆的,它们的作用还会随着时间的推移而减弱。

如图9-36,PDE5抑制剂会增加cGMP的水平,并专门针对阴茎和肺部。PDE5抑制剂可通过诱导平滑肌松弛和增加阴茎的血流量来治疗勃起功能障碍,还可引发肺血管舒张并用于治疗肺动脉高压。PDE4抑制剂会增加cAMP的水平,专门针对呼吸道、皮肤、免疫系统和大脑;通过在气道中引起平滑肌松弛来治疗哮喘和慢性阻塞性肺病(简称慢阻肺);还可用于治疗皮肤或其他组织的炎症,包括银屑病、特应性皮炎、炎症性肠病和类风湿关节炎。PDE3抑制剂通过增加cAMP的水平起作用,可用于心血管疾病以增加心脏收缩力并防止血小板聚集成凝块。

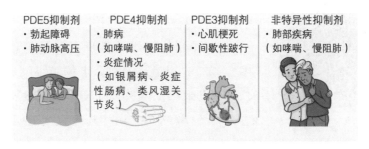

图9-36 各种PDE抑制剂用于治疗疾病

那么激素信号传递基因的演化能不能代表整体内分泌系统的演化趋势？假如我们相信所有物种的演化都是因为基因造成的,基因的演化就可以代表物种内分泌系统的演化。但是某些内分泌疾病,如糖尿病是由多基因及多因素造成的,如果未来可以明确表观遗传、环境对多基因的影响等综合因素,从纵向或者横向观察每个基因或每组基因,将会帮助我们理解整体的演化趋势。

五、仿生学在医学领域的应用

仿生学是模拟生物系统,以解决复杂的人类问题。生物体通过自然选择在千万年演化出了适应性强的结构和材料及机制,仿生学尝试着把这些演化出的特性应用在医学及日常生活中。

(1) 达·芬奇是鸟类解剖学和飞行的敏锐观察者。尽管他的飞行没有成功,但他绘制了大量的"飞行机器"草图(图9-37)。莱特兄弟在1903年成功驾驶了第1架比空气重的飞机,据称他们的灵感来自飞行中的鸽子。

(2) 英国的研究人员为盲人和视障人士开发了一种名为UltraCane的电子助行器(图9-38),其灵感来自蝙蝠用回声定位在黑暗中导航。电子助行器包含窄波束超声波发射器和2个传感器,可以检测前方2～4米的障碍物。视障人士通过将拇指放在UltraCane手柄上的2个振动按钮接收触觉反馈,而能够检测并绕过障碍物。

(3) 加州理工学院工程师从长尾玻璃翼蝴蝶(图9-39)的翅膀透明部分上的微小纳米结构汲取灵感,帮助眼科医生开发了更有效和更持久的眼部植入物。这种蝴蝶的翅膀几乎完全透明,因为它们被微小的柱形状结构覆盖,每个柱子的直径约为100纳米,间距约为150纳米,可有不同寻常的光学特性。当光线照射到蝴蝶翅膀时,柱子将光线重新定向,这样光线就会穿过翅膀,使得翅膀表面的光线几乎没有反射,而且比普通玻璃更清晰。工程师们用氮化硅制成了一种眼睛植入物,其基本结构的大小和形状与蝴蝶翅膀上的结构大致相同,进一步提高了眼部植入物的功能。

(4) 蚊子通过它们的刺吸式口器来吸血,但人类等被吸食者的痛感却很微弱。因为蚊子口器是锯齿状的,它只与皮肤组织有小点的接触,从而减少摩擦,

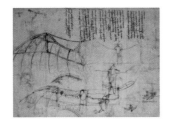

图9-37 达·芬奇绘制的"飞行机器"草图

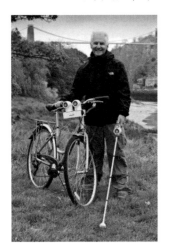

图9-38 视障人士使用的UltraCane

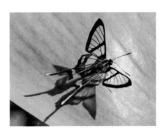

图9-39 长尾玻璃翼蝴蝶

亦减少刺激神经。这可以帮助蚊子的上颌在穿过我们的皮肤时不会引起疼痛。蚊子在吸食期间注入含有抗凝剂的唾液以阻止血液凝固。一开始我们感觉不到疼痛，之后才会感到不适，因为它们还会注入导致刺激和疼痛的细菌。与蚊子的口器相比之下，传统的皮下注射钢针是光滑的，会使得大量金属与皮肤组织接触，深度穿透导致与大量神经接触并因此引起疼痛。对蚊虫叮咬的研究使日本的工程师开发出一种无痛注射的方法：该团队复制了蚊子的口器，设计了一种针头（图 9－40），使患者能够无痛且更安全地被抽取血液和注射药物。

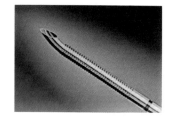

图 9－40　模拟蚊子口器的针头

　　（5）一只蜜蜂每天要采的花粉是它自身重量的 1/3。在这个过程中，它的整个身体都会被花粉覆盖。但是我们发现，它在 2 分钟之内可以把自己弄得干干净净。它是怎么做到的呢？蜜蜂的毛之间的距离与一粒花粉的直径是一样的，这样花粉会被卡在毛发的表层，因而比较容易清除。蜜蜂身体的毛很硬，就像弹簧一样，所以每次它用腿刷毛，毛就会把花粉、灰尘弹开。如果它每 4 秒刷一次身体，2 分钟内就可以把整个身体完全清洁干净。

　　用于外敷疗伤的纱布表面很平，可以容纳的药量不多。工程师受到蜜蜂身体的启发，设计了新型的"带毛"的药贴（图 9－41），这样就可以放更多的药在

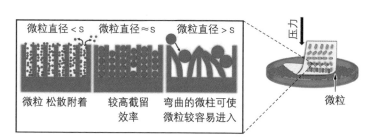

图 9－41　新型药贴

s 为纤维间距。

里面,也很容易将药物送到患者体内,帮助外伤的恢复。

(6) 口服蛋白质药物:尽管小分子药物通常很容易通过口服给药,但大多数像胰岛素样的蛋白质药物,都必须经过注射给药,导致患者不适。海龟会像不倒翁样翻滚站立,启发研究团队开发了一种口服的自我定向给药系统,可用于简单且无创地将胰岛素口服给药。由麻省理工学院的科学家设计的龟形药物输送装置可以在口服给药进入胃部后,自动翻滚定位并与胃壁接合(图 9-42)。然后使用基于糖量的触发器,在体内糖高时将胰岛素无痛地注射到患者神经末梢较少的部位。

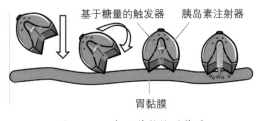

基于糖量的触发器　胰岛素注射器

胃黏膜

图 9-42　龟形药物输送装置

(7) 马蹄蟹及抗菌肽:内毒素是革兰氏阴性菌外细胞壁的主要成分,有剧毒。人体静脉注射内毒素剂量低至 1 ng/(kg · h)仍会引起炎症反应。

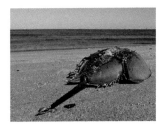

图 9-43　马蹄蟹

马蹄蟹(图 9-43)是鲎科海洋和咸水节肢动物。马蹄蟹的化石记录可以追溯到 2.4 亿年前,现存的形式可以称为活化石。马蹄蟹演化出一种非常敏感的先天性免疫系统,使它们可以长期存活。它们的血液中含有变形细胞(amoebocyte),这种细胞与脊椎动物的白细胞相似,可以保护生物体免受病原体侵害。马蹄蟹血液中的变形细胞可用于制造马蹄蟹变形细胞裂解液,用以检测供水、静脉给药药物和其他医疗器具中极低的细菌内毒素。研究人员发现,使用分离的马蹄蟹凝血因子 C 或者用凝血因子 C 的重组蛋白，可以设计一种敏感的内毒素测试方法。

青蛙皮肤抗菌肽(antimicrobial peptide，AMP)通过渗透和破坏细胞膜或灭活细胞内靶分子，而对有抗生素抗性的细菌、原生动物、酵母菌和真菌具有高度杀伤力。因为一些 AMP 对人体细胞无害，这些肽可以作为常规抗感染的替代治疗用药。

(8) 海绵可生产结构独特的药理活性化合物。这些药物很多是抗代谢物，是离子通道阻滞剂，具有抗癌、抗细胞毒性、抗病毒、抗炎和抗菌作用。

(9) 蜘蛛毒液也含有种类繁多的强效和有靶向选择性的多肽，具有相应的大量药理活性。它们的医疗应用主要在卒中、癌症、疼痛和勃起功能障碍等疾病的治疗上。

(10) 正如第四章中提到的，在鲨鱼和南美驼体内发现的纳米抗体在经过修饰后，可以制造出针对不同细菌、病毒和其他病原体特定且有效的试剂。

(11) 另一个著名的发明也有仿生起源。VELCRO® 品牌的魔术贴是由瑞士工程师乔治·德·麦斯托(George de Mestral，1907—1990)于 1940 年在瑞士山区打猎时发明的。他发现苍耳的小钩子粘在他的裤子和狗毛上，想知道它们是如何连接起来的。在显微镜下，他观察到这些毛茸茸的小钩子与他裤子面料的环圈相啮合。这种钩环设计现在用于我们的许多日常用品，从衣服和午餐袋到太空服和航天器。它坚固、易于分离、重量轻且经久耐用。

仿生学是一门新的学科，利用生物体通过千万年自然选择演化的成果。我们期待着未来更多新的发现，应用在医学、生物学及我们的日常生活中。

第十章

前景：演化医学与人类的未来

一、演化论与文化

达尔文的生物演化基本观念，除了阐述地球上生物演化的历史之外，还可以解释许多领域的疑团。演化的过程是无固定方向的，也就是说没有所谓的完美设计，其中存在着突变、自然选择、竞争和人为选择等。如今演化论已被应用于许多不同的研究领域，包括人类学、社会学、语言学、心理学和经济学等。演化理论被用来解释宇宙和物质的发展、生命的起源，以及语言、道德、文化、宗教、动物和人类的行为，甚至资本主义经济模式。

（一）从基因到模因

理查德·道金斯（Richard Dawkins，1941—　）在 1976 年创造了"模因"（meme）这个词，也称为米姆，它来源于古希腊字"mīmēma"，意为模仿。

模因被定义为文化的基本单位，通过非遗传——特别是模仿的方式而得到传播。这种传播方式类似于基因，可以从一个有机体传播到另一个有机体。道金斯列举了音调、信仰、服装时尚、制作陶器的方法等模因的例子。如图 10-1 中的手势和性别符号，都是人们熟知的模因。其实货币、儿歌，以及宗教、语言等也是模因。

为什么模因的观念如此重要？

模因的传播与病毒十分相似，甚至可以说是有过之而无不及。两者都可以通过自然选择及人为选择而演化，并产生突变、竞争和"遗传"。不同之处在于：模因的复制（模仿）、变异与选择的演化过程，是通过它们的宿主所产生的行为、言论等方式传播。思维是模因的载体，在人类社会中传达一些对社会有利的高质量模因（如道德等），可以增加模因存活和广泛传播的可能性。例如，反对谋杀和盗窃等模因更有可能保留在我们的社会并流传。没有这些有益模因的社会，将失去许多选择优势而灭亡，其模因也会随之消失。

相应地，一个社会中传播较局限的模因可能会逐渐灭绝，而其他传播较广泛的模因则拥有继续演化的优势。但是这其中不乏有对人类有害的模因，一旦它们进行了有效的复制并大量传播，可能会产生无法预计的危害。

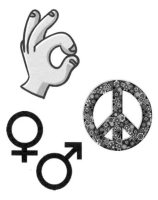

图 10 - 1　手势和性别符号

（二）语言与文字的演化

1. 语言的演化

与生物的演化历程相似，某些语系的演化也根源于一个"共同祖先"，并随时间的推移发生"突变""自然选择""人为选择"和"基因漂移"等，逐渐产生不同的分支。就如图 10 - 2 中追溯"snow"（雪）一词在几种不同印欧语系中的演化树一样，语言学家使用演化模型来理解当今世界上各种语言的发展，探寻不同语言是如何繁衍或者灭绝的。

达尔文本人也认识到这一事实，并以语言为例来解释演化论，可以充分地说明演化中这种模因传播的思想。如果我们能画出一个完美无缺的人类谱系演化图，那么它也可以对如今全世界使用的所有语言进行最充分的类别划分，这其中不乏那些早已灭绝的语言与相关方言等。当然，也有可能存在一些非常古老的语言，其在历史长河中几乎并没有改变，但是由于文明的传播、种族的迁徙等，以此为源产生了一些新的

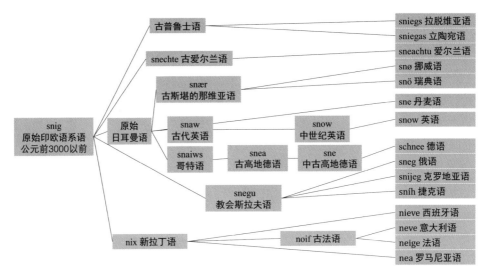

图 10-2 "snow"一词的语言演化树

语言。虽然隶属于同一语系的不同语言之间存在差异,但是其表达依然相近。换句话说,这种表达的相近是由于它们源于相同的宗族谱系。语言与物种的演化是十分密切的,所以以亲缘关系为线索可以将祖先语言与现存语言关联在一起,相应地也可以追溯每种语言所属种族间的关系与起源。语言演化的一个主要组成部分是使用和传播语言的人类。

但是语言与生物物种并不能完全等同,不同民族、国家、地区所讲的不同的语言并没有刻画在他们与生俱来的基因之中。人类具有学习语言的能力,尽管这可能不是一种专门针对语言的能力,而是一种更普遍的模式化识别和抽象思维的能力。如今我们理解语言本身的发展和传播的演化模型,也是通过人类的思考和写作能力来完成的。当然,一种语言如何发展和延续,与使用和传播这种语言的人类有关。例如,英语成为当今世界上的主导语言,并不是因为语言本身的特点,而是因为以英语为母语的民族曾经在世界经济政治上占据着主导地位。

西方的生物语言学家已经发表了对印欧语系、班图语系、南岛语系及拉美地区的基因和语言的平行演化的研究。结合基因研究探讨中国境内汉藏语系、阿尔泰语系的研究则刚刚开始。

2. 文字的演化

文字主要分为两大类:表意文字和表音文字。中国的甲骨文就属于表意文字中的象形文字，是由图画文字演化而来的。另外一种是表音文字，其代表就是目前世界上通行的英文，这种文字大部分以特定的符号通过表音来记录语言。例如：英文以拉丁字母分别表示不同的元音和辅音。另外，日本的文字包括表音以及表意2种。汉字是表意文字，而假名是表音文字。每个假名代表一个音节，有2种书写方式，即平假名和片假名，其中平假名是从汉字的草书演变而来的。

虽然对象形表意文字或拼音表音文字的认知，都是使用几个相同的人类脑区，但识别象形文字所需要的时间比识别拼音文字要短很多。所以，日本新干线列车因为速度太快，沿途站名除了用假名拼音写出之外，一定要使用汉字，乘客才能在一瞥之下快速识别站名(图10-3)。另一方面，中文书写也比较精简，往往一本英文书被翻译成中文后，页数就减少了很多。

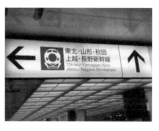

图10-3 日本的文字包括表音和表意2种

许多年来古埃及文字的含义一直是未解之谜。如图10-4，这些看起来似乎是象形文字，例如有鸟、人形、蛇等。刻有古埃及国王托勒密五世(Ptolemy V Epiphanes，公元前204—前181)登基诏书的罗塞塔石碑(Rosetta Stone)制作于公元前196年，上面刻有3段文字：古埃及象形文字，又称古埃及圣书体(上部14行)；古埃及世俗体文字(中部32行)；古希腊文字(下部54行)。这3段文字措辞稍有差异，但是内容大致相同，所以这使得罗塞塔石碑成为解密埃及文字的关键。后来英国物理学家托马斯·杨(Thomas Young，1773—1829)经过一段时间的考证，掌握了80多个古埃及象形文字和埃及通俗体文字互相对照的词汇(图10-5)，推断出埃及象形文字具有表音的功能，这在当时是出人意料的。后来证明这一推断是正确的，象形文字符号的确具有表示音节的用法，其本身具有音形意结合的属性。

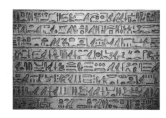

图10-4 古埃及国王托勒密五世登基诏书的罗塞塔石碑上的部分文字

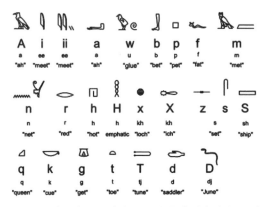

图 10-5　古埃及象形文字与通俗体文字的部分词汇对照表

在人类文字演化中的一个很重要部分,就是中国象形文字。从最初周王室刻在龟甲、兽骨上作为占卜的甲骨文,铸造在青铜器上的金文,到秦始皇统一文字所使用的小篆,再至东汉时期隶书的通用程度达到巅峰,可以看出文字随着王朝乃至社会的更迭而演化(图 10-6)。例如今天我们使用的汉字"鱼",它就是由最早看似鱼的象形文字,逐步演化变成今天我们所使用的"鱼"(图 10-7)。

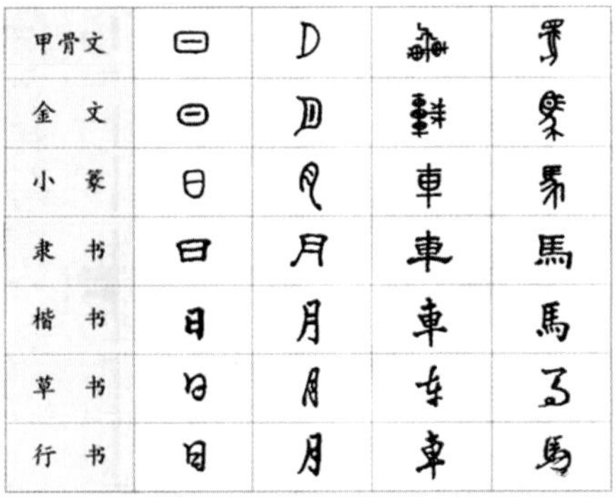

甲骨文				
金 文				
小 篆				
隶 书				
楷 书				
草 书				
行 书				

图 10-6　中国象形文字的演化

简体化汉字很早就有了,至中华人民共和国成立后将繁体字统一简化为简体字。如今的简体字并不是完全意义上的象形文字,其中也有许多文字只是单纯的表音文字。除了汉字简体化之外,近代的汉字排版也因为要适应外文的阅读和阿拉伯数字的排列,从直排改为横排,从右到左改为从左到右。有趣的是,汉字横排后可以节省印刷空间。

毕昇活字版印刷的发明,使得文字的大量复制和传播成为可能;近代被广泛使

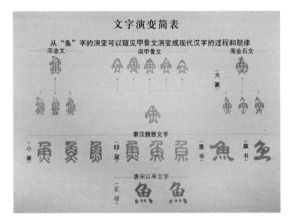

图 10 - 7 "鱼"字的历史演化

用的打字机,又使得文字信息的阅读和普及更为方便。到了计算机的时代,各种各样的文字及图片以惊人的速度和数量传送。同时 3D 打印机,更是使印刷术演化出全新的概念,甚至可用来造房子及汽车。

3. 文字和语言的共同演化

在所有文化中,语言都是先于文字演化出来的。因为语言和文字演化的速度不一样,所以往往造成一些很有意思的社会变化。

在欧洲,因为使用表音文字,所以文字演化的速度比较快,几乎与语言同步。而在中国,由于秦始皇很早就统一了象形文字的使用,即使方言之间的差别很大(如北京话与广东话的差距),但是象形文字这种表意文字的演化速度比表音文字慢,使得中国能够保持统一的文字及衍生的文化。所以现在欧洲分散为很多国家,即使结合为一个欧盟,各国仍然有不同的语言、文字及文化,以至于遇到很多沟通上的困难,而中国一直保持着统一的文字及文化。

4. 文字和物种的共同演化

文字语言演化对应于生物演化,如橘、柑、橙、桔、枳等水果有着共同祖先,但又不尽相同。而关于"橘"演化为不同种类,还有一个历史典故:春秋时期齐国的政治家晏子出使楚国,楚王想羞辱晏子,便令官吏在他与晏子饮酒时,捆绑一个犯人送到他们面前。楚王故意问道:"被捆的是什么人?"官吏回答说:"是个齐国人,犯了盗窃罪。"楚王便问晏子:"你们齐人本就擅长盗窃吗?"晏子巧妙地回答道:"橘如果生在淮南就是橘,生于淮北就变为枳。为什么它们的味道不一样呢? 是因为水土不一。如今生在齐国的人不偷盗,到了楚国却开始偷盗,是不是因为楚国的水土使人变得善于偷盗呢?"这就是成语"南橘北枳""橘逾淮则为枳"的由来。比喻同一物种因环境条件不同而发生变异。这同时影响了文字的演化。相隔数个世纪,我们依然可以从古时流传至今的文字中感叹古人的智慧,并追寻当时物种演化的踪迹。

(三) 货币模因的演化

古代人先是以物易物,然后用贝壳来交易,以减少物物交易的不便。中国后来用白银当货币,也用黄金交易,因为这些贵重金属的产量比较少,难以仿制。在 19 世纪到 20 世纪上半叶,各个国家的银行都发行银币或者金币。所以金、银币的应用,是人类的一种模因。这些模因在人类中因为有一定的信用而传播。实际上,金和银在生活应用上有很大的局限性。后来各个国家印行钞票,都是对应一定的黄金储量,这就是金本位的制度,以保证币值的稳定。在第二次世界大战后,欧美国家设立了国际货币基金组织(International Monetary Fund)以协调各个国家中的币值交换。因为美国的军事、经济优势,各个国家逐渐用美元来结算,而不用黄金,这使得"美元"这个模因因为世人的通用而走上了顶峰。1971 年美国宣布不再使用金本位,这使得从 2000 年至 2020 年,美国印制美钞比 2000 年之前增加了 3 倍,为此世界各地人民的劳动成果被越来越不值钱的美元所吞噬。

21 世纪,一种新的模因开始出现——数字货币,如比特币之类,越来越受到年轻一代人的信任。比特币是一种数字货币,没有中央银行或单一的管理系统,可以在比特币网络上从用户点对点发送到用户,无需中介。比特币的交易是由网络节点通过极为繁复的密码进行验证,并记录在名为区块链(blockchain)的公共账本中。比特币的币值从 2009 年开始到 2021 年涨了数千倍,但是上下波动极大,另外比特币密码需要用大量电力来维持电脑的海量运算,对环境造成不好的影响。

(四) 现代科学的演化

现代科学进步也遵循演化原则。科学开始在少数实验室中突飞猛进(个体的突变),并通过扩展(选择和适应)演变成新学科。1900—1930 年,理论物理学起源于德国;1940—1980 年,高能物理学起源于美国;1950—2000 年,分子生物学起源于英国和美国;2000—2020 年,基因组学起源于美国;1980—2020 年,计算机科学起源于美国;2016 年,人工智能起源于美国。这些科学学科逐渐遍布不同发达国家,并演变为分支学科。

重大科学进步通常始于不同学科的混合(杂种活力)，例如分子生物学和计算机科学结合发展出基因组学。经典的科学方法始于基于对数据的观察形成假设，然后证明或反驳该假设以形成理论。随着下面描述的人工智能(AI)的快速发展，可以使用无监督学习得出结论，而无需首先形成假设。生物医学科学家面临着验证"理论"的挑战，却不知道"理论"的确切基础机制。我们正在进入后理论科学时代。AlphaFold AI 程序确定蛋白质结构以帮助生物医学科学家设计药物，但我们不知道蛋白质结构推导的合理性。生物医学的重大突破依赖于科学家基于多年经验的直觉的灵光一现。我们面临着如何将个体科学家的人类智慧与计算机人工智能结合的挑战。

(五) 时尚的演化

人类的时尚也是一种模因。在泰国北部与缅甸边界的湄宏顺镇，居住着一个少数民族：长颈族。这个族群中的女性以颈长为美，所以她们从 5 岁开始便在颈部套上铜颈圈，一生中最多可戴 25 个铜项圈，总重量在 5～10 千克(图 10 - 8)。关于这种打扮是如何演化而来有几种说法：一种是这种装扮看起来与这个民族所视为天地之父的"长颈龙"相似；另一种说法则是男权主义遗留的产物。直至今天，这种奇特的装饰物每年都会吸引大量的游客参观。但是这何尝不是一种残酷的"时尚"与"审美"。另外，中国古代妇女缠足也是残酷"时尚"的另一例证。

在中国，人们都讲究"明眸皓齿"，但是在古代日本却以黑齿为美。这种黑齿习俗是日本贵族所特有的。在较为重要的仪式举行之前，人们会用一种特别泡制的铁浆将牙齿染成黑色(图 10 - 9)。

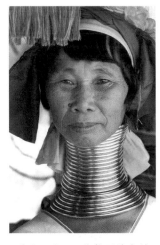

图 10 - 8 一位长颈族女性

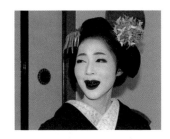

图 10 - 9 日本贵族的黑齿时尚

作家李黎(1948—　)在《那朵花,那座桥》中一篇"时尚猛于虎"的文章中写道:"唐朝的审美标准是'东方压倒西方'的。当时在长安城里有许多胡姬,她们是从中亚顺着丝绸之路到中国的'外劳',在酒吧担任卖酒、劝酒等工作。当时的人们并不认为深目隆鼻的胡姬美丽,诗人陆严梦还用夸张的比喻'眼睛深似湘江水,鼻孔高比华岳山'调侃这种长相。"

所有的时尚归根到底都是一种模因的演化。其实性选择在人类社会不同时期有不同的变化,人们眼中的美与时尚没有固定标准,也正是不同的长相与审美才组成了这个多元的世界。

(六) 从演化看种族偏见

贾雷德·戴蒙德(Jared Diamond,1937—　)有一本很受欢迎的书——《枪炮、病菌与钢铁:人类社会的命运》(Guns, Germs, and Steel: the Fates of Human Societies),解释了为何亚欧与北非文明能够在历史长河中展现优势并征服其他文明。作者提出:不同人类社会在能力与技术上的差距主要受到地理环境的影响。例如,在地理位置上,亚欧大陆的主轴横跨东西,同样的纬度决定了气候的相似性,因此农作物、畜牧业甚至于文化可以更容易地穿越亚欧大陆。而不像以南北走向为轴、气候不同的美洲或非洲。由于亚欧大陆的地理位置有利于促进不同地区间商贸与文化的交流和进步,所以亚欧人在文化或遗传差异(例如亚欧人演化出对某种地域性疾病特有的抵抗力)上的优势其实并不是亚欧人基因组所与生俱来的。这都说明了生物演化与文化、地理上的密切联系。

自19世纪中期,许多亚洲人陆续移民美国,填补劳动力空缺。因为亚洲人作为廉价劳动力会与当地人争夺工作机会与报酬,加上亚洲人与当地格格不入的衣着发型、生活习惯等差异,导致当地人的仇外心理。如今种族歧视在人类中依然存在,并且在很长的一段时间里可能无法完全消除,因为一个民族根深蒂固的文化观念等虽无形,但它可以潜移默化地影响每个人。从演化的角度来说,事实上所有种族都来源于人类的共同祖先,只是环境的差异造就了多种肤色、语言、文字、装扮等,也造就了如今多姿多彩的社会。人类最早起源于非洲,我们的共同祖先也有着与现在非洲黑种人一样的肤色,同为人类的印迹依旧存在于我们的血脉中。我们应该认识到,族群刻板印象缺乏基因的基础,所谓的种族观念只是一种基于肤色、发色、眼睛的颜色和形状、鼻子类型这些等位基因不同,造成其长相不同的狭隘定义,所以这种歧视没有演化上的依据，也不应存在。

（七）男女差别的演化历程

人类社会是由女性作为主导的母系社会（matrilineal society）演化而来。这种社会体制建立在母系血缘关系上，按母系计算世系血统和继承财产，一直持续至公元前 3000 年。这种社会体制建立的根本原因是女性在传宗接代中占据主要作用。因为在远古社会中，没有明确的婚姻制度，辨别父亲的难度较大。社会中的个体可能只认自己的女性始祖，由此产生对女性的崇拜。

古时我国姓氏的概念和后世不同，"姓"这个字一边是"女"，一边是"生"。在中国还是母系社会时期，"姓"所代表的血缘关系是由女性来确定的，同姓意味着有同一位母系祖先。所以一些古老的姓都是"女"字旁，如妫、姒、姬、姜、姚等。图 10－10 为精妙绝伦的"妇好"夔龙纹扁足方鼎，出土于河南安阳的商代殷墟妇好墓。该墓墓主"妇好"是历史上一位优秀的女军事统帅与政治家，而刻有其铭文"妇好"的扁足方鼎应属于王室中地位极高的统治者。

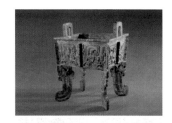

图 10－10　"妇好"夔龙纹扁足方鼎

出生人口男女性别比的正常值为（103～107）∶100，即每出生 100 个女婴，相应出生 103～107 个男婴，是因为男婴的死亡率高于女婴，且在成年人中，因自然原因（心脏病发作和卒中）和暴力原因（意外事故和战争）等，男性的死亡率也高于女性。但是由于农业和工业社会对体力劳动的要求，男孩比女孩更受青睐，出现"重男轻女"的观念。亚洲大部分地区的男女比例都处于失调状态，男性数量大于女性数量。

二、从演化看地球生态问题

(一) 气候变化与演化

太阳为我们的生存提供了各种形式的能量,农耕、畜牧以及日常生活作息无不需要阳光。同时,埋藏了亿万年的植物化石也成为化石燃料(植物变成煤、微生物变成石油和天然气),使得人类可以在极短的时间内收获大量的能源,拥有快速进步的条件和能力。随着科技的进步与发展,在自然界中体力与耐力并不占优势的人类,借助外部的力量改变环境、操控其他生物,世界就此翻天覆地。这种强大的能力带给我们极大便利的同时,也会造成难以逆转的后果。

二氧化碳(CO_2)是一种温室气体,可吸收长波辐射但不会吸收短波辐射。白天,太阳短波辐射能量可以穿过地球大气层而被地表吸收,地表在吸收这些能量后,会放出长波辐射,这些长波辐射由类似 CO_2 这样的温室气体吸收后,在夜晚继续放出长波辐射,使得地球温度上升。如果没有温室气体,地球表面的平均温度将在 18℃ 左右,而 CO_2 这类温室气体就像一个厚厚的暖房,将地球包裹其中,从而维持一个比较恒定的温度,也就是温室效应(greenhouse effect)(图 10 - 11)。

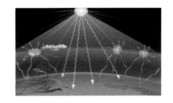

图 10 - 11　温室效应

原本这种平衡一直使地球上的生态保持着和谐,但自工业革命以来,由于化石燃料(煤炭、石油和天然气)的燃烧,以及人类对森林的砍伐,使得大气中的 CO_2 浓度增加了 45%。这导致的一系列后果包括大陆气温升高(图 10 - 12)、海洋温度增加,进而导致冰川消融、海平面上升、极地气候生物数量锐减等效应,

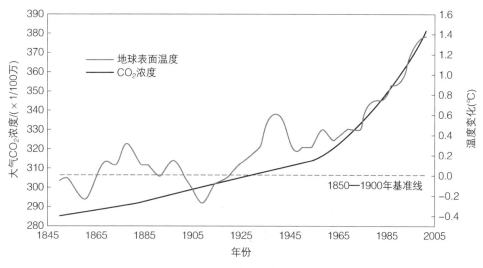

图 10 - 12　地球温度的升高

也就是我们如今常说的全球变暖(global warming)。

许多人们可能未曾察觉到全球暖化的趋势。因为气候的异常在某些温暖的地区反倒发生"四月飞雪"的现象,所以有些人认为全球变暖是无稽之谈。但是"气候"和"天气"是两种不同的概念。天气是指某一个地区距离地表较近的大气层在短时间内的具体状态,比如风、云、雨、雪等;而气候是指一定地区里经过多年观察所得到的平均概括性的气象情况,比如海洋性气候、热带季风气候、温带大陆性气候等。简而言之,天气的影响是远远小于气候的。目前地球上气候的整体变化趋势是暖化。

从图 10 - 13 我们可以看到,全球海平面高度呈现上升的趋势,这也从侧面反映了全球气候变暖的事实。而更典型的是冰川的融化。图 10 - 14 中,左上角是1928 年瑞典的冰川,几乎全部被冰雪覆盖,而在左下角的 2004 年时,当年的皑皑

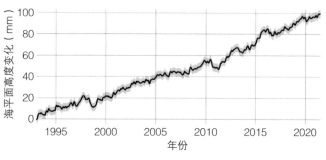

图 10 - 13　全球海平面逐渐上升

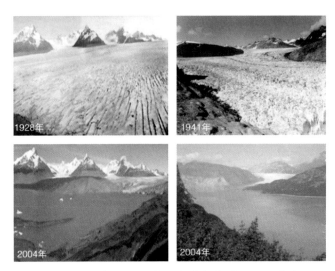

图 10－14　1928 年和 2004 年的瑞典冰川（左）；1941 年和 2004 年的美国阿拉斯加某处（右）

雪地已经融化成为了一片汪洋。右图中美国的阿拉斯加冰川也发生了同样的变化。不到百年的时间，无论是在人类抑或地球的历史长河中，也不过弹指一瞬间，却可以发生如此翻天覆地的变化，我们很难想象在未来，全球的加速变暖还会给世界带来什么。

一项新的研究表明，利用卫星定位可以更精准地确定许多沿海城市的海拔。结果发现，人类以往可能过于乐观地估计了海平面上升所带来的影响：到 2050 年，全球将有 1.5 亿人生活在海平面线以下的地区；而中国的沿海城市——上海，作为世界和中国经济的中心，繁华的大都市也将几乎完全低于海平面。

一些人预料，由于全球变暖和环境污染导致的灾难，人们将试图移民到火星。然而，火星的生存条件比地球更恶劣，人类需要很长时间才能演化出适应火星环境的基因。例如，猖獗的辐射会导致我们的体细胞基因突变而发生癌症及生殖缺陷。实际上，中国太空计划已经把植物种子送上太空，利用宇宙线造出多倍体的高产作物及硕大的水果；另外，微重力会降低我们的骨密度，导致频繁骨折。

（二）人类演化与生物多样性

毛里求斯是非洲东部的一个火山岛国，独特的位置与复杂的地貌造就了这个小岛上多样的动、植物与气候环境。16 世纪以前，毛里求斯还是无人之境，宛若印度洋中一颗无瑕的珍珠。自从被葡萄牙水手发现后，岛上的宁静也随即被打破。水手们发现了生活在这座岛上原本没有任何天敌的一种鸟。这种鸟高约 1 米，体态臃肿、羽翼退化、步履蹒跚又略显笨拙，于是给它们起名为渡渡鸟（Dodo）（图 10 - 15），"Dodo"一词来自葡萄牙语的"doudo"或"doido"，为愚笨之意。从未见过人类的渡渡鸟并不惧怕人类，但是它行动迟缓的特点使其极易被外来者捕食与杀害。17 世纪末，这种看似笨拙但却憨态可掬的生物就此灭绝了，正如现在人们所说的"as dead as a dodo"（像渡渡鸟一样死去）。

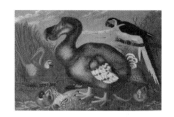

图 10 - 15 曾生活在毛里求斯的渡渡鸟

生活在气候极寒地带的北极熊，原本逐渐演化出厚厚的脂肪层，也具备了在浮冰上捕食海豹等热量丰富的食物等本领。而如今由于全球气候变暖，不少浮冰已经融化，北极熊赖以生存的家园逐渐被毁灭，主要的食物链断裂。失去了栖息地的北极熊瘦骨嶙峋，白色的毛也变得枯黄、无光泽，在陆地上蹒跚前行。

总的来说，人类对环境的破坏已经使得很多生物绝迹。生物多样性是人类在世界上生存的"安全网"，但这个网已经面临全面破坏。

（三）人类演化与环境污染

塑料的使用可以追溯到 19 世纪中叶，在当时这种成本低廉、使用方便的产品一时间风靡全球，直到今天它依然高频率地应用于各个行业。目前全球塑料的生产呈指数级增长，产量在不断增加，但回收率仅 20％左右。

不幸的是，无法回收的塑料制品需要几个世纪的时间才能被自然降解。而塑料污染在全球范围内无处不在，它遍布海洋、湖泊、河流、土壤、大气以及动物体内。图 10 - 16 显示的是著名的太平洋垃圾带，位

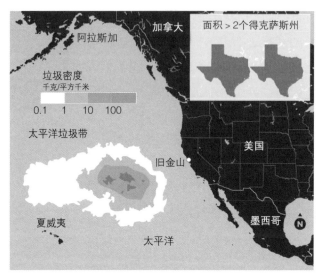

图 10-16 太平洋垃圾带

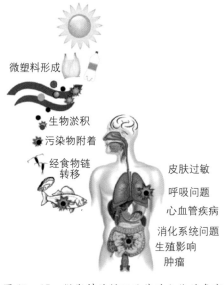

图 10-17 微塑料的循环及其对人体的危害

于美国加利福尼亚州和夏威夷之间,是一个由海洋中的漂浮塑料垃圾所组成的"新大陆"。它的面积已超过 155.4 万平方千米(60 万平方英里),是得克萨斯州的 2 倍大。

在不采取措施的情况下,每年流入海洋的塑料不计其数。在海洋中直径小于 5 毫米的塑料碎片和颗粒,被称为微塑料(micro plastic)。最令人担忧的是,这些微塑料可以轻易地渗透到生物体内。已经有越来越多的海洋生物体内含有微塑料,包括浮游生物、甲壳类动物、鱼、各类海洋哺乳动物和海鸟。而这些微塑料又不可避免地通过食物链重新回到了人体中。人类食用含有微塑料的海鲜等海洋食品,会逐渐累积微塑料在体内,对身体造成无法估计的危害(图 10-17)。

三、人类未来的演化

　　人类的生命线在亿万年间延续不断,其中每个生命都要历经艰辛的历程才可存活、成长、成熟,然后觅到伴侣,结合生出下一代。如此一代又一代没有间断地循环,才有了今天的芸芸众生。若出现任何一个节点的中断,这条生命线便会戛然而止。这是何等艰巨又奇妙的过程! 如此看待生命的延续,就会觉得每个存在的生命都是一个小小的奇迹。

　　作家李黎在《我们的这个地球村》中写道:"如果我们把高龄 46 亿年的地球想象成一个 46 岁的女人,那么这个中年女人终其一生都在不断地形成它此刻的模样:海洋与大陆的移动,山脉的起伏⋯⋯在她 11 岁的时候,单细胞有机体出现了,可是最原始的动物,如水母之类的生物都得等到她 40 岁时才出现。8 个月前,她已超过 45 岁了,恐龙才露脸。至于我们人类文明,对于芳龄 46 岁的大地之母来说,仅仅是 2 小时以前才发生的事情。"

　　人类在未来将会如何演化,又将在历史这幅巨大的卷轴中书写下怎样的笔墨? 一切仍然是未知数,人类的故事才刚徐徐展开⋯⋯

(一) 未来食物的演化

　　现代社会中,人类在地域与文化上虽然都有很大差异,但饮食习惯基本上都属于杂食性。从图 10 - 18 可以看到,肉食性动物的牙齿一般具有大且锋利的犬齿,以紧紧咬住并撕扯猎物;草食性动物则拥有宽阔的臼齿,以磨碎树叶、坚果等物;现代人类同时保留了这 2 种牙齿形态,不同的是我们的下颌缩小,牙齿排列

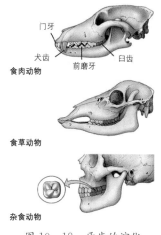

门牙
犬齿
臼齿
前磨牙
食肉动物

食草动物

杂食动物

图 10 - 18　牙齿的演化

相对紧凑。而与我们基因非常相似的黑猩猩等灵长类动物则依旧以摄食植物为主,这与我们的共同祖先相近。

那么人类是如何成为杂食性动物的,这个过程与我们下颌及牙齿的演化又有着怎样的关联? 如图 10 - 19 所示,距今 300 多万年前的南方古猿拥有发达的下颌骨与巨大的臼齿,有利于咀嚼坚硬的种子类食物。190 万年前,直立人出现,他们的体型更大,但是下颌骨和牙齿却缩小了。这些改变与当时的饮食结构有着很大的关系,因为约 160 万年前出现了与直立人相关的石器文化,其中制造的手斧等石器工具,可以帮助他们对捕获的大型动物进行切割、磨碎等工序。同时,在古人类学会使用火之后,摄入高热量的肉类食物变得更加容易。

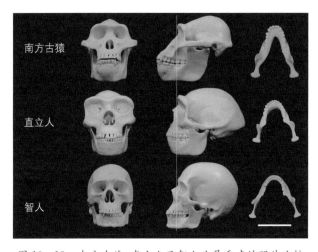

图 10 - 19　南方古猿、直立人及智人头骨重建的照片比较

现代人类的消化道依然更接近草食性动物(图 10 - 20),小肠、胃、结肠都占有较大比例,且两者消化道长度与身高的比例也更加相似。这点与消化道长度较短且组成较为简单的食肉类动物相差甚远。因为肉类和植物类食物含有相似的蛋白质和大多数的营养素,所以人类既可以是杂食者,又可以是素食者。虽然长期单纯摄入素食可能导致缺乏肉类所富含的维生素 B_{12} 等营养素,从而出现疲劳或神经麻痹等症状,但现在已经可以在植物性食物中补充维生素 B_{12} 等营养物质,维持日常需要。

在生产肉类的畜牧业,牲畜需要大面积的土地及大量的植物饲料,在喂养的过程中会产生许多破坏环境的甲烷,以致大气中所排放温室气体的 15% 来自畜牧

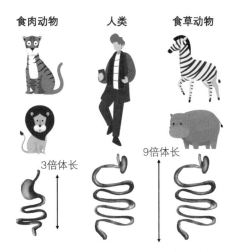

图 10-20　人类与食肉类、食草类生物消化道长度的比较

业。因此，人造肉成为一种可能。人造肉通常用植物蛋白取代动物蛋白，并且在口感上尽量接近动物肉。这其实并不新奇，人们平时吃的"素鸡""素牛肉"等豆制品都属此类，生产技术也非常成熟。

另一种人造肉看起来更为"正宗"，是用动物身上的干细胞培养而成。2013年，荷兰的实验室把从牛身上提取的干细胞浸泡在营养液中，培养出一根根"小肉条"，然后组合成可食用的人造牛肉饼。后来，又有人从鸡的羽毛中提取干细胞，然后逐步培养成可食用的鸡肉。2017年，总部位于旧金山的一家肉类公司生产了第1批从实验室细胞中培育出来的家禽食品，包括经典的南方炸鸡和鸭肉。不久前有一家食品公司制造出人造肉，命名为"beyond meat"，它是以豆类（豌豆、蚕豆等）作为蛋白质来源，脂类成分则源于椰子油等植物油，并且加入多种矿物质及碳水化合物等，在营养构成及口感方面都与真实的肉非常相似。不可否认，生产人造肉比养殖肉类动物的生产周期短得多，所消耗的土地、能源等也更少，而且产生的 CO_2 排放量也大大低于传统畜牧业，对于生态的保护有着很大的好处。

无论是目前已有的、还是人类设想的"未来食物"，其产品理念都基于为改善当今对地球资源的过度消耗和对生态环境的破坏。在食品产业飞速发展与新食品种类层出不穷的现代，人类的饮食习惯将怎样发展，我们不得而知。但是可以肯定的是，我们已经认识到"吃"与我们的生态环境也有着密不可分的联系，并且在向两者和谐共存的路上迈进。

(二) 从工业革命到信息革命,再到人工智能时代

人类社会从 18～19 世纪的工业革命演化到 20 世纪的信息革命,然后更演化到了 21 世纪的机器人及人工智能的革命。第一次工业革命也称为"蒸汽机革命",其主要标志是 18 世纪瓦特(James Watt, 1736—1819)改良了蒸汽机,使得像纺织这样需要大量人工的产业被大型机器取代。而后,19 世纪电的发明更是为这个时代又一次按下了加速键,电话、电灯、电车等的创造,一次又一次地突破了人类的想象力。计算机的发明与普及更将我们跃进到信息时代,人类不仅可以通过计算机提升工作、学习效率,还可以发明出拥有完整计算程序的机器人,来代替人类工作。

图 10-21 是机器人随着时间的演化,从一开始看似机械,到如今可以"乱真"的模样,它们的进步速度是惊人的。人工智能的发展可以预测每个人的消费行为及犯罪可能性。政府可以做到对全民的监控,并保证没有犯罪行为。人工智能给人的感觉像是躲在暗处的帮手,或者像一个法力无边的黑盒子,替我们排难解惑。因为人工智能解决问题的复杂流程远超过一般人的理解,更复杂的流程甚至连创造它的人也无法解释。

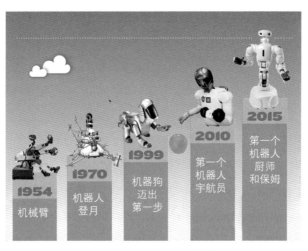

图 10-21　机器人的发展

人工智能也造成医学的大革命。用简单的"监督学习"(supervised learning)方式,医生可以在电脑中输入患者的年龄、体质、生活方式和血液中各种分子的量等,用人工智能来预测一个人感染 SARS-CoV-2 后死亡的概率。另外,用"不监

督学习"(unsupervised learning)的方法,也可以将各种不同的资料分类,比如可以将癌症患者的肿瘤活检组织,先分为单细胞,然后做单细胞基因测序,用人工智能的方法,很容易就可以分出来哪些细胞是正常细胞,哪些细胞是肿瘤细胞;在肿瘤细胞中又能分出哪些是肿瘤干细胞,哪些是转移后的肿瘤细胞。这种"不监督学习"方法可以帮助了解肿瘤的演化,并且提供最好的治疗方法。

更进一步,还有深度学习(deep learning)的人工智能方法,让计算机无监督学习,配合在人指令下进行增强学习以解决复杂的问题。深度学习已经成功地应用在车的无人驾驶操作,人给计算机指令及各种语言相互翻译的功能上面。

而在电脑程序的演化中,很多过程是按照人类大脑的结构和功能来设计的。电脑演化过程最关键的环节便是使其具有类似人类的思维,而实现这一环节的核心技术便是人工智能。例如机器学习其中的一种算法称为感知器神经网络(neural network)模型,其基本组成类似于生物体大脑中的神经元。感知器模型输入信号量、激活函数、权量等;多个感知器所组成的多层神经网络可以对图像等数据进行识别分类,完成复杂的工作(图 10 - 22)。

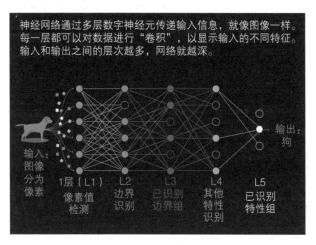

图 10 - 22　感知器神经网络

人类通过视觉识别物体。来自眼睛的信号通过视神经流到外侧膝状体核,然后到初级视觉皮层的 V1、V2 和 V4 中心,并进入颞下皮层(图 10 - 23)。在这视觉流的每步神经中心处理越来越复杂的视觉场景特征。深度神经网络使用类似于大脑的步骤。在深度学习中,神经网络接收图像(例如狗)并通过多层"数字神经元"

对其进行处理，每层都可以对数据进行"卷积"（convolution），以揭示原始图像的不同特征。在检测到狗的像素值（第 1 层）后，开始识别图像的边缘（第 2 层），然后识别不同的边缘和其他特征（第 3 层和第 4 层），最后识别特征组，从而认出狗。这种神经网络方法类似于大脑的运作方式。

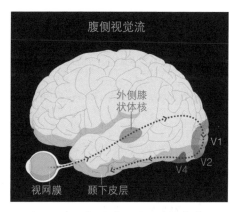

图 10 - 23　机器学习的视觉场景特征

人工智能不仅模拟人类的认知过程，并且还在向一个新的方向发展：可以解读大脑神经信号，经程序识别信号后进行人机互联，实现使用"意念"操控手机、电脑、机械手臂等外接设备。埃隆·里夫·马斯克（Elon Reeve Musk，1971—　　）旗下的公司 Neuralink 在实验猴大脑内植入上千个该公司开发的脑芯片电极装置 6 周后，这只 9 岁的猕猴仅用"意念"便能移动电脑屏幕上的鼠标，玩桌球电子游戏（图 10 - 24）。实验猴一开始是学习用摇杆来打电子游戏，以获得用吸管喝香蕉奶昔的奖励。实验猴在玩游戏时，Neuralink 的装置便记录解码它脑中神经元活化的反应，主要是借此学习如何预测实验猴的手部动作。经过计算机对神经元活动和手部运动的分析，计算机可

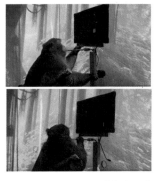

图 10 - 24　猕猴用"意念"移动屏幕上的鼠标

以使用实验猴的大脑活动，而无需它用手来玩电子游戏。实验猴只需在大脑中想象操作杆该如何移动，就可以玩桌球游戏——似乎真的仅用"意念"便能操控电脑。而利用这项技术，今后可以帮助残障人士使用"意念"操控假肢等，对医疗事业的进步也将产生巨大推动作用。

　　但是，机器人、人工智能设备的大量应用也带来一些负面作用。例如，简易技能工作者的就业岗位流失与薪资降低。在未来，毫无疑问，人类将制造出更多智能、功能更为完善的机器人。就目前来说，机器人产业飞速发展的同时，的确有许多行业的劳动力被机器人所替代，但是与此同时，机器人制造产业和其衍生的新兴产业也提供了许多就业机会。

　　人工智能的神经网络也可以造出新模因影响人类文化的演化。一个有趣的例子是，神经网络可将一幅油画用各个著名艺术家的画法"创造"出新的油画来(图10-25)。

　　这些使得我们的生活方式发生翻天覆地变化的计算机设备，是否也会使得人类的生理结构或疾病发生变化？再者，人类是否会变成"人机一体"的模样？这一切只能等待时间来回答我们。一个乐观的前景是：由于机器人的革命可以使得社会不再需要做重复工作的劳工，以及做简单文书工作的文员等，这或许会使得未来世界的政府并不需要每个人都工作，也会提供每个人免费的教育及医疗的保障。

　　人工智能正在带领人类进入一个完全未知的领域，但警告的声音也已响起。在一部纪录片中，马斯克说："如果人工智能有一个目标，而人类恰好挡在路上，它会理所当然地摧毁人类……就像，如果我们正在建造一条马路而有个蚁丘正好挡在路上——我们不

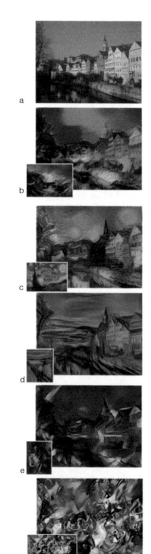

图10-25　人工智能通过学
　　　　　习名家作品创作
　　　　　的艺术画

a.原始图；b.约瑟夫·马洛德·威廉·透纳；c.文森特·梵高；d.爱德华·蒙克；e.巴勃罗·毕加索；f.瓦西里·康定斯基。

讨厌蚂蚁,我们只是在修路。"

亨利·基辛格(Henry A. Kissinger, 1923—)在 2018 年写道:"无论从哲学上、智力上——在各个方面——人类社会都没有为人工智能的兴起做好准备……"科幻小说已经想象了人工智能反击它的创造者的情景。更有可能的危险是:人工智能会因其固有的缺乏对前因后果的认知,而误解人类的指令(由于计算机的速度)。我们必须预料到:人工智能会比人类更快地犯错,而且犯错的频率更高,危害更大。

(三) 全球即时通信

作为仙童半导体(Fairchild Semiconductor)公司的联合创始人,也是英特尔公司首席执行官的戈登·摩尔(Gordon Moore, 1929—),在 1965 年提出并后来广为人知的"摩尔定律",即在集成电路上可容纳晶体管的数量大约每 2 年会翻一番。通常,同等面积中集成电路上晶体管数目的增加也代表着计算机性能的增加。虽然这个定律只是根据现象推测出的规律,但是我们仍然可以发现,早在半个世纪之前,人类已经预测到信息时代的发展速度之快。1971 年英特尔推出的第 1 款处理器,代号 4004,只有 2 300 个晶体管,而如今芯片中晶体管的数量已超 10 亿个,并且芯片面积也缩小至其几十万分之一。生活在 21 世纪的我们已经习惯使用各种便携式手机、平板电脑等电子产品,很难想象过去人类是如何操控庞大且计算速度远远落后于现代的计算机。更难想象的是,依照信息时代日新月异的更迭速度,未来人类将使用怎样的计算机,而它们又将如何改变人类的生活?

英国科学家蒂姆·伯纳斯-李(Tim Berners-Lee, 1955—)于 1989 年发明了万维网(world wide web),也就是我们熟悉的"www"。他在次年编写了第 1 款网络浏览器,并于 1991 年 8 月对外发布了该浏览器。如今万维网已经成为信息时代发展的核心,也是全球数十亿人在互联网上进行日常交流互动的重要工具。

以上提到的计算机数据都是采用二进制代码来存储与读取,亦即使用 0 和 1 两个数码来表示的数据。在生物学中,美国一团队使用 DNA 二进制编码,即碱基 A 和 C 代表 0,G 和 T 代表 1;利用这种方法,他们用 DNA 编写出一本仅仅 5.27 Mb 的"书",其内容包含 5.3 万字和 11 幅图像。这种方法使得基因已经成为信息技术的一个分支。这种纯粹的数据信息,能以数据或字节为单位,转化成任何其他种类的信息,或重新转化回来,也可以复制并在未来读取。由于 DNA 很小,这种存储设备的密度高于其他方法。今后如果可以使用更加精密的技术提升

DNA 编码的读取与储存速度,这将是一个巨大的突破,意味着我们可以将任何信息都缩小为一串 DNA"代码",并储存在庞大的 DNA 数据库中以供后续研究。

但是这种信息化的急速发展带给人类的也不完全只是正面积极的作用,这种巨大的模因传播在其演化中也会产生"突变""选择"等,而这其中就包含对人类不利的部分。

国外主流的社交媒体平台 Facebook(Meta)、Twitter 和 YouTube,在社交娱乐信息化的当今社会迅速崛起,覆盖了全球数十亿用户,在全球总人口中占相当大的比例。这种平台可以视为一个巨大的模因传播中心,它们也引导着大多数人的舆论导向。但是在 Facebook 上搜索含有关键词"疫苗"的结果主要是反疫苗宣传,平台也接受来自反疫苗组织的广告,有争议的题目使得点击率的数量激增。为增加用户数量,媒体平台推荐算法也引导观众从基于事实的医学信息转向为反疫苗的错误信息。无独有偶,许多国内新闻网站也曾报道转基因食品危害健康等不实言论,国内某知名搜索引擎也常传递错误信息,并夹杂许多无关的广告。在信息传递迅速的"地球村",每个人都有可能成为舆论的导向者。在可以快速接收到世界各处实时资讯的同时,我们也要学会在信息的洪流中辨别真伪。

2006 年凯斯·桑斯坦(Cass R. Sunstein, 1954—　　)在他所著书籍《信息乌托邦:众人如何生产知识》(*Infotopia：How Many Minds Produce Knowledge*)中提出"信息茧房"(information cocoons)的概念。他指出,人们作为信息传播的受众,总是习惯于选择那些令自身感到愉悦的内容,久而久之这些内容就如蚕茧一般将我们束缚其中,再难接受其他信息。利用用户的这一特点,如今许多视频、购物等平台也会使用个性化推荐算法过滤信息,将用户可能喜欢的内容"推"至首页等显眼位置。信息茧房的形成是多因素导致的结果,我们看似处于一个信息爆炸的大数据时代,却不曾想已然被一个个早已做好的"茧房"所缠绕封闭。

在信息茧房与舆论主导中心的双重作用下,我们更容易被某些言论所引导,这其中不乏歪曲事实的负面信息。而看似网络上铺天盖地的"言论自由",也很可能是信息主导者因利益而操控。在过去,制造虚假信息最多的方式是杜撰文字,而随着图像编辑技术的发展,我们可以轻易地改变一张图片。目前人工智能技术的兴起更是能够将视频中的人脸更换成另一个人的脸。经人工智能换脸后原视频面部可以替换为另一个人,其在表情、神态等方面毫无违和感,这个技术目前也应用于影视剧制作中。

不止是面部的更换，美国加州大学伯克利分校的学生利用人工智能技术可以将专业演员的动作复制在任何人的脸与身体上。上述技术的产生对信息时代的进步无疑是件好事，但是这也使我们可以更容易地得到"真实"的虚假信息。在未来，必然会出现超越当前的新技术，破解的难度也会随之增加。如何分辨信息的真伪，又该如何"破茧"，是值得我们思考与探寻的问题。

元宇宙(metaverse："meta-"和"universe")是互联网通过传统的个人计算机，以及虚拟和增强现实耳机，支持持久的在线3D虚拟环境。元宇宙最早应用于电子游戏《第二人生》。玩家可以通过自己选择的化身头像来扮演不同的角色。随后，通过进一步整合虚拟世界和物理世界，对元宇宙进行了不同的修改。

除了娱乐，元宇宙在教育和商业方面也很有用。在医学领域，残疾人或慢性病患者可以通过使用他们的"化身"来做一些健康人做的事情，例如走路、跳舞、冲浪和飞行，从而获得精神和情感的自由。对于自闭症者，他们可以进入元宇宙进行社交，更容易建立友谊和关系，并避免通常会附加给他们的其他障碍。另外，"元宇宙"也会使人沉溺之中，这也是人们的担忧之一。

（四）生殖功能严重下降及人类基因编辑

在过去的50年里，全球生育率下降了一半。在19世纪以前，平均每个母亲都会生育4.5~7个孩子，但是随着社会现代化的进程，每个妇女生育的孩子数量大幅减少，截至2020年，这个数量只有2.44，几乎是1950年之前的1/2(图10-26)。这其中包括许多社会因素。中国曾经的计划生育政策，随着时间的推移也出现了人口老龄化加剧、独生子女家庭的负担过重等不利影响。

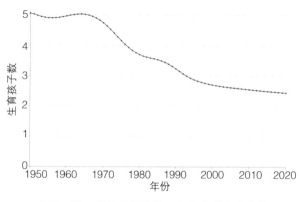

图10-26 世界范围内每名女性生育孩子数量

生育率问题同样也受到其他因素影响。从图 10 - 27 中可以发现，2008—2014年，全球范围内男性的精液量、精子浓度、精子活力与总精子数量大幅下降。

在中国，试管婴儿中心已经从 2011 年的 100 多家发展到现在的 500 多家，这表示生育能力下降问题已经涉及更多人。而试管婴儿相比正常受孕婴儿是否对某些疾病更易感还需进一步探究。

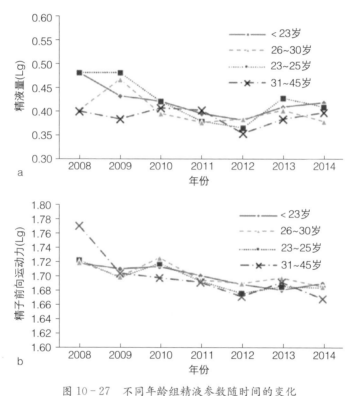

图 10 - 27　不同年龄组精液参数随时间的变化

a. 精液量变化；b. 精子前向运动力变化。

随着工业化的进程加速，环境污染、食品安全等问题也日益凸显，人们的生活水平虽然都得到了提高，足不出户就可以获得生活必需品，但是这种资源获取的"便利"也使得人们常常出现饮食不规律等问题。如今许多学习与工作都需要在计算机上完成，人们久坐、运动量降低、熬夜等因素也造成了生殖能力下降。一项预测表明，到 2100 年，将有 23 个国家和地区的人口数量减少为 2017 年人口数量的一半。其中中国将从 2017 年的 14 亿人口，缩减为 2100 年的 7.32 亿。我们是否会面对一个部分地区人口数量锐减、劳动力缺乏且老龄化的社会依旧未知。但是人类与如今的社会环境的不适应性日渐明显。要解决这个问题,一方面需要将生育率维持在可持续发展的水平;另一方面,要开发机器人接管人类的工作任务。

19 世纪,达尔文演化论认为遗传物质的突变是随机的。时隔 2 个世纪,我们有了新的认识:新的 DNA 突变不一定完全是随机的,而是可以人为操控的。虽然世界人口的总数会逐渐降低,但是人口的质量会越来越好;在辅助生殖技术中可以运用植入前遗传学诊断(preimplantation genetic diagnosis, PGD)对胚胎进行遗传学分析,筛选排除掉有缺陷的胚胎(图 10 - 28)。假如父母患有某种遗传病,也可以在此过程中进行筛选,但是这与之前谈到的基因敲除是不一样的。

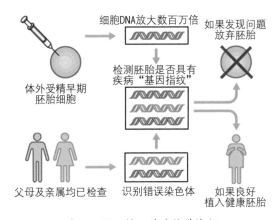

图 10 - 28　植入前遗传学诊断

在未来,人为选择将可能大部分取代自然及性选择,环境将会加速变化,而遗传却会相对减速变化,我们与环境的不适应性可能愈演愈烈。

有一种新的方法可用来改变人的基因。如图 10 - 29 所示,CRISPR 是在原核生物(如细菌)基因组中发现的 DNA 序列家族。这些序列来自先前感染原核生物噬菌体的 DNA 片段。它们是原核生物用在后续感染期间检测和破坏来自类似原噬菌体的 DNA 免疫方法(抗噬菌体免疫)。

Cas9(CRISPR 相关蛋白 9)是一种酶,它使用 CRISPR 序列(guide RNA)作为指导,来识别和切割与 CRISPR 序列互补的特定 DNA 链。Cas9 酶与 CRISPR 序列一起可用于编辑生物体内的基因。这种编辑过程可广泛应用于基础生物学研究、生物技术产品的开发和疾病的治疗。2020 年诺贝尔化学奖授予埃马纽埃尔·

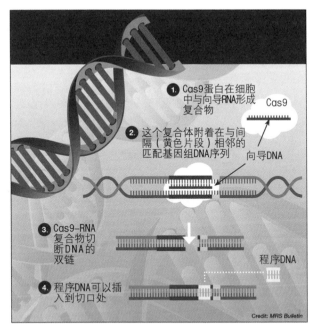

1. Cas9 蛋白在细胞中与向导RNA形成复合物

Cas9

2. 这个复合体附着在与间隔（黄色片段）相邻的匹配基因组DNA序列

向导DNA

3. Cas9–RNA复合物切断DNA的双链

程序DNA

4. 程序DNA可以插入到切口处

Credit: MRS Bulletin

图 10 - 29　CRISPR 运行示意图

卡彭蒂耶(Emmanuelle Charpentier)和詹妮弗·杜德纳(Jennifer Doudna)，肯定她们在 CRISPR‑Cas9 基因组编辑方法研究领域做出的贡献。

　　有一种新方法使用 CRISPR 介导的碱基编辑(base editing)可进行精确基因组编辑(图 10‑30)。碱基编辑使用来自 CRISPR 系统的组件和有关的酶，将点突变直接安装到细胞 DNA 中，而不会造成双链 DNA 断裂。DNA 碱基编辑器包含与核碱基脱氨酶融合的催化失能 Cas9 酶以及有特定靶向的向导 RNA。胞嘧啶碱基编辑器和腺嘌呤碱基编辑器使 DNA 嘧啶和嘌呤(分别为胞嘧啶和腺嘌呤)脱氨基。该方法可用于分裂细胞和非分裂细胞。随着进一步的改进，这种精确的基因组编辑方法有助于修改某些单一基因缺陷的遗传病 DNA，使这些疾病不会传给下一代。

　　(五) 我们的未来

　　19 世纪达尔文提出了演化论，从 20 世纪起便是"后达尔文时代"，而现在我们已经进入了 21 世纪。在 21 世纪之前，DNA 突变是随机的，但自然选择并非随机，而是随着环境改变的。在后达尔文的 21 世纪，DNA 的突变也已经不再是随机的，

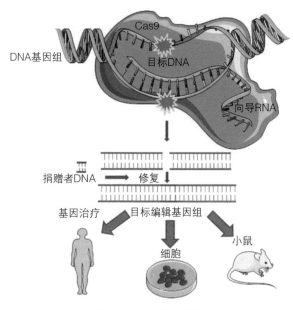

图 10-30 碱基编辑

可以由人为改变了,所以人为选择取代了自然选择。在未来的"美丽新世界"里,可能没有自然选择,甚至没有性选择。我们正在更多地控制我们的环境,性是为了快乐而不是为了生育下一代。

人类将如何来共同面对全球疫情,地球气候改变,环境污染,物种绝灭,贫富、性别及种族的不平等,以及政治、文化和宗教冲突的挑战?基因组学、信息科学和脑科学的进步,促进了生物医学领域很大的发展,例如可以治愈单基因遗传疾病,治疗多种癌症,延长人类寿命,甚至将人脑与电脑相结合。"机器人"的快速研发和广泛应用,将会减少人类的体力劳动和脑力劳动,而航天科学的进步,也使得移民到其他星球成为可能。

在中世纪,人类信仰"神"、皇权或其他的权威;信仰的对立、服从与反抗的冲突,导致人类从未停止斗争。而在过去的一两百年间,"人文主义"出现了,人类试图摆脱至高权威的支配,掌控自己的思想、行动,甚至命运。于是,"自由意志"决定了我们日常生活、艺术欣赏、健康习惯、伴侣选择、政治取向等。从以下这个角度来看,每个人的"命运"都不是由我们自己控制的:我们是生在渔猎时代、中华人民共和国成立初期或者改革开放后的中国(天时),生在非洲、欧美或中国(地利),都影响我们的命运;更进一步,我们由祖先所遗传的基因,还有环境和教育中传承的模因(人和)，这些所谓"天时、地利、人和"的种种因素，引导我们做出每个决定，而在大数据演算更为完善的情况下，这些都是可以预测甚至调控的了。

随着对演化和医学的理解不断进步，大量的研究数据让人们了解到：人类这个有机体，从远古时代到现代，所有的生理和思维在环境中受自然选择而存活下来的基因和模因，都可以用计算机演算出来——新近的术语就是计算机算法(algorithm)。用越来越复杂的算法，我们可以更进一步了解是什么决定了我们的自由意志。

今天的计算机可以监控我们的思维、意念、生理需要和反应，更可以预测和操纵我们对事物的行为模式，例如衣食住行的消费选择、购买哪些商品、做出哪些保健和医疗的决定、到何处旅行度假、选举哪些政治家，甚至进行"门当户对"的择偶……照这样的发展，我们的自由意志终将被计算机算法取代，其实我们现在已经更相信全球定位系统(GPS)替我们带路了，也开始相信计算机算法告诉我们依照基因型而预测的患癌可能性。虽然我们依然相信这是自己自由意志的选择。

在这个前所未有的境况之下，人类如何面对这个未来的"美丽新世界"？就像费米在1942年与一群科学家成功完成了第1个核链式反应，人类可以用来造原子弹也可以用核反应发电，我们要如何面对演化医学及高速电脑对人类未来的影响？

中国在改革开放短短的40多年里，已经发展成为世界第二经济大国。在这次席卷全球的新冠疫情中，各个国家在管控疫情中所表现出的不同政策，更促使世人深度思考。我们只有一个地球，人类是一整个命运共同体，"地球村"村民应搁置争议，共同面对人类眼前的流行病蔓延、地球暖化、环境污染等带来的巨大挑战。这样人类这个物种才能得以延续。

我们知道人类在未来会长得更高，活得更长久，因基因矫正而有更少遗传病，像糖尿病等慢性病也因医学发达而存留下来，因为全球化而有"杂种优势"，性选择因整容而不再重要，总的来说，预测未来往往是徒劳的。虽然许多科幻小说预测未来的世界，但大多数都没有预测到计算机彻底改变现代人类社会的信息时代。本书阐述了我们祖先对其环境适应的故事，以及他们如何成为征服整个地球的唯一物种。我们更强调了现代人对环境的不适应而导致的多种疾病。虽然人类无法预见到未来，希望本书将为大家提供足够的案例来面对现在的世界，并在不久的将来防止灾难。

人类将何去何从，我们一起拭目以待！

附　录

附录1　主要参考文献

第一章

[1] DARWIN C. On the origin of species by means of natural selection [M]. London: Murray, 1859 (First published). London: Penguin Classics Edition, 2009: 426,236.

[2] KáLDY J, MOZSáR A, FAZEKAS G, et al. Hybridization of Russian Sturgeon (Acipenser gueldenstaedtii, Brandt and Ratzeberg, 1833) and American Paddlefish (Polyodon spathula, Walbaum 1792) and Evaluation of Their Progeny [J]. Genes (Basel), 2020,11(7).

[3] WEINER J. The beak of the finch: a story of evolution in our time [M]. New York: Vintage Book, 1994.

[4] ABZHANOV A, PROTAS M, GRANT B R, et al. Bmp4 and morphological variation of beaks in Darwin's finches [J]. Science, 2004,305(5689):1462 – 1465.

[5] HUTCHISON C A, CHUANG R Y, NOSKOV V N, et al. Design and synthesis of a minimal bacterial genome [J]. Science, 2016,351(6280): aad6253.

[6] HERRON M D, BORIN J M, BOSWELL J C, et al. De novo origins of multicellularity in response to predation [J]. Sci Rep, 2019,9(1):2328.

第二章

[1] MAYR G, DE PIETRI V, LOVE L, et al. Leg bones of a new penguin species from the Waipara Greensand add to the diversity of very large-sized Sphenisciformes in the Paleocene of New Zealand [J]. Alcheringa: Australasian J Palaeontol, 2019,44:1 – 18.

[2] DEPALMA R A, SMIT J, BURNHAM D A, et al. A seismically induced onshore surge deposit at the KPg boundary, North Dakota [J]. Proc Nat Acad Sci U S A, 2019,116 (17):8190 – 8199.

[3] PELLETIER F. Testing evolutionary predictions in wild mice [J]. Science, 2019,363 (6426):452 – 453.

[4] MOORE C E. Changes in antibiotic resistance in animals [J]. Science, 2019,365(6459):

1251 - 1252.

［5］ FU D, TONG G, DAI T, et al. The Qingjiang biota-A Burgess Shale-type fossil Lagerstätte from the early Cambrian of South China ［J］. Science, 2019, 363(6433): 1338 - 1342.

［6］ MORRAN L T, SCHMIDT O G, GELARDEN I A, et al. Running with the Red Queen: host-parasite coevolution selects for biparental sex ［J］. Science, 2011, 333(6039): 216 - 218.

［7］ RINALDI A. The scent of life ［J］. EMBO Rep, 2007, 8(7): 629 - 633.

第三章

［1］ BERTIOLI D J. The origin and evolution of a favorite fruit ［J］. Nat Genet, 2019, 51(3): 372 - 373.

［2］ MEYEROWITZ E M. Plants compared to animals: the broadest comparative study of development ［J］. Science, 2002, 295(5559): 1482 - 1485.

［3］ BROWN J R. Ancient horizontal gene transfer ［J］. Nat Rev Genet, 2003, 4(2): 121 - 132.

［4］ CASTILLO-FERNANDEZ J E, SPECTOR T D, BELL J T. Epigenetics of discordant monozygotic twins: implications for disease ［J］. Genome Med, 2014, 6(7): 60.

［5］ ASARA J M, SCHWEITZER M H, FREIMARK L M, et al. Protein sequences from mastodon and tyrannosaurus rex revealed by mass spectrometry ［J］. Science, 2007, 316 (5822): 280 - 285.

［6］ HUTCHISON C A, CHUANG R Y, NOSKOV V N, et al. Design and synthesis of a minimal bacterial genome ［J］. Science, 2016, 351(6280): aad6253.

第四章

［1］ SOUSA A M M, MEYER K A, SANTPERE G, et al. Evolution of the human nervous system function, structure, and development ［J］. Cell, 2017, 170(2): 226 - 247.

［2］ HILL R S, WALSH C A. Molecular insights into human brain evolution ［J］. Nature, 2005, 437(7055): 64 - 67.

［3］ FISHER S E. Human genetics: the evolving story of FOXP2 ［J］. Curr Biol, 2019, 29(2): R65 - R67.

［4］ OLSON E N. Gene regulatory networks in the evolution and development of the heart ［J］. Science, 2006, 313(5795): 1922 - 1927.

［5］ BETTEX D A, PRêTRE R, CHASSOT P G. Is our heart a well-designed pump? The heart along animal evolution ［J］. Eur Heart J, 2014, 35(34): 2322 - 2332.

［6］ STEPHENSON A, ADAMS J W, VACCAREZZA M. The vertebrate heart: an evolutionary perspective ［J］. J Anat, 2017, 231(6): 787 - 797.

［7］ ZHANG Y, BARRES B A. A smarter mouse with human astrocytes ［J］. Bioessays, 2013, 35(10): 876 - 880.

［8］ KEBSCHULL J M, RICHMAN E B, RINGACH N, et al. Cerebellar nuclei evolved by repeatedly duplicating a conserved cell-type set ［J］. Science, 2020, 370(6523).

［9］ LAMB T D, COLLIN S P, PUGH E N. Evolution of the vertebrate eye: opsins, photoreceptors, retina and eye cup [J]. Nat Rev Neurosci, 2007,8(12):960 – 976.

[10] GEHRING W J, IKEO K. Pax 6: mastering eye morphogenesis and eye evolution [J]. Trends Genet, 1999,15(9):371 – 377.

第五章

[1] LAMASON R L, MOHIDEEN M-A P K, MEST J R, et al. SLC24A5, a putative cation exchanger, affects pigmentation in zebrafish and humans [J]. Science, 2005,310(5755): 1782 – 1786.

[2] KAMBEROV Y G, WANG S, TAN J, et al. Modeling recent human evolution in mice by expression of a selected EDAR variant [J]. Cell, 2013,152(4):691 – 702.

[3] HOLZENBERGER M, DUPONT J, DUCOS B, et al. IGF – 1 receptor regulates lifespan and resistance to oxidative stress in mice [J]. Nature, 2003,421(6919):182 – 187.

[4] TYSHKOVSKIY A, BOZAYKUT P, BORODINOVA A A, et al. Identification and application of gene expression signatures associated with lifespan extension [J]. Cell Metab, 2019,30(3):573 – 593.

[5] CORBETT S, COURTIOL A, LUMMAA V, et al. The transition to modernity and chronic disease: mismatch and natural selection [J]. Nat Rev Genet, 2018, 19 (7): 419 – 430.

[6] TESTER D J, BOMBEI H M, FITZGERALD K K, et al. Identification of a novel homozygous multi-exon duplication in RYR2 among children with exertion-related unexplained sudden deaths in the amish community [J]. JAMA Cardiol, 2020,5(3): 13 – 18.

[7] DONG Z, ZHANG G, QU M, et al. Targeting glioblastoma stem cells through disruption of the circadian clock [J]. Cancer Discov, 2019,9(11):1556 – 1573.

[8] MARROT L, MEUNIER J-R. Skin DNA photodamage and its biological consequences [J]. J Am Acad Dermatol, 2008,58(5 Suppl 2): S139 – S148.

[9] SCHLEBUSCH C M, LEWIS C M, VAHTER M, et al. Possible positive selection for an arsenic-protective haplotype in humans [J]. Environ Health Perspect, 2013,121(1):53 – 58.

[10] HABIB A M, OKOROKOV A L, HILL M N, et al. Microdeletion in a FAAH pseudogene identified in a patient with high anandamide concentrations and pain insensitivity [J]. Br J Anaesth, 2019,123(2): e249 – e253.

第六章

[1] BAñULS A-L, SANOU A, VAN ANH N T, et al. Mycobacterium tuberculosis: ecology and evolution of a human bacterium [J]. J Med Microbiol, 2015,64(11):1261 – 1269.

[2] NICOL M P, WILKINSON R J. The clinical consequences of strain diversity in Mycobacterium tuberculosis [J]. Trans R Soc Trop Med Hyg, 2008,102(10):955 – 965.

[3] GAGNEUX S, SMALL P M. Global phylogeography of Mycobacterium tuberculosis and implications for tuberculosis product development [J]. Lancet Infect Dis, 2007,7(5): 328 – 337.

[4] COMAS I, COSCOLLA M, LUO T, et al. Out-of-Africa migration and Neolithic coexpansion of Mycobacterium tuberculosis with modern humans [J]. Nat Genet, 2013,45

(10):1176 - 1182.

［5］WHITE N J, PUKRITTAYAKAMEE S, HIEN T T, et al. Malaria [J]. Lancet, 2014, 383(9918):723 - 735.

［6］TAUBENBERGER J K, REID A H, LOURENS R M, et al. Characterization of the 1918 influenza virus polymerase genes [J]. Nature, 2005,437(7060):889 - 893.

［7］WOROBEY M, HAN G-Z, RAMBAUT A. A synchronized global sweep of the internal genes of modern avian influenza virus [J]. Nature, 2014,508(7495):254 - 257.

［8］GHEBREHEWET S, MACPHERSON P, HO A. Influenza [J]. BMJ, 2016,355: i6258.

［9］BIAGINI P, THèVES C, BALARESQUE P, et al. Variola virus in a 300-year-old Siberian mummy [J]. N Engl J Med, 2012,367(21):2057 - 2059.

［10］BABKIN I V, BABKINA I N. The origin of the variola virus [J]. Viruses, 2015,7(3): 1100 - 1112.

第七章

［1］DOMíNGUEZ-ANDRéS J, NETEA M G. Impact of historic migrations and evolutionary processes on human immunity [J]. Trends Immunol, 2019,40(12):1105 - 1119.

［2］SMALL D M, DIFELICEANTONIO A G. Processed foods and food reward [J]. Science, 2019,363(6425):346 - 347.

［3］NOVEMBRE J, PRITCHARD J K, COOP G. Adaptive drool in the gene pool [J]. Nat Genet, 2007,39(10):1188 - 1190.

［4］JOHNSON R J, TITTE S, CADE J R, et al. Uric acid, evolution and primitive cultures [J]. Semin Nephrol, 2005,25(1):3 - 8.

［5］HUTCHISON C A, CHUANG R Y, NOSKOV V N, et al. Design and synthesis of a minimal bacterial genome [J]. Science (New York, NY), 2016,351(6280):aad6253.

［6］DROUIN G, GODIN J R, PAGé B. The genetics of vitamin C loss in vertebrates [J]. Curr Genomics, 2011,12(5):371 - 378.

［7］GONG Q, ZHANG P, WANG J, et al. Morbidity and mortality after lifestyle intervention for people with impaired glucose tolerance:30-year results of the Da Qing Diabetes Prevention Outcome Study [J]. Lancet Diabetes Endocrinol, 2019,7(6):452 - 461.

第八章

［1］NOWELL P C. The clonal evolution of tumor cell populations [J]. Science, 1976,194 (4260):23 - 28.

［2］MERLO L M F, PEPPER J W, REID B J, et al. Cancer as an evolutionary and ecological process [J]. Nature reviews Cancer, 2006,6(12):924 - 935.

［3］CAPASSO L L. Antiquity of cancer [J]. Int J Cancer, 2005,113(1):2 - 13.

［4］FIORE V F, KRAJNC M, QUIROZ F G, et al. Mechanics of a multilayer epithelium instruct tumour architecture and function [J]. Nature, 2020,585(7825):433 - 439.

［5］PUNOVUORI K, WICKSTRöM S A. How cancer invasion takes shape [J]. Nature, 2020,585(7825):355 - 356.

［6］BAEZ-ORTEGA A, GORI K, STRAKOVA A, et al. Somatic evolution and global expansion of an ancient transmissible cancer lineage [J]. Science, 2019,365(6452).

[7] YOSHIDA K, GOWERS K H C, LEE-SIX H, et al. Tobacco smoking and somatic mutations in human bronchial epithelium [J]. Nature, 2020,578(7794):266 - 272.

[8] CIPPONI A, GOODE D L, BEDO J, et al. MTOR signaling orchestrates stress-induced mutagenesis, facilitating adaptive evolution in cancer [J]. Science, 2020,368(6495): 1127 - 1131.

[9] WILLYARD C. Cancer therapy: an evolved approach [J]. Nature, 2016,532(7598): 166 - 168.

[10] OBENAUF A C, MASSAGUé J. Surviving at a distance: organ-specific metastasis [J]. Trends Cancer, 2015,1(1):76 - 91.

[11] ENRIQUEZ-NAVAS P M, WOJTKOWIAK J W, GATENBY R A. Application of evolutionary principles to cancer therapy [J]. Cancer Res, 2015,75(22):4675 - 4680.

第九章

[1] CANTú I, PHILIPSEN S. Flicking the switch: adult hemoglobin expression in erythroid cells derived from cord blood and human induced pluripotent stem cells [J]. Haematologica, 2014,99(11):1647 - 1649.

[2] WEILL F-X, DOMMAN D, NJAMKEPO E, et al. Genomic insights into the 2016 - 2017 cholera epidemic in Yemen [J]. Nature, 2019,565(7738):230 - 233.

[3] YU Y, HE J-H, HU L-L, et al. Placensin is a glucogenic hormone secreted by human placenta [J]. EMBO Rep, 2020,21(6): e49530.

[4] HSU S Y, HSUEH A J. Human stresscopin and stresscopin-related peptide are selective ligands for the type 2 corticotropin-releasing hormone receptor [J]. Nat Med, 2001,7(5): 605 - 611.

[5] HSU S Y, NAKABAYASHI K, NISHI S, et al. Activation of orphan receptors by the hormone relaxin [J]. Science, 2002,295(5555):671 - 674.

[6] XU J, LI J-T, JIANG Y, et al. Genomic basis of adaptive evolution: the survival of amur ide (Leuciscus waleckii) in an extremely alkaline environment [J]. Mol Biol Evol, 2017, 34(1):145 - 159.

[7] ZHUANG X, YANG C, MURPHY K R, et al. Molecular mechanism and history of non-sense to sense evolution of antifreeze glycoprotein gene in northern gadids [J]. Proc Nat Acad Sci U S A, 2019,116(10):4400 - 4405.

[8] PINTO E M, FAUCZ F R, PAZA L Z, et al. Germline variants in phosphodiesterase genes and genetic predisposition to pediatric adrenocortical tumors [J]. Cancers (Basel), 2020,12(2).

[9] SADEK M S, CACHORRO E, EL-ARMOUCHE A, et al. Therapeutic implications for PDE2 and cGMP/cAMP mediated crosstalk in cardiovascular diseases [J]. Int J Mol Sci, 2020,21(20).

第十章

[1] UMEHARA T, TSUJITA N, SHIMADA M. Activation of Toll-like receptor 7/8 encoded by the X chromosome alters sperm motility and provides a novel simple technology for sexing sperm [J]. PLoS biology, 2019,17(8): e3000398.

［2］ LAU W W Y, SHIRAN Y, BAILEY R M, et al. Evaluating scenarios toward zero plastic pollution［J］. Science, 2020,369(6510):1455－1461.

［3］ CARBERY M, O'CONNOR W, PALANISAMI T. Trophic transfer of microplastics and mixed contaminants in the marine food web and implications for human health［J］. Environ Int, 2018,115:400－409.

［4］ BABBITT C C, WARNER L R, FEDRIGO O, et al. Genomic signatures of diet-related shifts during human origins［J］. Proc Biol Sci, 2011,278(1708):961－969.

［5］ CARRIER D R, MORGAN M H. Protective buttressing of the hominin face［J］. Biol Rev Camb Philos Soc, 2015,90(1):330－346.

［6］ CHURCH G M, GAO Y, KOSURI S. Next-generation digital information storage in DNA［J］. Science, 2012,337(6102):1628.

［7］ ACEMOGLU D, RESTREPO P. Robots and jobs:evidence from US labor markets［J］. Journal of Political Economy, 2019,128(6):2188－2244.

［8］ 宋华."妇好"夔龙纹扁足方鼎研究［J］.文物鉴定与鉴赏,2013(9):50－52.

附录 2　图片引用来源

第一章

图 1-1 引自：DESMOND A. Moors J. Darwin［M］. New York：W. W. Norton & Company, Inc, 1994.

图 1-2 引自：DARWIN C. On the origin of species by means of natural selection［M］. London：Murray, 1859(First published). London：Penguin Classics Edition, 2009：426,236.

图 1-3 引自：赫胥黎.天演论［M］.严复,译.北京:商务印书馆,1981.

图 1-4 引自：https://www. twinkl. com. cn/homework-help/famous-figures-homework-help/charles-darwin-facts-for-kids/charles-darwin-and-hms-beagle

图 1-6 引自：https://pin. it/6CprRxL

图 1-8 引自：https://vistapointe. net/natural-selection. html

图 1-10 引自：https://evolution. berkeley. edu/evolution-101/speciation/evidence-for-speciation/

图 1-11 引自：https://evolution. berkeley. edu/evolution-101/speciation/evidence-for-speciation/

图 1-12 引自：https://www. sfgate. com/news/article/Evolving-Before-Our-Eyes-Songbirds-and-2938427. php

图 1-13 引自：KáLDY J, MOZSáR A, FAZEKAS G, et al. Hybridization of Russian Sturgeon (Acipenser gueldenstaeditt, Brandt and Ratzeberg, 1833) and American Paddlefish (Polyodon spathula, Walbaum 1792) and Evaluation of Their Progeny［J］. Genes (Basel), 2020,11(7).

图 1-17 引自：https://wap. sciencenet. cn/blog-565899-1033333. html? mobile＝1

图 1-18 引自：https://evolution. berkeley. edu/from-soup-to-cells-the-origin-of-life/origins-and-experimental-evidence/

图 1-19 引自：HUTCHISON C A, CHUANG R Y, NOSKOV V N, et al. Design and synthesis of a minimal bacterial genome［J］. Science, 2016,351(6280)：aad6253.

第二章

图 2-2 引自：https://earthsciences. anu. edu. au/anu-radiocarbon-laboratory/radiocarbon-dating-background

图 2-3 引自：https://pin. it/68bKW4E

图 2-4 引自：HYPERLINK "https://commons. wikimedia. org/wiki/File：Teufelshoehle. jpg"

图 2-6 引自：http://www. pmol. org. cn/

图 2-7 引自：https://pin. it/reDMric

图 2-8 引自：https://www. express. co. uk/news/science/813718/Tyrannosaurus-rex-feathers-dinosaur-fossils

图 2-9 引自：https://slidetodoc. com/class-aves-what-are-birds-birdsclass-aves-are/

图 2-10 引自：https://earthobservatory. nasa. gov/images

图 2-11 引自：DEPALMA R A, SMIT J, BURNHAM D A, et al. A seismically induced onshore surge deposit at the KPg boundary, North Dakota［J］. Proc Nat Acad Sci, 2019,116

(17):8190-8199.

图 2 - 14 引自：https://courses. pbsci. ucsc. edu/eeb/bioe109/wp-content/uploads/2015/11/24_Cambrian_Explosion. pdf

图 2 - 15 引自：FU D, TONG G, DAI T, et al. The Qingjiang biota — A Burgess Shale-type fossil Lagerstätte from the early Cambrian of South China [J]. Science, 2019,363(6433): 1338 - 1342.

图 2 - 16 引自：https://pin. it/4Ep0Fuh

图 2 - 17 引自：https://commons. wikimedia. org/wiki/File：Pakicetus _ attocki. jpg ♯/media/File：Pakicetus_attocki. jpg

图 2 - 18 引自：https://www. amusingplanet. com/2015/05/tree-climbing-goats-of-morocco. html

图 2 - 19 引自：https://bingwallpaper. anerg. com/cn/201303

图 2 - 21 引自：https://commons. wikimedia. org/wiki/File：Homology. jpg

图 2 - 22 引自：https://evolution. berkeley. edu/biological-warfare-and-the-coevolutionary-arms-race/the-mystery-of-too-much-ttx/

图 2 - 23 引自：THANUKOS A. Coevolution in the classroom [J]. Evolution：Education and Outreach, 2010,3(1):71 - 77.

图 2 - 24 引自：https://www. freeimages. com/photo/august-butterfly-2-1409193

图 2 - 25 引自：https://kaijutegu. tumblr. com/post/156632910423/king-lobo-kaijutegu-the-nasty-feminist

图 2 - 26 引自：https://www. austinchronicle. com/news/2006-03-31/351222/

图 2 - 28 引自：BARRETT R D H, LAURENT S, MALLARINO R, et al. Linking a mutation to survival in wild mice [J]. Science, 2019,363(6426):499 - 504.

图 2 - 29 引自：https://www. quantamagazine. org/why-sex-biologists-find-new-explanations-2 0200423/

图 2 - 31 引自：MORRAN L T, SCHMIDT O G, GELARDEN I A, et al. Running with the Red Queen：host-parasite coevolution selects for biparental sex [J]. Science, 2011,333(6039): 216 - 218.

图 2 - 34 引自：https://www. pbs. org/wnet/nature/birds-of-the-gods-birds-of-paradise-and-sexual-selection/6234/https://commons. wikimedia. org/wiki/File：Male_greater_frigate_bird_displaying. jpg♯/media/File：Male_greater_frigate_bird_displaying. jpg

图 2 - 35 引自：https://pin. it/4TEgEGh

图 2 - 36 引自：https://pin. it/sgqQklU

图 2 - 38 引自：https://steemit. com/animals/@amavi/stand-in-saturday-4-animal-architecture

图 2 - 39 引自：KAMINSKI J, WALLER B M, DIOGO R, et al. Evolution of facial muscle anatomy in dogs [J]. Proc Nat Acad Sci U S A, 2019,116(29):14677 - 114681.

图 2 - 40 引自：https://wallpapercave. com/great-dane-wallpaper

图 2 - 41 引自：https://pin. it/15VKQsT

图 2 - 42 引自：https://pin. it/4scVJlh

图 2 - 43 引自：https://kaiserscience. wordpress. com/biology-the-living-environment/evolution/artificial-selection/

图 2 - 44 引自：https://buenamente. co/post/asi-lucian-estas-6-frutas-antes-de-ser-modificadaspor-el-hombre/2151

图 2 - 45 引自：神农氏. 神农本草经[M]合肥：黄山书社，2013：139 - 140.

图 2 - 46 引自：BAYM M, LIEBERMAN T D, KELSIC E D, et al. Spatiotemporal microbial evolution on antibiotic landscapes [J]. Science, 2016,353(6304):1147 - 1151.

图 2 - 48 引自：https://evolution. berkeley. edu/the-relevance-of-evolution/agriculture/monoculture-and-the-irish-potato-famine-cases-of-missing-genetic-variation/

图 2 - 50 引自：https://www. le. ac. uk/biology/phh4/teaching/heslopharrisonlecture1 introductory. pdf

图 2 - 54 引自：https://www. fishwisepro. com/pictures/details/Echeneis-naucrates? sid＝47581&pictureId＝14

第三章

图 3 - 1 引自：https://chem. libretexts. org/Courses/Sacramento_City_College/SCC%3A_Chem_309_ - _General_Organic_and_Biochemistry_(Bennett)/Text/17%3A_Nucleic_Acids/17.5%3A_Mutations_and_Genetic_Diseases

图 3 - 4 引自：http://hotcore. info/babki/mutation-definition. html

图 3 - 6 引自：https://migg. wordpress. com/2007/01/21/chromosom-na-niedziele-chromosom-2/

图 3 - 7 引自：http://sindioses. org/cienciaorigenes/cartasadarwin. html

图 3 - 11 引自：https://ocw. mit. edu/courses/7-345-non-coding-rnas-junk-or-critical-regulators-in-health-and-disease-spring-2012/

图 3 - 12 引自：https://jingdianwangwen. blogspot. com/2018/07/blog-post_458. html

图 3 - 16 引自：https://commons. wikimedia. org/wiki/File：Mammoth-ZOO. Dvur. Kralove. jpg

图 3 - 17 引自：ASARA J M, SCHWEITZER M H, FREIMARK L M, et al. Protein sequences from mastodon and Tyrannosaurus rex revealed by mass spectrometry [J]. Science, 2007,316(5822):280 - 285.

图 3 - 20 引自：https://genetics. thetech. org/sites/default/files/twins2. jpg

图 3 - 21 引自：CASTILLO-FERNANDEZ J, SPECTOR T, BELL J. Epigenetics of discordant monozygotic twins：Implications for disease [J]. Genome Med, 2014,6:60.

第四章

图 4 - 1 引自：http://en. wikipedia. org/wiki/Image：Diagram _ of _ eye _ evolution. jpg Diagram of eye evolution] made by Matticus78

图 4 - 2 引自：www. molbio. wisc. edu/carroll/

图 4 - 3 引自：GLASER T, JEPEAL L, EDWARDS J G, et al. PAX6 gene dosage effect in a family with congenital cataracts, aniridia, anophthalmia and central nervous system defects [J]. Nat Genet, 1994,7(4):463 - 471.

图 4 - 4 引自：GEHRING W J, IKEO K. Pax 6：mastering eye morphogenesis and eye evolution [J]. Trends Genet, 1999,15(9):371 - 377.

图 4 - 5 引自：OLSON E N. Gene regulatory networks in the evolution and development of the heart [J]. Science, 2006,313(5795):1922 - 1927.

图 4 - 6 引自：STEPHENSON A, ADAMS J W, VACCAREZZA M. The vertebrate heart：

an evolutionary perspective [J]. J Anat, 2017,231(6):787 - 797.

图 4 - 7 引自:https://www. nsf. gov/news/mmg/mmg_disp. jsp? med_id=65574&from=

图 4 - 8 引自:BETTEX D A, PRêTRE R, CHASSOT P-G. Is our heart a well-designed pump? The heart along animal evolution [J]. Eur Heart J, 2014,35(34):2322 - 2332.

图 4 - 10 引自:HILL R S, WALSH C A. Molecular insights into human brain evolution [J]. Nature, 2005,437(7055):64 - 67.

图 4 - 11 引自:SOUSA A M M, MEYER K A, SANTPERE G, et al. Evolution of the human nervous system function, structure, and development [J]. Cell, 2017,170(2):226 - 247.

图 4 - 12 引自:FISHER S E. Human Genetics: the evolving story of FOXP2 [J]. Curr Biol, 2019,29(2):R65 - R67.

图 4 - 14,4 - 15 引自:KEBSCHULL J M, RICHMAN E B, RINGACH N, et al. Cerebellar nuclei evolved by repeatedly duplicating a conserved cell-type set [J]. Science, 2020, 370 (6523).

图 4 - 16 引自:ROMAGNANI P, LASAGNI L, REMUZZI G. Renal progenitors: an evolutionary conserved strategy for kidney regeneration [J]. Nat Rev Nephrol, 2013,9(3): 137 - 146.

图 4 - 17 引自: https://microbiologyinfo. com/difference-between-innate-and-adaptive-immunity/

图 4 - 20 引自:COOPER M D, ALDER M N. The evolution of adaptive immune systems [J]. Cell, 2006,124(4):815 - 822.

图 4 - 21 引自: https://www. differencebetween. com/difference-between-pastoral-care-and-vs-counseling/

图 4 - 22 引自:https://resources. chromotek. com/ga-gfp-free-sample

图 4 - 23 引自:http://sciencevshollywood. com/what-is-evo-devos-role-in-orphan-black/

图 4 - 24 引自:COHN M J, TICKLE C. Developmental basis of limblessness and axial patterning in snakes [J]. Nature, 1999,399(6735):474 - 479.

第五章

图 5 - 1 引自:COHN M J, TICKLE C. Developmental basis of limblessness and axial patterning in snakes [J]. Nature, 1999,399(6735):474 - 479.

图 5 - 3 引自:https://humanorigins. si. edu/evidence/human-family-tree

图 5 - 5,5 - 6 引自:REES J S, CASTELLANO S, ANDRéS A M. The Genomics of human local adaptation [J]. Trends Genet, 2020,36(6):415 - 428.

图 5 - 7 引自:https://www. familytreedna. com/

图 5 - 8 引自:https://evolution. berkeley. edu/evo-news/evolution-in-the-fast-lane/

图 5 - 9 引自:BUSH W S, MOORE J H. Chapter 11: genome-wide association studies [J]. PLoS Comput Biol, 2012,8(12):e1002822.

图 5 - 10 引自:ESTRADA K, KRAWCZAK M, SCHREIBER S, et al. A genome-wide association study of northwestern Europeans involves the C-type natriuretic peptide signaling pathway in the etiology of human height variation [J]. Hum Mol Genet, 2009,18(18):3516 - 3524.

图 5 - 12 引自: https://www. researchgate. net/figure/vitamin-D3-synthesis-from-sunexposure-and-food-Vitamin-D-is-synthesized-from-sun_fig2_311509616 [accessed 9 Aug, 2021]

图 5 - 13 引自:MORRIS D. The Naked Ape / D. Morris [J].

图 5 - 14 引自:BEST A, KAMILAR J M. The evolution of eccrine sweat glands in human and nonhuman primates [J]. J Hum Evol, 2018,117:33 - 43.

图 5 - 15 引自:ALDEA D, ATSUTA Y, KOKALARI B, et al. An Engrailed1 enhancer underlies human thermoregulatory evolution [J]. BioRxiv, 2020:2020.08.22.262659.

图 5 - 19 引自:HEIDE M, HAFFNER C, MURAYAMA A, et al. Human-specific increases size and folding of primate neocortex in the fetal marmoset [J]. Science, 2020,369 (6503):546 - 550.

图 5 - 24 引自:TISHKOFF S. GENETICS. Strength in small numbers [J]. Science, 2015, 349(6254):1282 - 1283.

图 5 - 25 引自:KIVELL T L. Fossil ape hints at how walking on two feet evolved [J]. Nature, 2019,575(7783):445 - 446.

图 5 - 26 引自:https://www.nobelprize.org/prizes/medicine/2004/press-release/

图 5 - 27 引自:https://www.nature.com/gimo/contents/pt1/fig_tab/gimo73_F1.html

图 5 - 30 引自:SIKELA J, SEARLES QUICK V B. Genomic trade-offs: are autism and schizophrenia the steep price of the human brain? [J]. Human Genetics, 2018,137(1):1 - 13.

图 5 - 38 引自: https://www.chegg.com/homework-help/questions-and-answers/genetics-pedigree-chart-illustrating-transmission-hemophilia-royal-family-england-evaluate-q16018383#question-transcript

图 5 - 40 引自:CHUNG S, SON G H, KIM K. Circadian rhythm of adrenal glucocorticoid: its regulation and clinical implications [J]. Biochim Biophys Acta, 2011,1812:581 - 591.

图 5 - 41 引自:https://www.verywellhealth.com/narcolepsy-causes-5069902

图 5 - 42 引自:TSUNEKI H, SASAOKA T, SAKURAI T. Sleep control, GPCRs, and glucose metabolism [J]. Trends Endocrinol Metab, 2016,27:633 - 642.

图 5 - 43 引自:GACHON F, NAGOSHI E, BROWN S, et al. The mammalian circadian timing sytem: from gene expression to physiology [J]. Chromosoma, 2004,113:103 - 112.

图 5 - 44 引自: https://www.quantamagazine.org/the-bodys-clock-offers-a-rhythmic-target-to-viruses-20190530/

图 5 - 45 引自:SHOSTAK A. Circadian clock, cell division, and cancer: from molecules to organism [J]. Int J Mol Sci, 2017,18(4):873.

第六章

图 6 - 2 引自:Corbett S, Courtiol A, Lummaa V, et al. The transition to modernity and chronic disease: mismatch and natural selection [J]. Nature Reviews Genetics, 2018,19(7): 419 - 430.

图 6 - 3 引自:Bach J F. The effect of infections on susceptibility to autoimmune and allergic diseases [J]. N Engl J Med, 2002,347(12):911 - 920.

图 6 - 5 引自:https://bowuguan.bucm.edu.cn/kpzl/ysmt/10916.htm

图 6 - 6 引自: https://smibamedicina.wordpress.com/2020/09/12/viruela-historia-de-la-primer-vacuna-humana/

图 6 - 8 引自:COWMAN A F, TONKIN C J, THAM W-H, et al. The Molecular basis of erythrocyte invasion by malaria parasites [J]. Cell Host Microbe, 2017,22(2):232 – 245.

图 6 - 9 引自:https://commons. wikimedia. org/wiki/File:Sickle_cell_01. jpg

图 6 - 12 引自:LAWLER A. ANCIENT D. How Europe exported the black death [J]. Science, 2016,352(6285):501 – 502.

图 6 - 13 引自:Teh W L, Tuck G L. Investigations into the relationship of the Tarbagan (Mongolian marmot) to plague [J]. Lancet, 1913,182(4695):529 – 535.

图 6 - 14 引自:Pasternak A O, Lukashov V V, Berkhout B. Cell-associated HIV RNA: a dynamic biomarker of viral persistence [J]. Retrovirology, 2013,10(1):1 – 15.

图 6 - 15 引自:https://commons. wikimedia. org/wiki/File:HIV_attachment. gif♯/media/File:HIV_attachment. gif

图 6 - 16 引自: https://commons. wikimedia. org/wiki/File: Cholera. jpg♯/media/File:Cholera. jpg

图 6 - 17 引自: https://www. cdc. gov/ncbddd/birthdefects/images/microcephaly-comparison-500px. jpg

图 6 - 18 引自:Metsky H C, Matranga C B, Wohl S, et al. Zika virus evolution and spread in the Americas [J]. Nature, 2017,546(7658):411 – 415.

图 6 - 19 引自:https://stacks. cdc. gov/view/cdc/16045

图 6 - 20 引自:https://commons. wikimedia. org/wiki/File:CampFunstonKS-InfluenzaHospital. jpg♯/media/File:CampFunstonKS-InfluenzaHospital. jpg

图 6 - 21 引自:https://www. repository. utl. pt/handle/10400. 5/1235

图 6 - 22 引自: https://commons. wikimedia. org/wiki/File: Symptoms _ of _ coronavirus_disease_2019_4. 0. svg♯/media/File:Symptoms_of_coronavirus_disease_2019_4. 0. svg

图 6 - 23 引自:Hatmal M M, Alshaer W, Al-Hatamleh M A I, et al. Comprehensive structural and molecular comparison of spike proteins of SARS-CoV-2, SARS-CoV and MERS-CoV, and their interactions with ACE2 [J]. Cells, 2020,9(12):2638.

图 6 - 24 引自:Harrison A G, Lin T, Wang P. Mechanisms of SARS-CoV-2 transmission and pathogenesis [J]. Trends Immunol, 2020,41(12):1100 – 1115.

图 6 - 25 引自:Cyranoski D. Profile of a killer: the complex biology powering the coronavirus pandemic [J]. Nature, 2020,581(7806):22 – 27.

图 6 - 26 引自:Andersen K G, Rambaut A, Lipkin W I, et al. The proximal origin of SARS-CoV-2 [J]. Nature Med, 2020,26(4):450 – 452.

图 6 - 27 引自:https://abcnews. go. com/Health/covid-19-vaccines

第七章

图 7 - 1 引自:SMALL D M, DiFeliceantonio A G. Processed foods and food reward [J]. Science, 2019,363(6425):346 – 347.

图 7 - 2 引自:HARDY J C. Behavioral correlates of unilateral dopamine depletion in the MPP+ rat model of Parkinson's disease [D]. Lethbridge, Alta. : University of Lethbridge, Faculty of Arts and Science, 2007.

图 7 - 3 引自:GONG Q, ZHANG P, WANG J, et al. Morbidity and mortality after lifestyle intervention for people with impaired glucose tolerance: 30-year results of the Da Qing Diabetes Prevention Outcome Study [J]. Lanc Diab Endocrinol, 2019,7(6):452 – 461.

图 7 - 4 引自:https://www.medtronicdiabetes.com/home

图 7 - 6 引自:NOVEMBRE J, PRITCHARD J K, COOP G. Adaptive drool in the gene pool [J]. Nature Genet, 2007,39(10):1188 - 1190.

图 7 - 7 引自:https://commons.wikimedia.org/wiki/File:History_of_salt.jpg

图 7 - 10 引自:https://commons.wikimedia.org/wiki/File:Carswell-Tubercle.jpg

图 7 - 12 引自:HERNIGOU P, AUREGAN J C, DUBORY A. Vitamin D: part I; from plankton and calcified skeletons (500 million years ago) to rickets [J]. Int Orthop, 2018,42 (9):2273 - 2285.

图 7 - 15 引自:DROUIN G, GODIN J R, PAGé B. The genetics of vitamin C loss in vertebrates [J]. Curr Genomics, 2011,12(5):371 - 378.

图 7 - 16 引自:MEYDANI S N, GUO W, HAN S N, et al. Nutrition and autoimmune diseases [M]. Present Knowledge in Nutrition. Elsevier, 2020:549 - 568.

图 7 - 17 引自:DOMíNGUEZ-ANDRéS J, NETEA M G. Impact of historic migrations and evolutionary processes on human immunity [J]. Trends Immunol, 2019,40(12):1105 - 1119.

图 7 - 18 引自:https://www.pedilung.com/pediatric-lung-diseases-disorders/asthma/

第八章

图 8 - 1 引自:CAPASSO L L. Antiquity of cancer [J]. Int J Cancer, 2005,113(1):2 - 13.

图 8 - 3 引自:GREAVES M. Cancer stem cells as 'units of selection' [J]. Evol Appl, 2013,6(1):102 - 108.

图 8 - 4 引自:WEISS R A, VOGT P K. 100 years of Rous sarcoma virus [J]. J Exp Med, 2011,208(12):2351 - 2355.

图 8 - 5 引自:https://www.cram.com/flashcards/medical-neruoscience-gusom-2017-4698451

图 8 - 7 引自:MALEY C C, SHIBATA D. Cancer cell evolution through the ages [J]. Science, 2019,365(6452):440 - 441.

图 8 - 8 引自:PUNOVUORI K, WICKSTRöM S A. How cancer invasion takes shape [J]. Nature, 2020, 585(7825):355 - 356.

图 8 - 9 引自:OBENAUF A C, MASSAGUé J. Surviving at a distance: organ-specific metastasis [J]. Trends Cancer, 2015,1(1):76 - 91.

图 8 - 10 引自:JHA P. The hazards of smoking and the benefits of cessation: a critical summation of the epidemiological evidence in high-income countries [J]. Elife, 2020, 9:e49979.

图 8 - 12 引自:HUEBNER A, DIETZEN M, MCGRANAHAN N. SnapShot: tumor evolution [J]. Cell, 2021,184(6):1650 - 1650.

图 8 - 13 引自:WILLYARD C. Cancer therapy: an evolved approach [J]. Nature, 2016, 532(7598):166 - 168.

图 8 - 17 引自:CIPPONI A, GOODE D L, BEDO J, et al. MTOR signaling orchestrates stress-induced mutagenesis, facilitating adaptive evolution in cancer [J]. Science, 2020, 368 (6495):1127 - 1131.

图 8 - 18 引自:ENRIQUEZ-NAVAS P M, WOJTKOWIAK J W, GATENBY R A. Application of evolutionary principles to cancer therapy [J]. Cancer Res, 2015,75(22):4675 - 4680.

图 8 - 20 引自:MAROUFI F, MAALI A, ABDOLLAHPOUR-ALITAPPEH M, et al.

CRISPR-mediated modification of DNA methylation pattern in the new era of cancer therapy [J]. Epigenomics, 2020,12(20):1845 - 1859.

第九章

图 9 - 1 引自：https://www. seattletimes. com/seattle-news/law-justice/investigators-use-dna-genealogy-database-to-id-suspect-in-1987-double-homicide/

图 9 - 2 引自：CANTú I, PHILIPSEN S. Flicking the switch: adult hemoglobin expression in erythroid cells derived from cord blood and human induced pluripotent stem cells [J]. Haematologica, 2014,99(11):1647 - 1649.

图 9 - 4 引自：CAO A, MOI P, GALANELLO R. Recent Advances in β-Thalassemias [J]. Pediatr Rep, 2011,3(2):e17.

图 9 - 6 引自：CHANG C C J, CHEN T T, COX B W, et al. Evolution of a cytokine using DNA family shuffling [J]. Nature Biotechnol, 1999,17(8):793 - 797.

图 9 - 8 引自：VITT U A, HSU S Y, HSUEH A J W. Evolution and classification of cystine knot-containing hormones and related extracellular signaling molecules [J]. Mol Endocrinol, 2001,15(5):681 - 694.

图 9 - 18 引自：HSU S Y, NAKABAYASHI K, NISHI S, et al. Activation of orphan receptors by the hormone relaxin [J]. Science, 2002,295(5555):671 - 674.

图 9 - 19 引自：PEIFER M. Colon construction [J]. Nature, 2002,420(6913):274 - 275.

图 9 - 20 引自：BAKER J D, TRUMAN J W. Mutations in the Drosophila glycoprotein hormone receptor, rickets, eliminate neuropeptide-induced tanning and selectively block a stereotyped behavioral program [J]. J Experim Biol, 2002,205(17):2555 - 2565.

图 9 - 23 引自：YU Y, HE J H, HU L L, et al. Placensin is a glucogenic hormone secreted by human placenta [J]. EMBO reports, 2020,21(6):e49530.

图 9 - 25 引自：PERROT C Y, JAVELAUD D, MAUVIEL A. Insights into the transforming growth factor-β signaling pathway in cutaneous melanoma [J]. Ann Dermatol, 2013,25(2):135 - 144.

图 9 - 28,9-29 引自：VITT U A. MAZERBOURG S, KLEIN C, et al. Bone morphogenetic protein receptor type II is a receptor for growth differentiation factor-9 [J]. Biol Reprod, 2002,67(2):473 - 480.

图 9 - 34 引自：PINTO E M, FAUCZ F R, PAZA L Z, et al. Germline variants in phosphodiesterase genes and genetic predisposition to pediatric adrenocortical tumors [J]. Cancers, 2020,12(2):506.

图 9 - 35 引自：SADEK M S, CACHORRO E, EL-ARMOUCHE A, et al. Therapeutic implications for PDE2 and cGMP/cAMP mediated crosstalk in cardiovascular diseases [J]. Int J Mol Sci, 2020,21(20):7462.

图 9 - 36 引自：https://www. osmosis. org/answers/phosphodiesterase-inhibitors

第十章

图 10 - 8 引自：https://www. sohu. com/a/257265415_308361

图 10 - 9 引自：https://www. sohu. com/a/425905545_100023129

图 10 - 10 引自：http://www. ziyexing. com/collection/fil_41. htm

图 10 - 13 引自:https://climate.nasa.gov/

图 10 - 16 引自:Ocean Cleanup Project; USA TODAY research. By Frank Pompa, USA TODAY. NOTE Top video from Ocean Cleanup Project

图 10 - 17 引自: CARBERY M, O'CONNOR W, PALANISAMI T. Trophic transfer of microplastics and mixed contaminants in the marine food web and implications for human health [J]. Environ Int, 2018,115:400 - 409.

图 10 - 18 引自:https://pin.it/2Kmze8P

图 10 - 19 引自:CARRIER D R, MORGAN M H. Protective buttressing of the hominin face [J]. Bio Camb Philos Soc Rev, 2015,90(1):330 - 346.

图 10 - 22 引自:https://www.quantamagazine.org/deep-neural-networks-help-to-explain-living-brains-20201028

图 10 - 23 引自:https://www.quantamagazine.org/deep-neural-networks-help-to-explain-living-brains-20201028

图 10 - 26 引自:https://ourworldindata.org/fertility-rate

图 10 - 27 引自:WANG L, ZHANG L, SONG X H, et al. Decline of semen quality among Chinese sperm bank donors within 7 years (2008 - 2014) [J]. Asian J Androl, 2017,19(5):521.

图 10 - 28 引自: http://grefipr.org/en/otros-servicios/el-diagnostico-de-preimplantacion-genetica/

图 10 - 29 引自:https://explorebiotech.com/crispr-gene-editing-tool/

图 10 - 30 引自: https://www.sanarmed.com/terapia-genica-e-seu-futuro-papel-curativo-de-doencas-colunistas

后 记

致"美丽新世界"

在我们整理和编撰本书的同时,是新型冠状病毒席卷全球的第 3 年,确诊人数已经超过 5.57 亿,累计死亡病例逾 635 万。这无疑是一次载入史册的"改变世界"的重大突发公共卫生事件。疫情迅猛地发生在科学技术如此进步、医学如此发达的 21 世纪,令人猝不及防、不可思议。在换心、换肝、换肾、换脑都可以实现的今天,人类在电子显微镜下才能观察到的纳米级别的新病毒面前,仍然显得不堪一击。人类的傲慢在自然界面前不得不再一次"低下了头"。

这种人类疾病产生的偶然性与必然性的对立统一是达尔文医学的本源。本书中,我们不再单独分析某一种疾病因为遗传、环境、生活方式或压力产生的病因,而是走入历史长河中阐述人类与疾病难解难分的必然性。有人在,就有人的疾病存在。几千年来,有记载的疾病谱发生了巨大的变化,不禁让我们思考:人类会走向哪里? 医学该如何发展?

本书内容原是 2013—2016 年我在美国斯坦福大学学习时,薛人望教授在组会上的演讲。不同于别的教授,薛老师在组会上总是会自己准备好 PPT,将最近的文献、新鲜有趣的研究、近期外出的演讲等与学生们分享。我第一次听到这个主题时似懂非懂,只是觉得顺着这个思路设计的实验好精巧啊,并且短时间内就在国际顶尖期刊上发表了很多文章。后来,在不同场合听了 5 遍之后,我才真正懂得这个思维和思想的价值。无论是科学研究人员,还是临床医生,都应该学会超越疾病本身看问题,将微观与宏观相结合、将基因与环境相结合、将时间与空间相结合、将身体与心灵相结合,整体动态地去研究疾病,或面对新的疾病。

在这样的使命召唤下,我们于 2019 年 3 月申请,2019 年 7 月在复旦大学上海医学院基础医学院正式开设了"达尔文演化论和现代医学"的本科生、研究生课程。这是国内外医学院首次开设达尔文医学相关的课程。首次开课、集中授课、天气炎热，都没有磨灭百余名学生的学习热情。他们认真听课、积极互动、激情演讲，让我和薛老师也真正体会了教学相长的快乐。课程结束后，我们进行了课程总结和教学反馈，觉得编撰一本与本课程配套的教材刻不容缓，同时也可以作为医学和生物爱好者的科普读物。于是我们在 2019 年 9 月设立提纲，2020 年 2 月完成初稿。迅猛的疫情下了"禁足令"，这也大大提高了我们的工作效率。在完成了 7 篇论文、2 份标书、1 本教材的工作任务后，这本原计划在 7 月再进行仔细打磨的书，被提前提上了日程。

迄今为止，新型冠状病毒感染在全球的蔓延之势仍不容乐观，每天揪着心看着新闻、数着数字。在这场对人类的大灾难及对我个人的小"擦伤"中，唯愿我们可以沉淀心情、启发智慧，更加宽容、理性、勇敢地对待这个"美丽新世界"。

本书编撰过程中，受到了上海市地方高水平大学建设，复旦大学上海医学院基础医学院、复旦大学中西医结合研究院等各级领导的支持和经费资助。同时感谢童小雨、王怡聪、胡薇、高鸿儒、裴真乐、徐明真、卢文涵、徐筱青、史洁梅、陈豪丰、陆一洲、王哲轶、王子彧、肖艳、冯吟洲等同学在编撰过程中提供的帮助，王怡聪、冯吟洲绘制大量图片，以及李黎老师和肖芬编辑对文字的润色和核对。感谢薛人望教授带领我们走进真正的科研教学之路，感谢我的父母、先生和女儿永远的爱与支持。

冯异 于上海

2022 年 7 月 28 日

图书在版编目(CIP)数据

演化医学启示录:人类疾病的过去与未来/(美)薛人望,冯异编著.—上海:复旦大学出版社,
2022.9
ISBN 978-7-309-16106-9

Ⅰ.①演…　Ⅱ.①薛…②冯…　Ⅲ.①医学-研究　Ⅳ.①R

中国版本图书馆 CIP 数据核字(2022)第 009195 号

演化医学启示录:人类疾病的过去与未来
[美]薛人望　冯　异　编著
责任编辑/肖　芬

复旦大学出版社有限公司出版发行
上海市国权路 579 号　邮编:200433
网址:fupnet@ fudanpress. com　http://www.fudanpress.com
门市零售:86-21-65102580　团体订购:86-21-65104505
出版部电话:86-21-65642845
上海丽佳制版印刷有限公司

开本 787×1092　1/16　印张 18.25　字数 307 千
2022 年 9 月第 1 版
2022 年 9 月第 1 版第 1 次印刷

ISBN 978-7-309-16106-9/R·1936
定价:98.00 元